国家出版基金项目
NATIONAL PUBLICATION FOUNDATION
"十三五"国家重点图书
出版规划项目

岭南中医药精华书系

邓铁涛 禤国维 周岱翰 韦贵康 总主编

岭南中医世家传承系列

孙晓生 主编

惠州黎氏
儿科世家

黎世明 黎凯燕 主编

SPM 南方出版传媒
广东科技出版社 | 全国优秀出版社
·广州·

图书在版编目（CIP）数据

惠州黎氏儿科世家 / 黎世明，黎凯燕主编. — 广州：广东科技出版社，2019.1

（岭南中医药精华书系·岭南中医世家传承系列）

ISBN 978-7-5359-7043-5

Ⅰ．①惠…　Ⅱ．①黎…　②黎…　Ⅲ．①小儿疾病—中医临床—经验—中国—现代　Ⅳ．①R272

中国版本图书馆CIP数据核字（2019）第001101号

惠州黎氏儿科世家
Huizhou Lishi Erke Shijia

项目策划：丁春玲　吕　健

责任编辑：邓　彦　吕　健　马霄行　曾永琳

封面设计：林少娟

版式设计：林少娟

排版设计：友间文化

责任校对：杨峻松　陈　静

责任印制：彭海波

出版发行：广东科技出版社

　　　　　（广州市环市东路水荫路11号　邮政编码：510075）

http://www.gdstp.com.cn

E-mail: gdkjyxb@gdstp.com.cn（营销）

E-mail: gdkjzbb@gdstp.com.cn（编务室）

经　　销：广东新华发行集团股份有限公司

印　　刷：广州一龙印刷有限公司

　　　　　（广州市增城区荔新九路43号1幢自编101房　邮政编码：511340）

规　　格：730mm×1 020mm　1/16　印张27.75　字数555千

版　　次：2019年1月第1版

　　　　　2019年1月第1次印刷

定　　价：115.00元

《岭南中医药精华书系》编委会

总主编：邓铁涛　禤国维

　　　　周岱翰　韦贵康

编　委：（按姓氏笔画排序）

　　　　刘小斌　孙晓生　张忠德

　　　　张永杰　陈达灿　陈永光

　　　　徐鸿华　郑　洪　冼绍祥

《岭南中医药精华书系》出版工作委员会

主　任：王桂科

副主任：谭君铁　徐庆锋

　　　　杜传贵　叶　河

委　员：张伟涛　肖延兵

　　　　应中伟　朱文清

　　　　丁春玲

《惠州黎氏儿科世家》编委会

主　编：黎世明　黎凯燕

编　委：（以姓氏笔画为序）

　　　　许　华　刘　华　黄钢花

　　　　谢昭亮　黎世明　黎凯燕

序

岭南中医又被称为"岭南医学",是中医的学术流派之一。

岭南,首先是地理概念。《汉语大词典》谓:"指五岭以南的地区,即广东、广西一带。"而对"五岭"则解释说:"大庾岭、越城岭、骑田岭、萌渚岭、都庞岭的总称,位于江西、湖南、广东、广西四省之间,是长江与珠江流域的分水岭。"这样岭南的方位就很清晰了。

岭南这片土地上的许多文化都自成特色,过去就有"岭南派"一词,《汉语大词典》解释为"现代中国画流派之一"。这说明最早被认为自成一派的,首先见于画坛。不过随着岭南文化的发展,有越来越多领域都呈现出鲜明的特色。所以,后来人们将画学上的"岭南派"加上"画"字,称其为"岭南画派",而其他领域方面的"岭南派"则有岭南琴派、岭南园林、岭南音乐……

岭南医学则是医学上的派别,主要指岭南地区的中医。"岭南医学"这一名称虽然出自现代,但它是对岭南中医发展的历史文化特色的总结,可以说其内涵是源远流长的。

从中国文化发源来看,中国文化的主流发源于中原一带。岭南文化源于中原文化,随着征战的军士、民族的迁徙传入岭南地区。中医药学就是和传统文化一道,从中原传入岭南的,并在岭南地区与当地的民俗相结合,形成了有本地特色的医学流派。

晋唐时期,岭南的中医学就已经体现出自身的特色。例如对地方性流行病研究有突出的成果。晋代有葛洪、支法存、仰道人等活跃于广东,记载了对蛊毒、沙虱热(恙虫病)、疟疾、丝虫、姜片虫等流行病的认识与治疗方药。唐代开始有《岭南脚气论》等多种以岭南为名的方书,后来南宋郑樵在《通志》中为唐以前医药文献划分门类,就专门划出一类叫"岭南方",计有《岭南急要方》三卷,《南中四时摄生论》一卷,《南行方》三卷,《治岭南众疾经效方》一卷,

《广南摄生方》三卷，共五部九卷。在《诸病源候论》《千金要方》《外台秘要》等综合医书中也多有关于岭南疾病的记载。由此可见，当时研究岭南的疾病与治疗已经发展成中医药学科的一个分支。

如果说唐以前的岭南医学偏于研究地方性疾病，那么在宋元明清时期，岭南医学则开始向两个方面全面发展。一是对地方性的疾病研究更加深入，二是开始进而探讨疾病背后的体质因素，指出岭南地理气候环境对人群体质的特定影响。重要标志是元代医家释继洪所撰《岭南卫生方》，集宋元医家治疗瘴病经验之大成，既对主要指疟疾的瘴病在证治规律方面有更深入的认识。到了明清时期，中医的各个学派都传入岭南，岭南医药学家对河间、丹溪、伤寒、温病等流派理论在岭南的适用性进行了多方探讨，还系统地发掘整理了岭南草药的应用经验，将其充实到中药宝库之中。

清中期以后，随着十三行贸易的兴盛，广东经济愈来愈发达。医学方面随之人才辈出，儋州罗汝兰著《鼠疫汇编》，丰富了对急性传染病的诊治经验；晚清伤寒名家陈伯坛名扬海内外，著作《读过伤寒论》《读过金匮》为世所重；岭南骨伤世家梁氏、管氏等注重总结学术经验，撰写了多种讲义。同时岭南地区在对外开放交流中，得风气之先，引种牛痘的先驱邱熺，一门三代中西医汇通的陈定泰家族，以及"中西汇通四大家"之一的朱沛文等，均有较重要学术影响。

到了现代，岭南的医药学家更加注意总结地方医药特色。邓铁涛教授在1986年中华医学会广东分会广东医史分会成立大会上，作了题为《略谈岭南医学之特点》的学术报告，提出了岭南医学的三个特点：①重视岭南地区的多发疾病；②重视岭南地区特产的药材和民间经验；③重视吸收新知。并提出这些特点是与岭南的地理、人文、环境密切关联的。随后，岭南中医各科的理论与临床研究不断发展。2006年广东省启动中医药强省建设，我省中医药界与出版界通力合作，组织编撰并出版了《岭南中医药文库》系列丛书，较全面地总结了岭南名医、名院、名科、名药等成就与贡献，产生了巨大反响。"岭南医学"这一名称，在国内中医学术界得到广泛认同。

岭南医学有何特色？其实，问题的答案就在"岭南"二字之中。关于学术流派，有不同的定义。所谓流，是支流；派，意味着派生。一般认为流派的形成以师承名家为起点，然后源流相继，派生支系，如此不绝。这其实是指以某一杰出人物为中心的单点播散式。而岭南医学，是整个岭南地区中医药群体共同探索的成果，呈现出多线式传播的特点。在岭南医学这一大的学术流派当中，有许多世家流派、专科流派，各有传承。像潮汕地区的"大娘巾"蔡氏女科，有400多年历史，至今已14代。佛山梁财信所创的梁氏伤科，传承至第6代。内科方面有国家大师邓铁涛的邓氏内科流派，针灸有现代"靳三针"流派，皮肤科有国医大师禤国维的岭南皮肤病流派，妇科还有罗元恺的罗氏妇科等，均享誉全国。

如果说以上这些学科与流派是纵向式的线性传播，那么，由于它们共同置身于岭南地域环境之中，面对着同在岭南气候与风俗下生活的人群。中医自古以来就注意地理环境、气候与人的体质对疾病和医药的影响，提出了"因时制宜、因地制宜、因人制宜"的原则。唐代《千金要方》指出："凡用药，皆随土地所宜，江南岭表，其地暑湿，其人肌肤薄脆，腠理开疏，用药轻省，关中河北，土地刚燥，其人皮肤坚硬，腠理闭塞，用药重复。"因此在岭南中医各科的学术中，都存在人群特有性质、地区多发病证与常用地产药材等方面的特色内涵。这些如同横向的纬线，将纵向的各个学科与流派贯穿织成"岭南医学"这一幅大画卷。

由此可见，要想深入地阐明"岭南医学"，需要中医理论与临床紧密合作，各个专科专病各自深入总结，才能为宏观上的规律总结提供具体支撑。自《岭南中医药文库》出版以来，岭南中医药界在理论探讨与临床总结方面又取得了不少新进展。为了进一步总结发展中的岭南医学，我们又策划了《岭南中医药精华书系》，采用开放式系列架构，首批书目规划为80个品种，分为名医卷、世家卷、技法卷、名药卷、名方卷、典籍卷、民族医药卷和港澳卷八大系列：

名医卷：旨在对广东、广西和海南三省区获"国医大师"称号及获批建设"全国名老中医传承工作室"的中医专家，以及部分省级名老中医的学术经验进行总结，成规模展示岭南当代名医的群体水平。

世家卷：以族群记录方式挖掘和整理岭南传承四代以上、特色鲜明，且有代表性传承人的中医世家的传承文化和研究成果，展示世家的临床秘验精华，具有存亡接续的重要意义，填补岭南中医药和文化研究中以往忽视的空白。

技法卷：系统展示入选国家级、省级和市级非物质文化遗产名录的中医药技法项目，以及入选国家中医药管理局"中医适宜技术推广项目"的岭南中医绝技绝学，突出展现岭南中医药技术水平亮点和中医药文化传承成果。

名药卷：系统总结岭南传统"十大广药""四大南药"的历史源流、品种分类、性状鉴别、规范化生产技术、临床功效和古今医家应用经验等，全方位展现名药的文化内涵和实用价值，树立岭南优质中药的品牌形象。

名方卷：着眼于名方传世，注重名方临床实用价值，汇集有确证来源的历代岭南经典名方，同时注重对近现代岭南著名医家名方的搜集和整理。全系列以疾病系统为纲，首次对岭南古今名方的组成、功效、方解和临床应用进行系统展示。

典籍卷：遴选岭南古医籍中在全国影响较大、流传广远的品种，精选古籍善本、孤本，采用校注加研究集成的方式出版，是首次对岭南珍本古医籍的系统整理和挖掘，力求系统展示原味的岭南中医诊疗方法和理论，对丰富中医药从业者治疗手段、提高诊疗水平具有良好的借鉴作用。

民族医药卷：几千年来，岭南各族人民在共同创造具有地域特色的岭南文化的同时，也丰富和发展出具有本民族特色的医药文化，现已有不少民族医药技法列入岭南省、市级非物质文化遗产。本系列对岭南地区瑶族、壮族、黎族、侗族、苗族、京族等各民族医药进行梳理，填补岭南传统医药研究空白。

港澳卷：港澳地区南北交流，中西汇聚，其中医药屡得风气之先，一方面继承着鲜明的岭南中医特点，另一方面又表现出广纳中原和西方医学新知的交融特性，尤其是近代以来活跃着一代代特色鲜明的名医和世家名门，本项目首次将目光聚焦港澳中医药，以点带面展示港澳中医药临床和研究水平。

本丛书的策划，是在更大范围和更广深度上对岭南传统医药学术的一次新总结。相信本丛书的出版，将使岭南医学这一富有特色的我国地域中医学术流派的理论内涵更加充实，在理论和临床上进一步发扬光大。

邓铁涛

（国医大师，广州中医药大学

终身教授，博士生导师）

2018年10月

　　中医学形成发展的历史规律表明，"一源多流、流派纷呈"是中医临床与学术传承创新的基本特征，是贯穿于中医发展史的一个突出现象。一大批历史源远流长、学术底蕴深厚、临床疗效显著、特色优势明显、群众推崇公认的中医学术流派有力推动了中医学理论的不断创新和临床诊疗体系的丰富发展，其中传承多代、绵延不衰的中医世家更是"皇冠上的明珠"。

　　作为中医师徒授受传承模式的典型代表，中医世家的代代经验秘传历来为人所重。古人有谓"医不三世，不服其药"，可以说是对中医世家这一学科特色的高度概括。它不但说明中医世家的发展历史源远流长，而且也说明中医世家所传经验较之医家个体的经验来说弥加珍贵，更有深入研究、努力发掘的必要。

　　岭南中医药有着悠久的应用历史和广泛的社会基础。自秦汉以降，岭南医学因地制宜地结合岭南的地域特点，勇于吸收民间医学经验和外来医学新知，充分开发利用本地药材资源，逐渐形成了鲜明的流派风格和疗效良验的用药模式，涌现出许多本土或占籍的著名医家，其医术代代传承，造就了一批各具特色的医学世家。

　　例如全国首批六十四家中医流派之一、有"送子观音"称誉的广府罗氏女科世家，还有从明代起十六代从未间断、秘制妇科良药求者如潮的粤东大娘巾蔡氏女科世家；例如列入广东省非物质文化遗产名录的西关何氏伤科世家、骆氏腹诊推拿世家、平乐郭氏正骨世家等，或以独特手法著称，或以祖传伤药享誉；再例如擅长慢病快治、创制凉茶秘方为"国家非物质文化遗产代表作"的端州梁氏杂病世家，领风气之先、中西汇通派陈氏中医世家等。它们集高度的实用性和文化价值于一身，是岭南民众的智慧结晶和岭南文化的优秀代表，更是人类共同的文明和文化成果。

　　为了有效拯救、展示和传承中医世家余绪，助力岭南文化发扬光大，让更多的人群共享中医世家的宝贵经验，我们组织出版了《岭南中医世家传承系列》，首次以族群记录方式挖掘、整理和展示岭南中医世家的最新研究成果，填补了全国中医药尤其是岭南中医药研究的空白。

《岭南中医世家传承系列》为保证其专业性和高质量，在组织编撰过程中，我们牢牢把握以下几个原则：

注重认识把握传承传播规律：研究中医世家的传承发展，就要深入研究世家的内核吸引规律、外力推动规律、情感共鸣规律、人才培养规律、实践真知规律和时代发展规律等，从具有一定共性的传承传播规律中探寻世家得以生存发展的土壤和空间。

注重探究培养内在创新特质：世家经验的继承绝非照搬照抄，而是批判性取舍，对原有精华要素的总结凝练、充实完善和发扬光大。在这一过程中，还要深入发掘出本世家发展历史中独特的内在创新特质、内在动因以及对当前实际的借鉴意义等，从具有顽强生命力的传承发展规律中揭示世家特色医术不断得以提升的路径。

注重发掘阐扬深厚文化底蕴：中医学是医学与中国传统文化的结晶。研究中医世家，不仅要传承其宝贵的学术思想、临证经验，还要重视世家代代流传的人文精神和人文特质。例如修身齐家的传统美德、爱国爱民的社会公德、大医精诚的医风医德、严谨认真的治学品格等，这既是中医学术流派形成与发展的灵魂，也是中医药学术传承创新发展的凝聚力所在。

注重推广应用独特理论与临床技艺：世家学术研究的出发点和落脚点都应归结于突出中医药特色优势，不断提高中医药临床疗效。在这一过程中，就要考虑如何将世家的研究成果及时转化为临床应用的有效路径，而以图书的形式对其加以挖掘和传播，就具有开山辟路的重要作用，希望以此能带动后续世家学术示范诊疗室、世家特色技术培训等的陆续参与，从而将其广泛验证于临床，充分彰显其疗效。

注重协调整合世家之间相互关系：世家学术除了共有的专业特性外，还历史性地存在着对立关系、互补关系、共生关系、地域关系、派生关系等，正是这种不同学术之间互相激发、互相竞争、互相借鉴所产生的强大而持续的驱动力，构成了中医学术百花齐放、百家争鸣的繁荣景象。这就需要在尊重历史的前提下对世家独具特质的理论与临床诊疗技艺全面、深入地继承，同时不断刮垢磨光、精辟总结、提炼比较，使理论发展与临床实践间形成一个不断循环促进的良性过程。

秉承上述原则，我们从2014年甚至更早就展开了岭南中医世家情况的摸查和挖掘，并参照国家中医药管理局"中医流派传承工作室建设项目"规划逐步清晰了《岭南中医世家传承系列》的入选标准：①岭南三省及港澳地区，或占籍岭南并在此发扬壮大的世家群体。②传承四代以上，绵延超过百年，目前仍有后辈传承和应用家族特色医术的鲜活体。③有一个或几个学术上的代表人物。④在学术上有创新，在理论或技法上特色鲜明，在论著上有一家之言。⑤有清晰的家学传承谱系。

由此，形成了《岭南中医世家传承系列》分阶段、开放式的整理和出版规划：凡符合上述世家入选标准的图书随时可纳入本项目，成熟一批，出版一批。第一辑分为四种：《粤东蔡氏女科世家》《西关何氏伤科世家》《骆氏腹诊推拿世家》《端州梁氏杂病世家》，此次出版的第二辑四种：《八桂韦氏正骨世家》《广府罗氏女科世家》《惠州黎氏儿科世家》《西关甄氏杂病世家》，根据摸查情况，后续还有将近20种相关图书陆续面世。

筚路蓝缕，以启山林。《岭南中医世家传承系列》的编辑、出版，是一项需要细致筹划的系统工程，这也同时意味着建设工作的要求之高，只有怀着一腔热诚真正投入其间，才能体味其中的甘苦。例如传承十六代、从未间断的大娘巾蔡氏女科虽在国内乃至东南亚久负盛名，但因为后辈分散且家族之秘矜而不传，此前从未进行过系统的挖掘和总结。为此，我们数十次奔赴潮州、汕头、香港、澳门，乃至泰国、越南等地，与蔡氏后人们交心对谈，甚至用我们的古籍珍本与其互鉴，才终于完整地呈现了这个绵延五百多年女科世家的传奇风采。再例如，骆氏腹诊推拿世家，发源于河北、兴盛于岭南，几年的时间里，我们与世家后人一起挖掘、整理其丰富材料和宝贵经验，并共同见证了它从享誉民间到成功列入广东省非物质文化遗产名录的过程……

策马前途须努力，作为一名从事中医药事业四十年的行业工作者，能有幸肩负组织、编写这个大型项目的重任，虽年近耳顺却从不敢苟且偷闲。岭南先贤梁启超先生诗云："世纪开新幕，风潮集远洋。"相信本套丛书能以海纳百川的气魄，深挖岭南医学的精髓，开拓岭南医学研究的新视野。

（广州中医药大学教授，

博士生导师，副校长）

2017年10月

目 录

第三章　世家秘传

第四章　世家验案

第五章　世家验方

第六章　世家医话

第七章　世家薪火

第一章 世家史略

第一节　悬壶惠州，载誉乡里

黎氏中医世家的传承，迄今已有100多年。其起源于广东惠州。惠州的罗浮山是晋朝葛洪从中原南下修道行医之处，其在此所著之《肘后备急方》，促成现代的屠呦呦获得诺贝尔奖。中医，在惠州源远流长，历来深得民众信赖。

明朝末年，黎氏先祖从中原迁徙至广东南雄县珠玑巷，后迁往惠州定居。黎德三（1866—1953）是家族中第一位正式从医的医生，在惠州业医近五十载，擅长儿科与内科，颇负盛誉。其早年一边掌教私塾及应求书画者挥毫以帮补家用，一边发奋攻读"四书"等经典，望从科举仕途寻求出路，以求布新政而广利民。为了试探身手，他甚至曾代人参加科举中之初级考试，结果顺利通过。但后来当自己欲报名考试时，却遇上1906年清末光绪年间实行"开学堂，废科举"，通过科举以报国利民的希望破天。

他乃一意立志"未为良相愿为良医"，认为悬壶济世同样能有利于民。其原名"达朝"，达于朝政无望，乃于从医之始，更名"德三"。

黎德三

德三公处方

《礼记·中庸》曰："知、仁、勇，三者天下之达德也。"《论语》也多处记载孔子对此三德的高度评价。德三公深知，欲为良医，必具仁心仁术，而不畏风险的勇气，亦非常重要。早前，德三公对中医就颇有兴趣，时时研读各种中医古籍，对亲友疾患开方调治，亦屡有效验。清末社会并无中医专业学府育才体制，欲志良医并非易事。在求学中医过程中，除取得名医前辈指导外，更主要的是靠自己的刻苦钻研。其喜研医籍，偶于旧书摊觅得一医学手抄本，亦爱不释手，深入钻研，去芜存精，验证于临床。加之天性聪颖，能灵活结合实际，于实践中不断取得经验，医疗硕果累累。

刊登于《惠州志》的黎德三画作

民国初年，时有疫病接踵而来，西医疗效不佳，其持不畏疫病传染的勇气，对求医者一一细心诊治，为贫困者义医赠药。经其诊治疗效卓著之病例不计其数，一时广传佳话，其诊所悬挂之康复者所赠赞誉牌匾近20块之多，足见民众对其仁心仁术之拥戴。其深感中医学博大精深，于中华民族之繁盛居功至伟，于是决计培养儿子黎炳南继承父业，以造福民众。

德三公治病善于抓住重点，兼顾全局，其有感于当时有些医者一味纯攻纯补之为害，晚年时叮嘱后学不要一叶障目、以偏概全，为医关键之处，一是辨准"寒、热、虚、实"四字，二是注意全面调治，不可做"拐脚医生"。此言对黎炳南日后的治学影响甚大。

第二节　克绍箕裘，省府进学

1914年11月14日，黎德三第6子黎启答出生，7岁读书时改名黎炳南。

黎炳南幼时在父亲的指导、影响下对医学产生了浓厚的兴趣，并有志投身于中医学事业。

20世纪20年代末，黎炳南考入广东省立第三中学（原址为惠州丰湖书院）读书。从15岁起即边读中学、边在父亲指点下学习陈念祖（陈修园）的《医学三字经》及《医学精要·首要须知》的手抄本，先是熟读，再经聆听讲解，释疑解惑，乃渐有所悟，暇时侍诊父侧，得闻临症分析对中医药之神妙，更有所体会。1929年，国民党政府通过"废止旧医案"，意图消灭中医，引起全国中医药界的强烈反对，一些地方发起了示威游行。虽然此案最终未能实施，但中医事业受到了严重摧残。正是在此历史背景下，黎炳南立下为中医学的发扬光大而奋斗的志向。此乃其医学启蒙阶段。

1933年，黎炳南从广东省立第三中学毕业，同年赴广州考入广东中医药专门学校，该校是当时华南有名的中医学校。国民党政府歧视中医，禁止成立中医学校，故该校曾一度改名为"中医学社"，至1947年，广东20多所中医院校先后停办，该校成为全省唯一的中医学校。黎炳南入校后，开始接受系统的中医教育。当时的课程设置以中医教育为主，学习中医基础理论（包括《黄帝内经》《金匮要略》《伤寒论》《神农本草经》等经典著作的部分内容），以及中药、方剂、内科、外科、妇科、儿科、麻痘专科、针灸等各门学科。此外，亦学习部分西医课程（包括解剖、生理、诊断学、药理及临床各科）及日语，为其日后吸收现代医学的长处、指导西学中班及研究生打下一定的基础。

在学期间，黎炳南还参加了恽树珏（铁樵）创办的中医函授学校。恽老先生是江苏名医，对当时诋毁和消灭中医的活动进行坚决的抵制，主张"取西医学理，补助中医"。黎炳南研读其寄来的教材，并寄回作业由老师批改，获益良多。可惜恽老先生于1935年逝世，此学业遂中断。

1934年黎炳南入学一年后，返乡度假，适逢当局首次开设中医资格考试，为测试一下自己的学问深浅，他试着报名应考，不意竟以名列前茅的成绩取得中医开业执照。此乃其幼承庭训，又能刻苦研习之结果也。1936年，时局动荡，黎炳南乃返里行医。此为其医学深造阶段。

第三节 乱世返乡，医名鹊起

黎炳南回乡悬壶次年，日寇发动侵华战争，随后大举进攻华南地区，作为战略要地的惠州首当其冲，先后被3次攻陷，惨遭蹂躏。黎炳南的住所为敌机投弹所中，床被烧焦，诊所亦被焚烧，只好栖身友人药铺永福堂继续业医，积极救治患者，并在仁慈善社组织赠医赠药，自己也亲身参与义诊，每周1～2次，坚持了数年之久，为纾解民困略尽绵力。

敌军退后，伤病无数，瘟疫迭起。恶性疟疾、流行性脑炎、天花、霍乱、麻疹、痢疾等，接踵而至。当时抗生素尚未问世，城中有经验的中医亦不多，疫情难以控制。黎炳南初步医门，经验不足，似有难以应付之势，只好边行医边学习，潜心钻研，认为学术上不应有门户之见，尤应博采众长，对于古今经验、民间验方，皆可取其精华，验诸临床，效验真确者，即为我所用。经悉心救治，不少大症、险症，竟得挽回。

一恶性疟疾患者高热昏迷，病情危笃，药石无效，群医束手。家人已将其置于外厅，准备后事。无奈中乃请当时尚属"新手"的黎炳南一试，经黎炳南细心揣摩，大胆投药，以攻补兼施法治之，病者乃得重生。自是黎炳南声名鹊起，深受拥戴，踵门求医者日众。

1941年，惠州文人黄亦良染痢疾，日下痢十余次，当时黄老已年迈，多方求医未见奏效，后经黎炳南调治，未几治愈。黄亦良钦佩之余，挥毫赠诗《何处飘来橘井香》，诗中赞曰：

古医书熟复求新，融汇中西得理真，

能令此邦多永寿，杏花林内有仁人。

当时黎炳南在惠州开设一医馆，名曰"上池"，其典出于《史记·扁鹊列传》。曰扁鹊以上池之水送服长桑君新予之药及学习其所授之"禁书"后，卓然而为一代名医。黎炳南正是将以上池之水治病济世作为己任。其除忙于医务外，还积极参加各种学术活动。比如其加入上海中医药研究社进行学术交流，还担任中央国医馆惠阳支馆副馆长，召集同道进行学术讨论。由于当时的政府不重民生，轻视中医，故国医馆得不到政府的任何资助，只能由业界同人勉强维持。

上池医馆牌匾

何处飘来橘井香
君家原自习歧黄
更逢学校资
师友学到精微不浅
尝古医书熟
复求新融会中
西得理真能令此
邦多永寿杏
花林内有仁人

炳南大医师哂正　辛巳秋月六良黄绍荣书福

黄亦良赠诗黎炳南

第四节　高校授业，蜡炬春蚕

（一）受聘执教，孜孜笔耕

新中国成立后，中医事业得到人民政府的扶持。1954年，政府把分散的医生组合起来，成立惠州联合诊所（现改为惠州市人民医院中山南门诊部），当时惠州的名医如余道元、夏伯宽、刘仕昌等都在此工作。黎炳南参加惠州联合诊所工作后，兢兢业业为患者服务，城内及郊区群众病重不便来诊，便骑单车送医送药上门，深得群众好评。为更好地发展卫生事业，惠州市政府组织成立惠州卫生工作者协会，黎炳南被推举为副主任委员。为了振兴中医事业，黎炳南协助卫生部门兴办惠阳中医进修班，自己亦亲自参加教学工作，大部分学员毕业后成为当地的中医骨干力量。

1958年，黎炳南经广州中医学院教务长朱敬修举荐，受聘执教于广州中医学院。当时该校是全国首批成立的四所中医高等院校（北京、上海、广州、成都）之一。创业初期，困难重重，条件简陋自不待言，更重要的是人才不足，缺乏经验，甚至连教材也没有。而黎炳南深知，对于祖国医学教育的发展来说，这是一个千载难逢的良机。黎炳南深感责任重大，乃与同道夜以继日，博览古今医籍，在提高自己理论造诣的同时结合自己丰富的临床经验，验证古代医籍之得失，撷其精髓、全力以赴去编写教材。时值国家经济困难时期，有关部门组织编写人员住进当时条件最好的广东迎宾馆（新中国成立前夕曾为国民党政府的临时"总统府"），以保证编写人员获得较为充足的营养和安静的环境。1960年9月，由广州中医学院儿科主编的《中医儿科学讲义》出版。4年后，对讲义进行修订，内容增加1倍，第二版教材于1964年7月面世。黎炳南参加编写与审订的《中医儿科学讲义》第一、第二版，为新中国中医儿科教育提供了统一的教材，亦为此后数版教材的编写奠定了基础。

黎炳南自开始行医至"文化大革命"前的30年，历尽磨炼，其医德医术不断提高，并以之教书育人，此乃其自砥以育人之阶段。

（二）风云乍起，坚定重生

1966年，"文化大革命"开始，全国教育事业陷于瘫痪。广州中医学院亦已停课，幸尚有附属医院可为民众服务。但社会动乱，交通一度中断。黎炳南居家离附属医院有十里之遥，仍不顾家人劝阻，步行上下班，为的就是让患者能得到及时的治疗。当时除两子女已参加工作外，黎炳南尚有4个子女因停课闲居在家。为避免他们卷入社会动乱，亦为培养中医接班人，乃在家指导他们学习中医。先讲解中医学基本理论，继及中药学、方剂学和中医内科学、儿科学等，并结合来家诊病的患者或以往一些典型病例，深入浅出地阐述中医治法的活用。直到1968年底，4个子女纷纷下乡下厂，此学业才告中止。但是，中医学的种子已在他们心中顽强地萌芽、生长。此后，4个子女先后成为医务工作者，黎炳南也有了自己的学术继承人。

1969年，广州中医学院大部分教师被下放到"五七干校"接受"再教育"，黎炳南亦不例外，先至三水县荔枝山干校，继迁至南雄县干校，历时约1年。日间从事农业劳作，晚上接受政治教育，目睹不少老中医备受批斗、摧残，难免身心疲惫，乃深深忧思国家的前途和中医事业的命运。20世纪70年代初，终于盼来了广州中医学院的复课，黎炳南重新走上讲台，重返医院诊室。虽年届花甲且身体欠佳，仍先后两次带西学中班到粤北山区实习，继续为中医事业兢兢业业工作。

（三）老骥伏枥，不已壮心

"文化大革命"结束后，祖国医学出现了振兴的希望。黎炳南虽年近古稀，仍壮心未已。临床上对学术精益求精，依据数十年之经验，主攻小儿哮喘这一国际性难治性疾病，开设哮喘专科门诊，求医者门庭若市，解除了大批患儿的病苦。此外，还参加医院速诊（特诊），病房查房，院外会诊，解决了不少疑难病症。在教学上主张"治学严谨，知行结合"，为西学中班、中医进修班学员讲课和带教，并自1986年起培养硕士研究生，1991年被指定为由中央人事部、卫生部、国家中医药管理局组织的首批全国老中医药专家学术经验继承工作指导老师。多年来，其培养的学生遍及各地，成为当地的学术中坚力量。学术的发展必须与时并进，从20世纪80年代起，黎炳南指导研究生对其自创的"黎氏哮喘Ⅰ号基本方""黎氏哮喘Ⅱ号基本方"进行了多项研究，使中医药治疗哮喘的机制得以逐步阐明。1992年，研制成功"黎炳南哮喘电子计算机诊疗系统"。1993年6月，该系统获广州市科委鉴定通过。黎炳南还积极参与多种学术交流活动，如在广东科学馆、电台、电视台介绍其医学经验，参加全国及全省的中医儿科学术会议，20世纪80年代曾被聘为中华全国中医学会广东儿科学会副主任，中华医学会广东儿科学会名誉顾问，在省级以上的医学杂志上发表了《小儿治疗要则和临床体会》《小儿哮喘论治》《略论治病必求于本》等学术论文20多篇。其著述为10多种医学专著所收录。此为其治学的总结升华阶段。

1994年11月，其学术经验继承人黎世明、谢昭亮经考评合格获出师证书，黎炳南才正式退休。此时，其年届80岁，已为中医医疗和教育事业工作了近60年。在黎炳南从事中医事业的60年间，祖国医学经历了兴废存亡—复兴—兴旺发展的重要历史阶段。黎炳南承前启后，继承前贤家学，积累了宝贵的临床经验，培养大批高质量的人才，为祖国医学，特别是广东中医儿科事业做出了重要的贡献，其高尚的医德和高明的医术值得后学继承和发扬光大。

第五节　上下求索，恫瘝在抱

祖国医学源远流长、博大精深。历代名家迭起，著述纷繁，流派各异。习医者若不能掌握正确的治学方法，往往执其末而舍其本，或抛其正而守其偏，甚至茫然而不知所归。正确处理博览与精研、理论与临床、古训与今学、医德与医术、继承与发扬等关系，均是治学的关键之处。

（一）上下求索，博览精研

学医的途径，一般多认为要从源头学起，即以四大经典著作为起点，系统学习，并视此为正道。如同考察江河，始于上游，终于下游。黎炳南的途径，则是起自下游，溯流而上，再反复往返，上下求索。其学医始于近代医学，因其文理通畅，易于接受也。在粗通医理后，侍诊父侧，学习临证治病。以后入学深造，对古籍经文辄能心领神会，回思临证所见，每有顿悟之感，因而收获颇丰。行医以后，则带着临症疑难问题，追溯近贤古人之教诲，在医学历史长河上下求索，获取真知，终有所成。由此观之，"先易后难、先实后虚"（在研究深奥的理论前，要先有一些临床知识）亦不失为学医的好途径之一。现代医校学生，多从理论入手，面对古籍，难免有深奥莫测、晦涩难明之感。若能多参阅近代医著，尤其要早临床、多临床，当能有所裨益。

读书的方法，当以浏览与精读相结合为好。中医文献浩如烟海，穷毕生精力亦未可卒读。唯有浏览以领略其梗概，择其要者，精读以掌握其精华。其梗概如线，其精华如珠，一线贯通，则成一完整之项链，其价值自非零金碎玉可比。因此，浏览不可顺手拈来、漫无边际，而要有计划、有系统地学习，从中找出重要的部分，逐个精研攻关，不可浅尝辄止，既要掌握具体的治疗手段，又不能失辨证论治的理论核心。切不可为病寻药，零敲碎打，丢弃辨证论治，以致昧其本源。

（二）广收博采，如蜂酿蜜

为医者，要有所成就，须有汇涓流以成江海之心，追求广博的知识。

黎炳南幼承家学，初得启蒙。其父特别指出，为医关键之处：辨证之要，重在寒热虚实；论治之要，不可做"拐脚医生"（指对复杂症情而仅知纯攻纯补者），要善用攻补兼施、寒热并用。谆谆教诲，黎炳南深感一生受益匪浅。继而入学深造，同时又遥从受业于近代名医恽铁樵，得诸多名师指导，学业获益尤多。行医后，对学术无门户之见，更无"同行如敌国"之意。边行医，边求师访友。抗战时，霍乱流行，后期吐泻伤阴者甚多，医者颇感棘手。后取法当地苗氏老中医之经验，投以白虎加人参汤加味，其效甚佳。此外，每遇老药工、药农，亦不失时机请教中药鉴别、加工炮制的经验。即使对于病家，也常躬亲下问。诸如独脚金煲猪肝治疳疾，火炭母煎水治湿热泻，腊鸭肶煲粥治脾虚泄泻伤津等民间验方，凡有效验者，均有闻即录，加以验证。尝治一泄泻患者，经投药十余日未效。经随访，知其后来求治于江湖郎中，用山羌子数粒，研末冲服即愈，乃谨记于心。后读叶天士《临证指南医案》，发现其善用益智仁治小儿泄泻，此药与山羌子功效相近，于是乃悟出温脾肾法是治久泻的重要环节。证诸临床，果有得心应手之妙。可见古训新知，皆不可轻视也。执教以来，更以教学相长自勉，力求做到书熟理明以教人，亦每从学生的提问中得到启发，深入研究学问。曾多次带教高级西医学习中医研究班，本着"学无先后，达者为先"之旨，与学员融洽相处，交流经验，了解西医的诊断方法、治疗手段，以补充中医之不足。黎炳南初在广州中医药专门学校学习期间，觉得西医课程容易理解，而中医经典晦涩难明，部分同学对中医颇有怀疑之感。黎炳南坚持做到"四不"：一不因古医籍解释不通而轻易否定，二不简单化地把中医与西医对号入座，三不以现在的观点去要求古人，四不以现代的理解强加于古人。其认为中、西医均以疾病为研究对象，必有互通之处。取长补短，互相借鉴，方有利于中医的发展。

广收博采，是治学的重要途径，但须如蜂酿蜜，对"收、采"有所选择，有所验证，酝酿成熟，构成自己的学术经验，方能酿出好的蜂蜜。万不可冀望如囊中取物，信手拈来，使自己变成珠瓦杂陈的杂物架。

诚然，今之后学者，未必都有如此丰富的阅历，但黎炳南勤求古训、吸取新知、博采众长、亲验得失、融汇贯通的治学态度，则是人人都可以做到的。

（三）治学严谨，知行结合

黎炳南认为，治学是严肃而艰辛细致的工作，不容有丝毫的敷衍或取巧。否则，害人害己。为师者，更是误人子弟。故其钻研医籍，总是一丝不苟，慎思明辨；存疑之处则反复查对；古方不效，绝不轻易否定；有所心得，必躬亲体验，方以治人。

早年用桂枝治病，曾觉效果不如古人。反复查验张仲景著述，发现其用量大异于今人。桂枝汤中，桂枝用三两。再考东汉衡量制度，一两约为13.92克，三两即近45克。虽有分三次服，"汗出病差，停后服，不必尽剂"之戒，亦有"若汗不出，乃服至二三剂"之嘱。今人习用3～10克，于病重者，无异杯水车薪，且取桂枝亲尝，发现其质常非上乘之品。乃思疗效欠佳，或因药量不足之故。临证试重用之，果效。对寒喘小儿常用10克，年长者用15克，甚至30克，令从师者每感惊异，亦为其疗效之卓著而叹服。此悖于今法，而近于古法，唯其临证取效，是为合法。

黎炳南认为，中医学术的关键，在于临床。若仅理论滔滔，而临证乏术，此非真正的学术。且医学常有未可尽于言传之处，必经理论与实践之结合，方能逐步掌握。因此，治学严谨，知行结合，是对医者的基本要求。故其授课中，常援引实例说明，对于进修生、研究生，更注意介绍自己的独特经验，使之对中医理论的活用有更深的认识。尤注重带教实习，以之作为教学的重要环节。年近花甲之时，还带教于粤北山区，跋山涉水，深入门诊、病房，为学生修改处方，有时还亲自为患者煎药、尝药，为学生树立榜样。

（四）恫瘝在抱，德术兼备

黎炳南常言：为医之道，一曰德，一曰术，德术兼备，方可言医。并以"行欲方而智欲圆"为座右铭，身体力行，为后学所敬佩。其甘于静读，不逐名利。人无贫富，一视同仁。病无轻重，治必精心。且从不随意开大处方药、高价药。

某年春节，一对衣衫褴褛之夫妇叩门求治，言灾后哮喘复发，乃不远千里自河南省慕名而来。其时已到正午，黎炳南外出甫归，亦不顾饥乏，细心诊脉处方，交代调养方法，赠送营养食品，令来者感激而去。"文化大革命"初期，武斗频发，广州街头时有流弹乱窜，交通一度中断。黎炳南居家离附属医院有十里之遥，仍不顾家人劝阻，步行上下班，为的就是让患者能得到及时的治疗。

20世纪70年代初，黎炳南先后两次带西学中班到粤北山区实习，为农民群众服务。一天深夜，曲江某村有一位百岁老翁突患肺气肿合并感染，喘咳不止，痛苦万状，乃来电求救。黎炳南连夜带领学生驱车赴救，拟方煎药，待患者病情稳定后才离去。其时黎炳南已届花甲之年且身体欠佳，仍不顾个人得失，待患者如亲人，令学生深为感动。他们认为此行不仅学到了中医治急病的经验，还上了一堂深刻的医德课。

对于一些难治的病例，黎炳南绝不轻易放弃。虽曰"病有可为，有不可为"，但医者不应据此自慰。如有恫瘝在抱之心，潜心攻关之志，有些认为"不可为"的，或竟变为"可为"。否则，有些本来"可为"的，也会当成"不可为"而弃之。抗战时救治一恶性疟疾患者，其病情危笃，医者或曰热毒亢盛而用

黎炳南于1972年与西学中班的中山医学院小组学员合照（第二排右二为黎炳南）

黎炳南（右二）于1971年在粤北曲江县带教西学中班

清热解毒，或曰正气不支而投温补，及至患者壮热昏迷，群医束手，家人只好将其置于外厅，准备后事。后经黎炳南细心辨证，知为虚实夹杂症，若以补正祛邪兼施，或可力挽沉疴。于是不畏风险，大胆投药，终使患者获救。于此可见，重视医德修养，抱有治病救人的强烈责任心，无疑可使治学有明确的目标、强大的动力。不逐名利，宁静致远，医术方可渐臻佳境。历代名医，无不德术兼备，诚非虚言也。

（五）坚持特色，中西互参

黎炳南认为，西医与中医理论体系虽异，然研究对象则一。必可在坚持中医特色的基础上，取其之长，为我所用，以扩大中医的研究范围，促进中医学术的发展。

1. 中医辨证与西医辨病结合

中医在辨证上有独到之处，某些方面则又有失之于笼统之嫌。比如小儿腹痛，西医有急性肠炎、急性出血性坏死性肠炎、肠套叠、肠梗阻、腹型癫痫等多种分类。若仅按"腹痛证"辨治，就无法知其各自的发展规律和预后，甚至会延误某些必须手术治疗的时机。若能在辨病的基础上，分别探索其辨证治疗的特点，无疑会大大丰富中医的治疗方法，提高其疗效。

2. 以西医诊断方法作为中医四诊的补充

《灵枢·本脏篇》曰："视其外应，以知其内应，则知其病矣。"这是历代中医运用四诊断病的理论根据。黎炳南在多年的临床中，发现有些病是全无"外应"，而经现代检测手段发现的。比如乙型肝炎，初期往往无明显的症状、体征，常在体检时发现乙肝两对半及肝功能异常而诊断此病。小儿急性肾炎在水肿消退、肉眼血尿消失后，古人认为病症"霍然而愈"，而经现代技术化验检查，此类患儿多有持续或反复出现的镜下血尿及小便红细胞位相检查的异常，这就促使现代的中医对此类病症进行新的思考、新的探索。又如小儿支气管炎、肺炎，当其咳止喘平，过去就认为治愈了。现经检查，部分患儿肺部啰音历久不消，或胸片显示阴影仍存，就提示病未痊愈。经研究，黎炳南认为此非仅因邪恋为患。在《中医杂志》讨论肺炎证治时，其首次提出此"为肺气不固，液渗气道所致"，以益气敛液法治之，取得显著疗效。因此，应用西医诊断方法，可提高中医的诊断能力，扩大研究范围，对实现中医的现代化是很有意义的。

3. 保持中医特色，坚持辨证论治

中医的特色，在于整体观念、辨证论治。将中、西医"对号入座"的倾向，是不足取的。比如对感染性疾病，就不能一概以清热祛邪为治。黎炳南认为，祛邪既可用"清"，也可用"温"，亦可用"汗"、用"下"、用"和"，甚至用"补"以扶正祛邪。八法之用，全凭辨证而施治。既祛除外邪，又调整机体功能，这是中医之长。若舍己之长而学人所短，反不利于中医学术的发展。在剂型改革方面，也要坚持辨证论治。如黄连，经提纯制成黄连素（小檗碱）后，往往仅当抗生素使用，用途很窄，颇有"废医存药"之虞。黎炳南根据各种中成药的特点，因证情之异而配合使用，如用黄连素配保和丸治伤食挟垫之泄泻、配附桂理中丸治虚寒挟湿热之泄泻、配西洋参制剂治热泻伤阴等，既扩大了其使用范围，又取得较好的疗效。在当代，如不从现代科学中吸取营养，中医就难以得到更大的发展。但若不坚持中医特色，则极易出现"以今非古""废医存药"，以西代中，或只求形式结合，不讲理论、不求实效的怪现象。今之治学者，宜切戒之。

（六）不泥于古，开拓创新

治学的目的，不仅是熟背古人之书，熟用古人之方，唯其能心领神会，别出心裁，有所创新，方为治学的高境界。

早年，在治疗哮喘发作时，黎炳南宗急时治标攻邪之法，效果往往不如人愿。经仔细观察揣摩，发现患者多有本虚标实之象，于是大胆打破常规，用扶正祛邪并进之法，取得较好疗效。1985年9月，黎炳南在《新中医》发表题为《小儿哮喘论治》的文章，力倡用攻补兼施、寒热并用法治疗哮喘，并根据该病的共同规律，熔寒热并用、攻补兼施、气血同调、收散并行等法于一炉，组制成哮喘基本方，随症加

黎炳南处方

减调配，治疗各种类型，均获显效，从而突破了只分寒哮、热哮而治的传统方法。《中医儿科学》第五版及之前的教材，小儿哮喘发作期的辨证分型均只分为"寒哮""热哮"二型。1997年出版的《中医儿科学》第六版教材，首次在"寒哮""热哮"二型的基础上，增加"虚实夹杂""寒热夹杂"两个证型。可见，黎炳南的学术经验是得到医学同仁的认同的。

哮喘一证，古人有"此为宿疾，不可除也"之说。黎炳南不迷信古人，以此国际性难治性疾病为靶的进行研究。在创制基本方的基础上，进一步指导研究生运用现代科学实验方法，证实其发作期、缓解期的基本方，分别有缓解支气管痉挛、改善微循环、抑制IgE季节性升高、增加外周血酸性α-萘酚醋酸酯酶阳性淋巴细胞、提高环磷酸腺苷与环磷酸鸟苷比值及减轻哮喘豚鼠肺组织炎症的作用，从而阐明了中药治疗哮喘的部分机理。黎炳南还成功地进行了哮喘电子计算机专家诊疗系统的研制，使其学术经验得以推广应用。传统中医药学与现代科学有机

结合，必能促使其得到更大的发展。

祖国医药学是一个伟大的宝库，正确的治学态度和方法，就是打开这个宝库的金钥匙。

第六节　踵事增华，代有传承

黎氏儿科世家于100多年前始于黎德三。其经刻苦钻研、拜师求学、勇于探索，终成惠州有名的中医。其治病善于抓住重点，兼顾全局，辨清寒热虚实，全面调治，不作"拐脚医生"。

第二代黎炳南幼承庭训，随父习医。继赴中医院校深造后，经20多年的行医历练，积累了丰富的临床经验。1958年起执教于刚开办不久的广州中医学院，创办了儿科。随后参加编写与审订《中医儿科学讲义》，首次为新中国中医儿科教育提供了统一的教材。1978年由广东省政府授予"广东省名老中医"称号。曾任中华全国中医学会广东儿科学会副主任。1986年起任广东中医儿科首任硕士研究生导师，1991年被指定为首届"全国老中医药专家学术经验继承工作"指导老师。

黎炳南纪念奖杯和纪念墙

黎世明做学术报告

黎炳南对于学术精益求精，力求创新，把祖国医学古老的传统理论与岭南地区的地理气候特点、现代社会的生活环境及小儿的生理病理特点相结合，形成独特的岭南黎氏儿科学术流派。2014年黎炳南辞世2周年，适逢广州中医药大学第一附属医院成立50周年之际，黎炳南被评为"杰出广中医一院人"，其生平事迹被镌刻于院内的名医墙上。2016年医院成立岭南黎氏儿科学术流派工作室，以更好地传承黎氏的儿科学术经验。

第三代黎世明继承祖业，1977年恢复高考时考入广州中医药大学，毕业后留校儿科工作，仍不断随父学习。通过家传、师承、院校教育，以及长期在第一线从事临床、教学与科研工作，获得较高的中医儿科学术造诣。1991年参加首批全国名老中医药专家学术经验继承工作，成为黎炳南学术继承人。在长期的跟师学习过程中，不断从理论上总结黎炳南的儿科学术精髓，协助其撰写学术论文，研制《广东省名老中医专家电脑诊疗系统—黎炳南哮喘诊疗系统》及研制小儿哮喘中药制剂"小儿喘咳液"，主持多项省部级及厅局级的科研项目，以阐发黎氏哮喘方的作用机理。先后主编《黎炳南儿科经验集》《岭南中医儿科名家黎炳南》。2016年受聘为广东省中西医结合学会儿科专业顾问。

在2017年举办的第34次全国中医儿科大会上，黎世明做了专题讲座，介绍岭南黎氏儿科学术流派的传承与经验，总结其学术特点是"护正祛邪，多法并行"，这是把祖国医学传统理论与岭南地区的地理气候特点、现代社会的生活环境及小儿的生理病理特点相结合所形成的学术观点。地处岭南炎热多湿环境下的小儿，在现代生活中，患病时多呈虚实夹杂、寒热并见之证，治疗时要全面权衡，首重护正，虚者扶其正气，无虚者用药亦勿伤其正，总以顾护正气，尤其是脾胃之气为本；其病机复杂，常须多法并行，视病情而灵活使用攻补兼施、寒热并用、表里分消、气血同调、敛散并行、润燥互用、消补并行、升降并用等法。这些治法看似相反，实则相成。运用得当，方可统揽全局，不至于顾此失彼。

第四代黎凯燕，黎炳南次子黎世明之女。自小深受医学世家的熏陶，立志继承祖业。1998年毕业于广州中医药大学并留任第一附属医院儿科。一家三代在同一科室工作，一时传为佳话。其在祖父和父亲直接指导下获得较扎实的中医功底，擅长治疗小儿哮喘、咳嗽、小儿反复呼吸道感染及脾胃病证。2003年获广东省人民政府授予"抗击非典型肺炎二等功臣"，曾先后获医院"优秀员工"奖、"临床带教竞赛"一等奖、"学生心目中的最受欢迎教师"奖。2007年赴澳大利亚学习，获得"Training and Assessment Training Package（教学及评估学位）"证书。同时通过当地严格的考试，注册成为中医师及针灸师，在墨尔本Southern School of Natural Therapies（自然疗法大学）任高级讲师，继续弘扬中医文化。2008年回国通过博士论文答辩获中医儿科博士学位。该论文对黎氏哮喘方（小儿喘咳液）预防哮喘患者气道重塑的机理有深入的阐发。先后主持及参与多项科研课题。在国内公开发行的学术刊物发表学术论文10多篇。参编《黎炳南儿科经验集》《岭南中医儿科名家黎炳南》。

在澳大利亚，黎凯燕看到中医药深受欢迎并日益发展，深感中医文化更应弘扬于海外。为此坚持在大学教授中医，用传统中医文化培养当地的中医从业者，并开办医馆，根据西人的接受程度，分别使用中药和针灸治疗。在继承祖辈经验的基础上，继续深造针灸学，总结出对各种病症，尤其是一些疑难病症的治疗方法，运用于临床，颇有捷效。定期举办健康教育讲座，介绍用中医理论防病治病的方法，深

邓铁涛教授（中）、黄小玲教授（右）
为黎凯燕（左）颁发邓铁涛奖学金

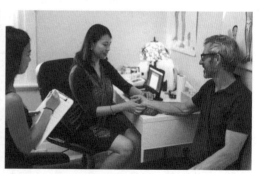

黎凯燕（中）在澳大利亚医馆为患者看病，
褟梦晴（黎凯燕之女，在读医学生）跟诊

受欢迎。

同时参与澳洲中医学会的组织工作，任澳大利亚中医药学会维多利亚州分会副秘书长及学术部长，组织多次大型学术讲座。筹备并成立了澳洲中医促进会并担任副会长，促进澳洲中医的良性发展并促进中医进入澳洲国民医疗保健系统。2018年5月促进全澳各中医学会成立中医联盟，以利于中医药事业在海外的发展。

黎氏中医世家传承四代，近年从医的尚有多人。黎炳南第三子黎世晖，毕业于广州中医学院，先后任广东省第二工人医院外科主治医师、广州市计生技术指导所副所长。黎炳南长女黎世馨是广州越秀区疫病防控中心科主任、主治医师，次女黎世芳是广州医科大学主管护师。长子黎世昌的女婿平广豫现任广州新海医院副主任医师。黎世晖之子黎旭光是博士研究生，现任广东省中医院腹部外科主治医师。

除了祖传、师带徒，黎氏儿科流派的传承主要还是通过现代的教育模式。黎炳南多年来带教的本科生、研究生、西学中学生及进修生遍布海内外各地，成为各地中医的中坚力量。其研究生及这些研究生的研究生，形成了不断壮大的传承梯队。

岭南黎氏儿科流派传承工作室到惠州寻根

其中广州中医药大学第一附属医院儿科的主任许华、副主任刘华，以及广州中医药大学附属祈福医院的副院长、儿科主任刘建汉，都是黎炳南的学术传人。

黎氏儿科世家传承谱系如下。

惠州黎氏儿科世家

第二章 世家精粹

第一节 功擅儿科，法贵灵活

　　黎氏一族，学有渊源，既承庭训，亦谙经旨，学识渊博，德高技精。黎炳南常言："为医之道，一曰德，一曰术，德术兼备，方可言医。"尤极推崇孙思邈"智欲圆而行欲方"之训，一生将其置为座右铭，并身体力行。对于医术，视若患者性命所系，未尝稍懈，必欲精益求精，力求创新。黎氏擅长中医儿科、内科，于儿科造诣尤深，把祖国医学的传统理论与岭南地区的地理气候特点、现代社会的生活环境及小儿的生理病理特点相结合，形成自己的学术特点，在理、法、方、药诸方面，皆有所阐发。

一、理重阴阳，治病必求于本

　　黎炳南认为，临证治病，当以"谨守阴阳"为第一要务。病证百态，治法各异，然其要者在"调燮阴阳"。比如发热，原因极为复杂，然而不管外感、内伤，总以阴阳失调为主，伐有余、扶不足，皆从调平阴阳着眼。故退热未必用清，甘温可除大热，临证每有治验。如治一产后高热案，可见一斑。曲江何氏，1971年一产四婴，产后大量出血，血压难以测到，入院后经大量输血、补液，血仍不止，行刮宫术后，血止而旋见高热（体温最高40℃），用大量抗生素未效。适黎炳南带教至此，应邀会诊。察患者极度衰弱，面白汗出，头晕心悸，虽壮热而需盖棉被，口渴而喜热饮；唇舌淡白，脉数大而中空。此为阴血暴失，阳气外越之危证。施甘温除热法。方药详见本章"略谈甘温除热法的应用"。服药

2剂，热退症减。继进数剂，患者诸恙悉平，步行出院。本案不为假象所惑，以阴阳气血并补而力挽沉疴，是因阴阳两虚为病本之故。此外，对于偏阳虚或阴虚之症，黎炳南则善用阴阳互根之理调之。孤阴不生，故阴虚者，养阴中常佐益气之品，以"阳中求阴"；独阳不长，治阳虚者常温阳填精同用，或补气养血并施，冀以"阴中求阳"，临证每收事半功倍之效。

黎炳南指出，小儿生理特点，有"体属纯阳""稚阴稚阳"之说，亦皆从阴阳立论。然若理解不当，则致偏颇之举。"体属纯阳"指生机蓬勃而言，非阳气有余之谓，若过分强调其易于化热、化火而滥投苦寒，反戕生机。"稚阴稚阳"之说，较为全面，但不可因其"稚弱"而畏于攻伐。蛮攻固可伤正，而攻邪不力，留邪致变，亦伤正气。故调阴阳者，当用则用，当止则止，"以平为期"可也。

"治病必求于本"，乃辨证论治之最高准则。何者为"本"？黎炳南指出，除"病因为本"之说外，尚应注意"正气为本"及"阴阳为本"之说。病之因，不外正、邪二端。元气为抗邪之本，故"病因为本"之中，尤以"正气为本"。而无论外邪侵袭或正虚致病，莫不与阴阳四时之变化、人身阴阳之盛衰有关，诚如《素问·阴阳应象大论》所言："阴阳者，天地之道也，万物之纲纪……治病必求于本。"显然，"本"者，本于阴阳也。黎炳南指出："治病必求于本，就是以阴阳为纲纪，积极消除致病原因，处处顾护人身正气，以作为诊疗疾病之根本法则。"斯言融诸说于一体，甚切临床实用，为黎炳南行医数十年所贯彻。具体来说，临证治病，必"先其所因"（《素问·至真要大论》"因"有六淫、七情、饮食劳倦诸伤），"求其属"（《素问·至真要大论》"属"为病位，有五脏六腑、十四经脉、气血津液之别），并审察病势（"势"有虚实、寒热、燥湿之态势，表里、升降、开合之趋势，六经、三焦、卫气营血之时势），在顾护正气的基础上，扭转病势，使阴阳恢复新的平衡。

治病求本，须明标本缓急之关系。黎炳南认为："急"者，应为"紧急""危急"之义，非为一般"急性病"之同义词。若遇急性病而不论正气盛衰，概以治标攻邪处治，则"治病求本"形同虚设；"缓"者，当为"非紧急""非危急"之意。如必待"病势和缓"方言治本，则"治病求本"不啻名存实亡矣。实际上，标本每可同治，唯急则重在标，缓则重于本，重点明确，方可切中肯綮。如治一麦姓岁半男孩，其高热一个半月，经住院治疗，用抗生素加激素静脉滴注，并屡用冰敷，罔效。乃转诊于黎炳南。其时正值盛夏，患儿壮热汗闭，四肢冰凉，形销骨立，口干喜饮，小溲清长，便稀有泡、日解数次；舌干红无苔，脉细数无力。此为暑热郁闭于外、正气虚陷于内之夏季热兼脾疳泄泻证。拟方：参须（另炖）、黄芪、白芍各15克，青蒿10克，升麻8克，葛根20克，青黛3克，鳖甲、龟板各30克，乌梅2个，甘草6克。煎服。另以香薷、麻黄、桂枝、荆芥各30克煎水，温汤熏洗。3日后发热明显减轻，泻止。乃继以前内服方加减调治。所服方药，以益气升陷、育阴潜阳为主，方中重用参须，是因其性平而不温，益气兼能生津；佐用解暑透热之品，使补而不致留邪。然患儿衰弱至极，高热燔灼，恐生他变，故急用温洗法开腠退热，标本同治，得热势稍平，则专用内服调之。标本缓急处置得宜，患儿乃得转危为安。

二、法贵灵活，尤擅补泻温清并进

黎炳南认为，理宜严谨，而法贵灵活，不可囿于古方定法，自设桎梏。病机复杂者，常须诸法配合，方能切合病机。

现代小儿的体质特点，已发生较大的变化。由于经济发展，营养物质供应丰富，而合理喂养知识未能普及，部分小儿摄入营养过量而患肥胖症并导致其他病变；部分小儿因饮食失调而出现厌食、吐泻、积滞甚至疳证。在广东发达地区，由于空调的普及、冷冻食品的流行、嗜饮"凉茶"的习俗、抗生素的滥用，小儿感寒、伤阳者甚众；而其地处炎热多湿之地，故湿热证多见，虚寒证亦属常见，而虚实夹杂、寒热并见者，更为多见。黎炳南以此作为治疗当代岭南小儿病症的基本出发点之一。对于证情复杂者，临证不单纯以"阴证""阳证"辨治之，而是抓住重点、多法并进，始能统揽全局，而不至于顾此失彼。

虚实并见者，黎炳南善用攻补兼施之法，无论体虚新感，或久病致虚，皆可随症而施。甚至凶险重证，亦每获捷效。抗战时期，疫疠肆害，夭横无算。其时黎炳南初步医林，承继父训，治瘴疟重用驱邪、截疟，对气血已亏者，合补中益气汤共进，屡得挽其垂危。治天花亦每于清解热毒中，伍以芪、参、归之属，扶正托毒。黎炳南长儿曾罹天花，即赖此调治获愈。此后用于多种疾患，皆得效验。因虚者正气内馁，无力鼓邪外出，故当扶正祛邪兼施，冀正复而邪能速祛。临证宜重法度，按二虚一实、二实一虚或虚实并重之异，而攻补侧重有所不同，调配得宜，自无"闭门留寇"之弊。

寒热兼见之证，黎炳南擅施寒热并用之法。小儿有素体虚寒而骤感风热者，亦有外感风寒而内郁痰热者，或外寒而内热，或上热而下寒，此时温之恐助其热，清之虑增其寒。治宜斟酌病机，寒热并行，不使寒热之邪，互为掎角之势。因诸药各有归经，运用得当，自能各达病所，相辅相成，不因寒热异性而互相抵消。如外散风寒、内清痰热以治咳喘；上清暑热、下温肾元以治夏季热；温补气血合清解热毒以治头疮暑疖；温脾肾配清肠热治泄泻、痢疾……不论病之新久、外感内伤，证合其法，均可放胆用之，每有卓效。又如风热表证，一般治以辛凉解表为法，然佐用辛温之品，效用更著，盖鬼门者，非温而不易开也。湿热为病，除热多湿微外，未可纯用清利，因湿为阴邪，非温而不易化也。20世纪40年代初，惠州霍乱大流行，患者多有上吐下泻、四肢冰冷，兼见烦热口渴。黎炳南常以黄连、黄芩、蚕沙清邪辟秽，更投吴茱萸、制附子、肉桂以温暖脾肾，并调灌玉枢丹（山慈姑、五倍子、续随子、大戟、蚤休、雄黄、麝香），逐邪开窍，活者颇众。

证无一定，治无恒法；甚者独行，间者并行。黎炳南擅于攻补兼施、寒热并用，亦常配合表里分消、收散并行、气血同调、润燥互用、消补并行、升降并用等法，不少顽疴痼疾，竟获显效。对于后学承继、发扬中医特色，每有启迪。

三、组制专方，善治哮喘顽症杂病

今之教材，多取分型施治，各型配以代表方剂。其条理清楚，初学者易于领略其概。然三几分型，难赅其全。且其代表方剂，常用于此证，又用于彼证，比如银翘散，在《中医儿科学》第五、第六版教材中，均以本方治疗感冒、肺炎喘嗽、急惊风、风痧、水痘、痄腮、白喉等的相关证型，虽能抓住其风热在表的共性，但未能兼顾其病因、病位及证候之特点，似有泛而不专之嫌。对此异病同治的方法，黎炳南强调必须"同中有异"。如用银翘散治小儿风热感冒，当兼治其挟痰、挟滞、挟惊之变；治肺炎喘嗽，当加麻杏石甘汤以宣肺定喘；治急惊风，当加平肝息风定惊之品；治水痘，应兼利水渗湿及透疹解毒；治痄腮，须选能清肝胆热又能散结消肿之药……先其所因，求其所属，方能逆转病势。

部分病证在发病过程中，其病因、病位、病机相对稳定，或病程中某些显著的临床症状持续存在，对此，黎炳南组制基本用方，应用于部分病证。立方之意，在于握其病机肯綮，融汇主要治法，选取效药，作为基础。其有别于分"型"治疗，所重乃以"病"为纲，随症候变化，灵活化裁，非一方统治一病、以不变应万变之谓也。现仅略举一隅，以供参考。

1. 哮喘

黎炳南主持哮喘专科门诊多年，悉心探究，治验颇众。其认为本证发作时，多呈本虚标实之象，每有寒热兼夹之征，乃拟黎氏哮喘 I 号基本方为治：麻黄、桂枝、毛冬青、苏子、葶苈子、鹅管石、五味子、五指毛桃根、当归、炙甘草。诸药合奏宣肺散邪、化痰平喘、扶正祛邪之功。所治以肺为主，兼顾脾肾，将三脏同治、攻补兼施、寒热并用、收散并行诸法熔于一炉。喘作时以外感寒邪、痰郁挟热而正气不足者最为常见，本方即据此而设。证情诸般变化，可酌情化裁之。哮喘缓解时，拟黎氏哮喘Ⅱ号基本方调治：熟地黄、当归、党参、白术、茯苓、陈皮、法半夏、鹅管石、五味子、炙甘草。本方以补肺健脾为主，配用除痰之品，意在喘虽平而宿痰未尽，补虚勿忘攻邪也。哮喘初定之时，宜将两方参合用之，以巩固疗效。

2. 小儿久泻

婴幼儿机体嫩弱，久泻必耗气津，出现脾阳不运，或胃阴不足。二者虽有所异，然常非截然分开。黎炳南既恪遵东垣之温运治脾、升举清阳，又效法天士之甘凉治胃、降浊和阴，以复其气津。临证常用基本方：党参、白术、茯苓、乌梅、葛根、藿香、砂仁、火炭母、甘草。阴伤烦渴者，重用西洋参益气生津；脾肾阳虚者，去火炭母、乌梅，加益智仁、五味子、龙骨以温肾止泻。本方清温调配、标本兼顾，用治久泻不止，甚至两三月不瘥者，多有桴鼓相应之效。小儿秋季腹泻或泄泻初起而正气本虚者，以本方加减运用，亦每获卓效。

3. 百日咳

本证以痉咳频频为主症，本虚标实为病机特点。不管证属何型，只要主症未除，皆以自拟百马汤为基础方：百部、马兜铃、大枣、炙甘草。方用百部、马兜铃清肺化痰、止咳降逆，于痉咳颇有捷效；而证多起于虚羸，久咳亦必伤气，故方用大枣、炙甘草，示以扶正之意。此二者为取效之关键。他如寒、热、风邪诸端，尚须随症加味调治。

4. 小儿厌食

本证以食欲不振为主，多兼面黄神疲、烦躁口干、自汗盗汗诸症。病以脾胃虚弱、气阴不足为其本，非单纯伤食可比。治疗关键，一为健脾胃、益气阴以治本，二为开胃纳食以治标。自拟厌食基本方调治之：党参、麦冬、五味子、白术、白芍、龙骨、独脚金、鸡内金。随症加减，坚持治疗，每能令脾胃功能渐复，诸症自愈。

四、用药精当，及病则已，两面齐观

小儿用药，当以"及病则已"为准则。黎炳南善于体念小儿之特点，攻邪毋过当，以免玉石俱焚；慎用大寒大热之药，以防矫枉过正；对于婴幼儿，极少投大苦之黄连、黄芩，辛辣之干姜、吴茱萸亦不多用，以免随饮随吐，反致无从调治。药性药量不宜过当，攻止有度，此为"及病则已"之常义，一般多以"则已"二字为戒。黎炳南认为，"及病"是为前提，尤当注重。药不及病，何以言"已"？故不唯"轻清"以自囿，遣药制方，每以克病取效为首务。邪深病重，峻药在所不禁，大量适足取效。如治年长儿之寒喘，有用麻黄10克，桂枝15克甚至递增至20～30克而沉疴乃起者。或曰：稚嫩之体，堪当如此峻药？黎炳南曰：药重病轻，正气受之。药重病重，其病当之，"有故无殒"，是之谓也。药力不济，反致迁延时日，是故轻药亦可伤正。药峻量重，乃不得已而为之，切不可滥用。

根据小儿的特点，黎炳南对一般的病证，在保证疗效的前提下，在选药及煎服法上主张"五宜五不宜"：除前述药味宜淡不宜苦、药性宜缓不宜峻之外，尚注意选取的药物体积宜小不宜大，若草、茎等质轻者过多，药多水少，难以保证煎出药味。煎取药汁宜少不宜多，一般婴幼儿之药以一碗半至二碗水煎取小半碗至半碗即可，若能服完，尚可再煎。若动辄以三碗水煎取一碗多，则患儿难以饮完而影响疗效。饮药次数宜多不宜少，部分小儿饮药较顺利，家人常让其一次饮完，即使无呕吐等不良反应，亦不如少量多次饮服之药效更为均衡。

　　中医中药，源远流长，宝藏丰富，尚待挖掘。黎炳南勤求古训，每能钩深索隐，古为今用。如当归治咳喘，古有所载，而今之中药教材，多略去不提。黎炳南据《神农本草经》当归"主咳逆上气"之说，用治虚人咳喘，每获捷效。又如原治木火刑金咳嗽之黛蛤散（《卫生鸿宝》方），经加味调配，转治虚火乳蛾、喉痹、久咳等，颇有得心应手之妙。又着意运用民间草药，如以火炭母治小儿泄泻，有清肠止泻之功，而无黄连味苦难咽之弊，更无大寒伤阳之虞。用毛冬青治咳嗽，其清肺之功不亚黄芩，更兼止咳化痰、祛瘀通络且性味平和，于小儿甚为适合。

第二节 儿科诊治，必求于本

"治病必求于本"（《素问·阴阳应象大论》），一直是指导祖国医学辨证论治的根本法则。对其含义的准确理解及临床运用问题，尤为重要。

一、治病求本，阴阳为纲

治病求本者，寻求致病之根本，并针对其施治之意。何者为本？试从下述探讨之。

1. 病因为本

任何疾病，必有发病原因与症状共同存在。症状，仅是疾病反映之外象，必须寻求发病原因及其发病机制，从而清除之，症状自能消失，而病亦即告愈。能审症求因从本论治者，方为高手。以上是通常对"治本"比较一致的看法。但在临床上，此说仍略嫌笼统，此外，尚可从正气、阴阳方面探求之。

2. 正气为本

人之发病，总不离"正""邪"两端。"邪之所凑，其气必虚"（《素问·评热病论》）。邪气致病，与正气的关系十分密切。在发病过程中，正虚邪实则病进，正胜邪衰则病退，故正气为抗邪之本，疾病之发生、发展与转归，无不与正气之强弱有关。于此可见，顾护正气，在治病中有不容否认之根本意义。治病当先审求元气之强弱，以定其可攻可补。虚而无邪者，自当扶其正气为主；虚实并见，可扶正祛邪并施；邪盛当攻而正虚不显者，亦以攻邪不伤正为原则，老幼体弱者，更不可滥用峻攻削伐之品，并注意中病则止，万不可妄攻而先败其元气。

因此，审症之要，首要辨其体质之强弱。一个临床医生，应对当地人群的体质特点有一个总体的认识。自古以来，认为南方为卑湿之地，发病以热、湿为多，但随着时代的发展，情况已发生了很大的变化。20世纪80年代以来，在东南沿海经济发达地区，生活富裕程度大大提高，空调的使用相当普及，夏天中暑者少，而感寒者反多。特别是小儿阴阳稚弱，卫外不固，室外的酷热与室内的干冷造成生活环境的强烈反差，更易使其出现暑天受寒之证。煎炸的快餐与冰冻食品的流行，又使脾胃稚弱、饮食不能自节的小儿既易"上火"，又易损伤胃气，以致寒热并见的病例大量出现。抗生素以及某些抗感冒药的滥用，使患儿病后常见面色苍白、汗出肢冷等阳气亏虚之证。在广东地区素有饮服凉茶的习惯，小儿稍有不适，动辄予服苦寒的凉茶，颇有滥伐无辜之嫌。由此观之，在岭南地区，当代儿童发病的特点，既有因地势低下、湿热多雨，而致病多"湿""热"，亦因时代变化，生活环境、生活习惯的改变，令小儿发病时虚实夹杂、寒热并见、表里同病，而病后阳气亏虚，气阴受损之证，已甚为普遍，其中又以脾胃气虚、脾肺两虚更为多见。因此，今之医者，在诊治小儿时，必须时时注意其个体特点，审察症候之兼夹、邪正之进退，重在顾护其正气，尤其是脾胃之气，这是"治病必求于本"的重要体现。

3. 阴阳为本

《素问·阴阳应象大论》曰："阴阳者，天地之道也，万物之纲纪，变化之父母，生杀之本始。神明之府也，治病必求于本。"说明阴阳与万类生杀变化，犹然在于人身，同相参合，因而治病之道，必先求之。显然，"本"者，本于阴阳也。此处之阴阳，非仅指人身之阴阳，亦泛指天地万物生杀变化规律的阴阳之理。人体之阴阳与自然界之阴阳息息相关，密切联系。阴阳学说，贯穿于祖国医学各个方面。比如养生，当顺乎阴阳四时。人之发病，均由阴阳失调所致，即各种致病因素作用于人体，致体内阴阳失调，方能形成疾病；诊察病情，以八纲辨证为各种辨证之纲领，而阴阳又是八纲之总纲；治疗之总则，为"谨察阴阳所在而调之，以平为期"（《素问·至真要大论》），其中亦包括参合阴阳四时之变化而调之，并以"阴平阳秘，精神乃治"（《素问·生气通天论》）作为机体恢复正常之基本标准。

二、标本缓急，宜当细析

"治病求本"，必须处理好与"急则治标，缓则治本"的关系，否则，每有顾此失彼，甚至本末倒置之误。《素问·标本病传论》曰："知标本者，万举万当，不知标本，是谓妄行。"孰为本？孰为标？医者见仁见智，常从多方面去理解、运用。但若理解不当，往往差之毫厘、失之千里，为医者不可不慎思之。譬如，素患疳证重症小儿，新感外邪而发热，有些医者治以扶正解表法，曰"治病必求于本"；有些医者则单从攻邪退热着眼，曰"急则治标"。实际上，其处治应以前者为宜。因患疳证者，羸瘦虚弱，若专于祛邪，药虽外行，而气从中馁，安能一鼓逐邪外出？故治宜扶正祛邪并施，方得"治病必求于本"之真旨。那么，"急则求标"是否错误？否！此言无谬。所错者，在于医者误会"急"字本义，而将其等同于现代之"急性病"。"急则治标，缓则治本"，为中医重要治则之一。《素问·标本病传论》对于标本之治，孰先孰后问题，曾举例十多条以作说明，其中真正属"标"而须先治者，仅"中满""小大不利"而已，其余皆以治本为先。"小大不利"近于"五实"之一的"前后不通"，其预后是"五实死"（《素问·玉机真脏论》）。"中满"者，胃满也，"胃者五脏之本"《素问·玉机真脏论》，中满则药食不行，脏腑失养，亦属急矣。故例虽不多，而其义已明，"急则治标"之"急"，应为"紧急""危急"之义，不可作为"急性病"的同义语而滥用之。目前，临床上遇"急性病"则不论其正气盛衰与否，而概以"急则治标"处治之情况，尚非鲜见，医者宜三思之。

对于真正之急症而先予治标，是否与"治病求本"相左？此亦不然。危急之候，常可危人性命，此时治标以治病留人，即寓治本之意，此其一。急而治标，往往为治本之必要准备。比如蛔厥，腹痛为标，蛔虫为本，当其时虫体盘结肠中，逆窜胆管，令人脏腑气机逆乱，绞痛而汗出肢冷。若先驱虫以治本，则虫扰尤甚，令人不支，必先安蛔止痛，痛止则人亦安，而后可缓图驱虫。故非治其标则无以治其本，治标亦为了治本，此其二。治标往往需结合治本，方能获效。如脾肾阳虚而尿闭水肿者，急宜利水消肿，亦必加用温补脾肾以治本，若反用清利者，其肿愈甚矣，此其三。可见，"急则治标"是特定情况下的权宜之计，其运用必服从"治病求本"之指导，其最终目的，还是为了"治病求本"。

"缓则治本"，一般解释为病势和缓时治其本。此亦有可商榷之处。既然"急"为"紧急""危急"之义，那么，"缓"与"急"乃相对之词，即"非紧急、非危急"则为"缓"，而不仅"病势和缓"方曰"缓"。由此观之，病情若无紧急之处，皆应从本论治。有些标本关系较为复杂者，临证当明晰其本末，处方遣药方能胸有成竹。尝见一素体虚弱而下痢经旬者，虽屡用大剂清利而湿热留滞不去，正气愈虚，乃转来求治。当时度其腹痛下痢为标，湿热之邪为本，祛邪原属必要，然此时正虚颇甚，不扶正则无以逐邪外出，故正气为本而邪气即是标矣，乃拟攻补兼施法，既重用当归、肉桂以温阳养血，亦重用黄连、白头翁以清热燥湿，服药数剂，其疾霍然。故标本关系并非固定不移，某一因素既可为标，亦可为本，当视证情变化而推求之。

强调治当从"本"，可在治愈疾病的同时，亦改善了脏腑功能。如治哮喘，用激素、抗生素等药治疗，仅能治"标"，患儿往往病后出现面色苍白、多汗、纳呆、易感等体质下降的表现。而经中医标本兼治、综合调理的哮喘患儿，病愈后其原有的面白、多汗、纳呆、免疫力低下的状况也同时得以改善。

前言急则治标、缓则治本，乃为明其所治之重点，临证尚须灵活掌握。治标者，或可兼以治本；治本者，亦可兼以治标。唯其重点必须明确，方可切中肯綮，此为其要。

三、辨证求本，去伪求真

以上所述，重在治本，而治本之先，是辨证求本。亦即四诊合参，求其病之本源。故辨证一错，则全盘皆错。虽说掌握辨证方法是基本功，实是易于入门而难于精通，其中尤以小儿最为难辨。因小儿口不能言，或言而不确，古称哑科，加上检查时往往啼哭叫扰，难于合作，致使气息失其常，脉搏失其真，尤当证情复杂时，往往真伪难辨，故有"宁治十男子，莫治一妇人；宁治十妇人，莫治一小儿。此甚言小儿之难也"［《景岳全书》四十卷《小儿则（上）》］之说。临证必须掌握其辨证要点，方可无误。

一般来说，与主观感觉有关之症状，如恶寒、头痛、胸闷、腹胀等，小儿每难准确表达。医者望诊之所得，往往成为重要之依据。如见精神活泼，目有神采，呼吸调匀，虽症重而多无大碍；若见神气索然，目暗无光，呼吸不匀，则看似症轻亦不可掉以轻心。观气色者，气充于皮内，色呈于皮外。从气色的变化可以体现出病情的轻重，病势的进退。小儿由于肌肤嫩薄，有诸内而形诸外，对疾病的反映更为明显，所以察气色是小儿望诊中的重要一环。五色各有所主，但不可单凭面部颜色的变化而轻下诊断，当重于其色泽，以润泽光华为有生气，黯晦不泽为败象。得气者病轻，向愈较易；失气者则病重，预后不良。痘疹之形态色泽，为邪气透发之外象，可较直接了解邪正之进退、证候之顺逆，为临证所必审。此外，观察人体之排出物，于辨证甚为重要。尝治一久咳患儿，观其面白神疲、形瘦肢冷，虚寒之象毕现，但察其痰稠色黄，非邪热煎熬而不可至此，故断其为虚实并见、寒热错杂之证，治以攻补兼施、寒热并用之法而取效。在此，痰黄是内有邪热之确证。人体之排出物，因从体内而出，往往能较准确反映机体内部变化。比如，大便腐臭者，必有积热；若胃寒无火，粪臭则不甚明显。又如鼻涕稠黄、脓液稠黄、尿黄（须排除服药影响及泄泻伤阴等因素），皆为热象。察舌，为审证之要据，然小儿喜食糖果杂物，舌质苔色易为所染，可兼用腭诊、咽诊，即察上腭、咽喉肌膜以别之。若其色淡白无华，多属虚寒之征。此法较之单用舌诊，往往更为准确。对壮热之婴幼儿，除询其有无高热惊厥史外，须特别注意观察有无手足、肌肉惕动等症状。某次诊治一壮热伴呕吐之一岁婴儿，望其神色呆滞，偶见嘴角抽动，疑为动风先兆，嘱其住院观察治疗，家人未允。次日患儿昏迷惊搐不已，入院后病情暂得控制，但由急惊风转为慢惊风，昏迷数月不能复苏，终告不治。小儿之发病，急如掣电，有时抢救的机会稍纵即逝，故及时、准确的诊断与治疗，是抢救成败之关键。

至于问诊，除详询发病时之症状外，尚须注意发病前之有关病史，甚至孕期、出生、喂养饮食等情况。比如肾虚，小儿症候表现多不如成人明显，若询知其早产体轻、生后又失于调养，则可作为诊断肾虚之佐证。癫痫患儿，如有难产钳产或头颅外伤者，常可从瘀血成痫论治。饮食不当，常为致病之源。有一个十余岁小孩，腹痛反复不止，经某医院检查，排除溃疡、寄生虫病等，仍无法确诊，拟予剖腹探查。家人坚拒，乃转来求治。询其平素嗜吃冰冻之物，合参脉证，知为脏虚中寒所致，投温补脾肾之剂获痊愈。故了解疾病之各种诱发因素，对辨证每有启迪，不可疏忽。

小儿闻诊主要是用听觉诊察小儿的啼哭、语言、呼吸、咳嗽等声音；用嗅觉辨别口气、二便的气味，以辅助诊断。

小儿语言、啼哭均以声音响亮为佳，沉弱无力者多为虚症。如语言噪扰洪亮，或狂言谵语，多属实热证；声音嘶哑，呼吸不利，则多为咽喉疾病，或兼痰涎梗阻所致。若哭声尖锐，甚则缩腹弯腰，多因腹痛；哭而摇头，伴有发热，常见于头项疼痛。夜闻磨牙之声（龄齿），多因风热或胃热所致之乳蛾、喉痹、龈肿、龋齿、口疮或胃肠湿热、积滞等引起而不能概认为虫证。目前城市小儿患虫证者已甚为少见，有些家长或幼儿园定期给小儿服用驱虫药，不仅无益，反而有害。有些龄齿患儿服用驱虫药后症状依旧，但据辨证而分别予以祛风热、清积热或消积滞后，龄齿随即消失。

呼吸以舒畅平匀为正常。若呼吸急促气粗，多是肺气闭郁；呼吸微弱无力，概属虚证；痰鸣如锯，为风痰上壅；干咳无痰或声音嘶哑，多属肺燥；咳时气粗，痰涎黄稠，定为肺热；咳声阵发不断，最后伴有吼声回音，是百日咳的症候。

小儿口气臭秽，多是肺胃积热；嗳腐酸秽，是因食滞；大便臭秽不堪，是大肠积热；便溏腥臊，是脾虚不运。小便短赤而臭，是下焦有热；清长无臭，常为脾肾虚寒；浑浊而略带腥臭，属膀胱蕴湿。

婴幼儿脉诊，一般多弃而代之以察指纹。但若得安静配合，尚有一定参考价值，察指纹未可完全替代之。但当注意，脉数者，多认为主热，其实亦不尽然。张介宾在《景岳全书》五卷《脉神章（中）》指出："暴数者多外邪，久数者必虚损。""外邪有数脉……但其数而滑实方可言热，若数而无力者，到底仍是阴证，只宜温中。""虚损有数脉……凡患虚损者，脉无不数，数脉之病，惟损最多。愈虚则愈数，愈数则愈危，岂数皆热病乎！若以虚数作热数，则万无不败者矣。"所言确为真知灼见。证诸临床，虚寒哮喘者，其脉必数；重症肺炎出现心阳虚衰者，脉亦疾数，但必数而无力，甚至数而沉微欲绝。若囿于数必热而用苦寒，则其危立见。常有高热小儿用退热药后，面白且汗出身冷，颇有虚脱之象。此时切其脉，疾数沉微者为阳脱；而脉象平和者，则并无大碍。切脉有助于判生死、辨轻重、分虚实。当然要四诊合参，方为可靠。

中医辨证内容极其丰富，未可一一赘述。以上略举一隅，以冀临证举一反三，去伪存真，辨证得其本而治亦得其本矣。

第三节　小儿治疗要则和临床运用

　　小儿时期处在迅速生长发育的阶段，在生理、病理上与成人虽有共同性，但又有特殊性。因此，在辨证论治中，必须先掌握小儿的生理病理特点，才能在治疗上达到预期的效果。

　　从祖国医学理论体系来认识，小儿的生理、病理特点可归纳为两个方面。

　　一是脏腑娇嫩，形气未充。小儿时期无论在物质基础和功能活动上，都未成熟、完善，其生理特点可概括为"稚阳未充，稚阴未长"。因此，它的病理变化常表现为阴阳易于偏胜，发病容易，变化迅速，症候表现为易实易虚，易热易寒。治疗上需要避免伤阴和伤阳，并注意病势的进退顺逆。

　　二是生机旺盛，发育迅速。小儿在生长发育过程中，其体格、智慧及脏腑功能，均不断向完善、成熟方面发展。年龄越小，其生长发育的速度也越快。这种生机旺盛的生理特点有如"旭日之初升，草木之方萌"。故前人又概括称为"体属纯阳"。但不能把"纯阳"二字理解为有阳无阴或盛阳。在病理上，寒热虚实的变化，虽比成年人更为迅速而易于恶化，但因小儿脏腑气机清灵，生机旺盛，活力充沛，对病理损害的修复能力强，且精神因素的影响极小，故其病情每比成年人向愈迅速，易趋康复。因此在治疗上，尤应以"攻邪不伤正""中病则止"为原则。以上所述是儿科辨证最基本的特点和出发点。

一、小儿治疗要则

小儿治法和成人大体相同，但因生理、病理有其特点，故常见疾病的种类、病情的转归等，就有所差异，其治疗重点也必有所不同。多种医著常把小儿的内治法则归结为十多项，自有其道理。以黎炳南之见，小儿生理病理特点，归根结底源于其五脏功能的特点，正如万全《育婴秘诀·五脏证治总论》所言："五脏之中肝有余，脾常不足肾常虚。心热为火同肝论，娇肺遭伤不易愈。"执其五脏阴阳之所偏胜而调之，常能起提纲挈领之效。其中脾胃为小儿后天之本，五脏六腑皆赖其滋养。调治五脏，当以脾胃为本。兹以五脏为纲，概括其最重要的治疗法则如下。

1. 疏风解表，宣肺化痰

肺主气而司呼吸，外合皮毛，开窍于鼻，而肺为娇脏，常有不足，表现为肌肤嫩薄，腠理疏松，卫外机能未固，对外界的适应能力较差，加上寒暖不能自调，若护理不周，最易为外邪所侵，不论邪从口鼻而入或由皮肤侵袭，均易出现鼻塞流涕、恶寒恶风、咽痛咽痒、咳嗽阵作等肺卫表证。邪犯肺脏，可致咳嗽痰鸣，甚至肺炎喘嗽等重证。若本有宿痰内伏则可引致哮喘发作。此外，麻疹、奶麻、丹痧、风痧、水痘、顿咳、暑温等时行疾病，其起病亦必从邪犯肺卫而起。故肺卫疾病，临床所见最多。其病之初起，常若似感冒，但据其临床特征或在病情演变中出现的某些特点，常可及时预测其病症的演变或早做出有关疾病的诊断，从而采取相应的治法。而总体来说，在病之早期，其治疗的基础，多离不开疏风解表，宣肺化痰。如病初症见恶寒、鼻塞流涕、咽痛或咽痒、咳嗽、发热或不发热、脉浮，为感冒之常见表现，治以疏风解表，宣肺化痰为基础。偏热者兼以清热，可用银翘散选加青蒿、柴胡等治之；偏寒者兼以温散寒邪之品，可选用麻黄汤、杏苏散加减。若咽喉灼热疼痛明显，而余证不甚，则证属风热喉痹，可治以银翘散加射干、岗梅根等清热利咽之品。若咽喉疼痛兼见喉核肿大如蚕蛾，甚至溃烂成脓，则应诊断为风热乳蛾或烂乳蛾，宜治以银翘散加清热解毒散结之药，如毛冬青、射干、野菊花、蒲公英等。若以鼻流浊涕，甚至涕稠黄臭为主症，则证属鼻渊，应在疏风宣肺解表基础上加用开通鼻窍之品，以银翘散合苍耳子散治之。若以咳嗽频繁为主症，而余症不甚，则非一般感冒，应诊断为咳嗽，仍以疏风解表，宣肺化痰法治之，但要注意选用善治风痰之品，如僵蚕、胆南星、天竺黄等。若咳嗽不止，兼见鼻煽，此乃邪闭肺络之"肺炎喘嗽"证，治方又当加平喘之药，以银翘散合三拗汤为宜。

多种时行疾病初起常类似感冒，但细加审察，多可发现其迥异。如患儿发热流涕咳嗽初起，若兼见目赤羞明，泪水汪汪，首应疑及麻疹，必查其口腔，若发现颊黏膜近臼齿处有若干个白色小斑点，此证确诊无疑。治法宜在疏风、宣肺、清热的基础上，选加蝉蜕、葛根、升麻、柽柳等以发表透疹，以期疹出而毒解。若发生"感冒"后，迅速（发热半日至一日内）出现全身红疹，多为风痧或丹痧，应依其各自的临床特征鉴别之。治法亦以疏风、宣肺、清热为基础，兼以辛凉透疹。

肺为娇脏，病久必虚。咳嗽、肺炎喘嗽、哮喘等病日久，若见其面色苍白无华、气怯声低、遇风则喷嚏流涕、自汗盗汗、舌质较淡、脉细无力，此为肺气虚弱之征，宜及时补益其肺，或攻邪中兼以补虚。

2. 清心开窍，平肝定惊

心属火，主热。小儿为"纯阳之体"，所患热病最多，不论外感六淫，或内伤饮食，内外之邪，易从热化、火化。而小儿心常有余、肝常有余，若火盛生痰，则秽浊之邪内闭，阻塞气机，上蒙清窍，邪陷心包，遂见壮热神昏窍闭。又因小儿肝常有余，火盛又每易引动肝风，风火相煽，则痉厥、抽搐等证往往相继而起。因此，在多种疾病的严重阶段，均可出现心肝热盛而动风之变证。除温病热入营血而动风外，如肺炎喘嗽之邪陷厥阴，小儿水肿之邪陷心肝，麻疹、风痧、水痘、痄腮、顿咳、小儿麻痹症、胎黄、赤游丹等，亦可有邪陷心肝、昏迷痉厥之变。而婴幼儿之感冒挟惊，则更为多见。因此，在上述疾病中，须密切注意病情之演变，观察有无动风之征兆，如见壮热头痛、项强、呕吐、精神萎靡、嘴角或肢体肌肉惕跳，均为动风先兆，宜加清心平肝定惊之品。清心者如黄连、淡竹叶、莲子心、水牛角、青天葵、连翘、大青叶；清肝者如栀子、龙胆草、熊胆、狗肝菜、蒲公英、青黛、虎杖。若惊风已发，则急投羚角钩藤汤或紫雪丹、安宫牛黄丸以清心开窍、平肝定惊。用醒脑静注射液静脉滴注，更能迅速见效。此外，小儿在日常生活或多种病症中，亦常兼见心、肝有热的表现。心火上炎者，出现烦躁多啼、惊惕不安、口舌溃疡、小便短赤、舌尖较红。肝火旺者，症见烦躁易怒、脾气急躁、面红目赤、舌红苔黄。均可选用前述药物调治之。

3. 消积健脾，培元补肾

小儿处于生长发育阶段，生发机能正当旺盛，体内所需水谷精气的供养，相对比成年人更为迫切，显出"脾常不足"的生理特点。因此乳食不当，过饥过饱，护理失宜，感染诸虫等，均易导致运化失调，脾失健运，出现厌食、食积、腹痛、呕吐、泄泻，甚至酿成疳证。临床上有虚有实，或虚实夹杂，治疗时必须针对具体情况，分别施以消食导滞、除虫消积、益气健脾等法。比如，伤于乳食者，用《证治准绳》消乳丸（香附、神曲、麦芽、陈皮、砂仁、炙甘草）；脾虚食滞者，用《医方集解》健脾丸（党参、白术、陈皮、麦芽、山楂、枳实、神曲）；疳积为虚实夹杂之症，用《医宗金鉴》肥儿丸（党参、白术、茯苓、川黄连、胡黄连、使君子肉、神曲、麦芽、山楂、芦荟、甘草），但若热象不甚、未可久用川黄连，若无虫证，则不必用使君子肉；脾虚久泻者，用《太平惠民和剂局方》参苓白术散等，此皆为治小儿脾胃病证之常用方剂。

肾为先天之本，是促进生长发育的动力。小儿肾气未充，若因胎禀不足，则肾气更虚。另因小儿内脏精气未充，卫外机能未固，倘若调治失宜，常生疾病，久则往往导致肾气亏损。无论先天或后天产生的肾虚，都会妨碍生长发育，变生种种疾病。如出现筋骨软弱、颅囟迟迟不合，甚至凸胸（鸡胸）、凹胸、龟背、五迟（立、行、发、齿、语迟）、五软（头项、口、手、足、肌肉软）等证。此外，小儿自汗、盗汗、遗尿、脱肛与元气不足、肾气亏损也有密切的关系。以上均为审辨小儿有否肾虚的着眼点。若不抓住小儿肾虚的这些特点，而仅从成人肾虚的角度去了解有否头晕耳鸣、腰膝酸软，甚至胞宫之变，则难以发现小儿肾虚之证。肾虚之证，在儿科颇为多见。故此，培元补肾之法，是治疗小儿先天不足，以及慢性疾病等的常用重要法则。常用药方有保元汤（黄芪、人参、甘草、肉桂）、四神丸（破故纸、肉豆蔻、吴茱萸、五味子）、可保立苏汤（黄芪、当归、党参、白术、炙甘草、胡桃、破故纸、酸枣仁、山萸肉、白芍、枸杞子）及金匮肾气丸等。

二、临床运用体会

1. 治病必须从整体着眼

正常的人体是一个阴阳处于动态平衡、五脏六腑密切配合的整体。所谓病态，就是人体处于正邪交争、阴阳失调、五脏六腑功能紊乱的状态。治病的目的，归根结底，就是通过"扶正""驱邪"帮助阴阳达到新的相对平衡，恢复脏腑的正常功能。临床上，必须把病者作为一个变化着的有机整体加以诊察，任何所谓"纯局部"的、与整体没有关系的病变，都是不存在的。所以，"整体观念"是中医辨证论治的一个根本指导思想。

前面提到小儿为稚阴稚阳之体，所以，既易伤阴，又易伤阳；此脏有病往往累及他脏，表现于某脏的疾病又常根于另一脏；随着病情在脏腑的转变，疾病又可显示出不同的阶段性，出现不同的主症。加上小儿不会诉说病情，或反映病情不准确、不全面，所以更需从整体出发，细心诊察，正确掌握病情。否则，每易犯"头痛医头，脚痛医脚"的错误，贻误病情。或治疗失宜，加剧病情的发展。小儿阴阳稚弱，既易兴奋，又易衰竭，症候表现易虚易实，易寒易热。纵有热证，过用凉药，则可转为寒证；纵属寒证，过用温补药，也可转为燥热。这些都必须在整体上加以注意。以上小儿治疗要则，就是依据其五脏发病的特点而制定，临床常须依据病情而互相配合运用。如肺炎喘嗽患儿，初以疏风宣肺、清热化痰为法。一旦毒热炽热，内陷厥阴，则需转用清心开窍、平肝定惊为主。其缓解期脾肺气虚，又应健脾化痰兼清余热为法。若素体脾肾虚弱，更需健脾补肾兼施，以壮其先天、后天之根本。

2. 攻邪不伤正为原则

疾病就是邪正交争的过程。用药物帮助"驱邪"，是治疗的重要手段，但正气毕竟是战胜邪气的决定因素，在治疗上必须注意保护。

小儿感受外邪，易从热化、火化，正如叶天士《临证指南医案·幼科要略》所说："六气之邪，皆从火化；饮食停留，郁蒸变热；惊恐内迫，五志动极皆阳。"所以，攻邪之药是常用的。但它虽能帮助治病，然而在一定的情况下也能伤害元气。比如苦寒能伐生发之气，辛热足以耗损真阴，若投药不当，则每致正气亏虚，使病态缠绵，甚至日渐加重。

小儿时期是一生成长发育的基础，其脏腑嫩弱，不堪攻伐。若伤其正气，不但病情难以好转，也影响今后的生长发育。因此，治疗小儿必须果断及时，以免贻误时机，使邪恋伤正。但用药中病则止，不可过当，过犹不及，切宜慎之。如用三拗汤治风寒喘咳，其中麻黄宣肺散寒，为定喘要药，服药后喘止咳减，则应减量或停用，改用杏苏散调治，若仍大量使用之，难免使小儿冷汗淋漓、面白肢凉而更易感邪。又如急惊风用安宫牛黄丸，其有清心开窍、平肝定惊之功，本甚对证，但尝见一患儿反复抽搐两个月，病已转为脾肾虚损之慢脾风，而医者仍每日灌服安宫牛黄丸如故，当补不补，反背道而驰，其疗效可想而知！

　　选药和配伍尤需审慎。大苦、大寒、大辛、大热之药可免则免，用量可轻则轻。例如，婴儿肠热便闭，往往用一些金银花加蜂蜜就能收到良效。若动辄使用大黄、芒硝，则伤害正气，甚至令其腹泻不止。小儿胃气未全，对药物的反应比成人敏感，药物过苦过辛或浓度过大，常会引起呕吐，选药宜尽量选性味平淡者，并嘱少量多次分服。

3. 久病应侧重扶正

　　"久病必虚"。病程日久，其正气总会受到不同程度的损耗。即使邪犹未去，亦应注重扶正以祛邪。药物是祛邪之手段，但必以正气为主导，方能逐邪外出。故病情的好转，必须有赖于正气的恢复。对久病体弱患儿，尤应着重扶其气，调动其机体的内在抗病机能。肾为先天之本，脾为后天生化之源，五脏之强弱，皆取决于脾肾。补虚之法，着重脾肾。五脏之虚，常需配合健脾补肾法以取效。近年小儿脾胃气虚或脾肺两虚者多见，病后恢复期多以培土补虚法为主。

第四节　略论补虚法在儿科的运用

何谓虚？《素问·通评虚实论》指出："邪气盛则实，精气夺则虚。"精气，乃正气也。可见脏腑有所伤、阴阳有所损、气血有所亏、藩篱有所破者，皆可谓之虚。而阴阳气血，实人身之本。唯阴阳平秘、气血充盈，始能藩篱严密，外御病邪；脏腑坚强，精神乃治。可见"虚则补之"一法，确为治疗中之大法，临床上有其极为重要的意义。

小儿有如草木方萌，阴阳稚弱，气血未充。"五脏六腑，成而未全，全而未壮。"且其卫外机能未固，每易为外邪所侵，而幼稚之体，易实易虚，倘病发而邪气流连，则常令元气亏虚。更有先天禀赋不足，或后天调理不周者，常因虚致病，因病致虚。久之，不但病体难愈，发育亦受其害。故补虚之法，于儿科尤为切要。临症所见：久病内伤虚证，固当补之。纵使新病外感之疾，兼见程度不等之虚象者，如补法用之得当，可获事半功倍之效，故补虚一法，于儿科用途殊广。

一、治从脾肾

治虚之法，首当辨其病之所由起，而求其所属。小儿生理、病理特点，按五脏辨证，前人常言"脾常不足肾常虚"，而久病未愈之症，亦以脾肾二脏病变为多见。故其补法，当从治理脾肾着眼。

脾胃为中土，土生万物。水谷饮食，得脾胃之腐熟、运化，则"水精四布，五经并行""淫精于脉""留于四脏",五脏六腑,四肢百骸,全赖其所养。精、气、血、津、液,皆由之而生,故脾胃为后天生化之源。小儿生机蓬勃,发育迅速,所需水谷精气充养,尤为迫切。无奈脾胃薄弱,乳食不能自节,或因喂养不当,护理失宜,脾胃常为饮食所伤。脾胃一伤,轻则为泄,重则为疳,且生化无源,气血衰虚,五脏失濡,六腑失养者,纵使病不在脾,久病之人,亦当以保胃为重。前人"有胃则生,无胃则死"之戒,实不为过。万全更主张"小儿久病,只以补脾胃为主,补其正气,则病自愈,宜养脾丸(甘草、麦芽、枳实、白术、陈皮、半夏曲、青皮、厚朴、神曲),加所病之药一二味在内服之"(《幼科发挥·调理脾胃》)。其言虽有所偏颇,但足见儿科大医家对脾胃之高度重视。临床上脾虚证易被忽视,特别是肥胖小儿,常被误认"健康"之征。而有些肥胖小儿,恰恰是脾虚患者。《景岳全书·小儿则》指出:"初生儿肥胖色嫩,此其根本不固,甚非佳兆,且最易感邪。"肥胖小儿是否属"虚胖",当以面白无华、肌肉松弛为辨证依据。若兼见多汗、便溏、舌淡、脉弱,则诊断更为可靠。

肾者,藏精主骨生髓,通于脑,为先天之本,元气之根。小儿肾气充实,方能齿更发长,正常发育。若先天禀赋不足,或久病及肾,必须培元固本,待根本巩固,方可使脏腑复得滋养、温煦,不失其生化机能。

除脾肾外,心肝肺虽亦有所虚,也仍以脾肾为关键,须结合调治而获良效。如治小儿心血不足,神气怯弱者,常用健脾益气之法以生心血,而以安神定惊为佐。肝阴不足者,可补养肾阴,以滋水涵木。肺为娇脏,在小儿常因感受风寒而生咳喘,久之耗气伤阴。气虚者,当培土生金;阴虚者,宜滋肾养肺,此寓"金水相生"之意。故五脏虽皆有所虚,非独脾肾,但补虚之中一般不能忽视脾肾二脏,培养先天、后天,实为诸法之根本。

脾为后天之本,主运化,但必得肾之温煦,方能生化无穷。前已述及肾为先天之根,主藏精,亦必得脾胃之充养,始能源泉不竭。小儿生长发育是否正常,全赖二者相互为用。至于补脾与补肾孰轻孰重,前人颇有争议。正如程国彭《医学心语·医门八法》所言："古人或谓补脾不如补肾者，以命门之火，可生脾土也。或谓补肾不如补脾者，以饮食之精，自能下注于肾也。"证诸临床，当视具体病情，不能一概而论。若脾胃已虚而肾虚不甚者，自当补脾为先；倘若证见肾虚而脾虚不显者，又当以补肾为主；脾肾俱虚者，则同补之。以近年小儿发病情况来看，以脾虚为多见，宜当注重。

小儿脾肾亏虚，见证诸多，略举数例如下。

1. 小儿久泻

"泄泻之本，无不由于脾胃。"脾胃健运无权，则水谷不能腐熟敷布，水反为湿，谷反为滞，清气不升，浊阴不降，久之益虚，乃至泻利不愈。治法上黎炳南喜用四君子汤为基础，令脾胃健旺，中气得复。佐用藿香、木香、火炭母之类，以行气消导，醒脾化湿。使攻中寓补，补中带攻，如此更能获得显效。倘证见下利清谷，甚则四肢不温，舌淡苔滑，脉沉迟者，又当补火温肾，酌加四神丸或附子、肉桂之类，使火旺土生，每能救其危笃之疾！

2. 疳积

儿患成疳，其症必虚。脾胃虚损，运化失宜，"脾不能为胃行其津液"，以致气液耗损，日渐羸瘦，气血不荣，形体虚惫，缠绵难愈。清代陈复正在《幼幼集成·诸疳证治》指出："疳之为病，皆虚所致，即热者亦虚中之热，寒者亦虚中之寒，积者亦虚中之积。故治积不可骤攻，治寒不宜峻温，治热不可过凉。"一般治则以扶脾养胃是本，消疳去积是标，但仍需细辨阴阳之所属。例如：舌淡唇白，胃纳呆滞，口干不渴，大便溏泻者，此乃脾阳不运，津气不化，治当温脾益气为主。黎炳南常以参苓白术散增减（党参、白术、茯苓、山药、莲子、薏苡仁、山楂、鸡内金、麦芽），每获良效。亦有患儿，善纳易饥，日渐消瘦，情绪焦躁，舌赤唇红，口干便结者，此乃疳热之证。病因饮食不化精微以充养于肾，以致肾阴亏损，脾弱肝旺，虚火内生，煎灼津液，阻碍发育。治理之法，除扶脾养胃之外，还须着眼平肝滋肾，使肾阴足，肝火平，其病自复。黎炳南喜以生脉散加味（人参、麦冬、五味子、独脚金、旱莲草、山药、白芍、甘草、鳖甲或牡蛎），并注意调其饮食，乃可使体重渐增，诸症得愈。

3. 久热不退

小儿发热缠绵不退，其证有阴虚、气虚之分。阴虚者，黎炳南喜选用龟板、鳖甲、牡蛎、石斛、女贞子、旱莲草之类，以滋阴潜阳。尚有伏邪者，佐以青蒿、银柴胡之辈，以透邪泄热。使阴复火制，邪热自退。同时，小儿为阴阳稚弱之体，既易伤阴又易伤阳，故阳虚（气虚）而发热者，亦属不鲜。其证每见面色苍白，发热自汗，喜喝热饮，少气懒言，纳呆困倦，舌嫩唇淡，脉细弱或虚大无力。此乃中气亏损，脾虚气陷，清阳不升，浊阴不降，郁而化热所致。黎炳南本"甘温除热"之旨，方用补中益气汤增减，以升举清阳，补中固卫。虚热自除，气陷自举。此外，兼肝木过旺者，亦可助长其热，而见烦躁不安，发热加重。治应重加白芍，以平肝泄热，效果更佳。

4. 五迟五软

五迟五软是小儿严重的生长发育障碍疾病之一，多由先天所致，亦有由后天他病继发，而与脾肾的功能不足关系密切。肾为先天之本，主骨生髓，五脏六腑之气机功能活动有赖肾气的滋生和维持。若肾虚不能生髓，脑髓空虚，骨弱筋萎，则五迟五软病至，生长发育障碍。脾为后天之本，主运化，统血，气血的生化与脾的运化功能有密切关系。若脾的功能失职，运化失权，导致纳呆厌食，消化不良，气血无以化生，气血虚弱，营养不足，生长发育必然障碍。因而，黎炳南治疗五迟五软症及生长发育迟缓的小儿，皆从脾肾而治。因脾肾健旺则生化得源，精血有赖以生，骨髓有赖以充，补肾必兼健脾，是其道也。如治一孩，男性，2岁6个月，曾多次患肺炎喘嗽反复用西药治疗，而今只会扶壁而立，未能行走，语言迟缓，只会发单音及简单复音，身体消瘦，体重只有10千克，纳呆，夜眠烦躁。诊为五迟，法拟健脾益肾。方药：太子参15克、山药15克、神曲15克、郁金8克、白芍8克、甘草3克、女贞子12克、山萸肉10克、肉苁蓉10克、灯心草3扎、生牡蛎（先煎）20克。10剂，每日1剂，复渣分服。药后纳佳，夜眠好，精神好转。继按此方加减进服20剂后，体重增加至11.5千克，面部略呈饱满，精神爽利，下肢较前有力。后嘱患儿家人经常按此方配药调理，半年后随访，能行走，语言好转，可说简单句子，体重增至13.5千克，各项生长发育指标接近同龄正常儿童水平。

二、谨识开合

程国彭《医学心悟·医门八法》曰："补之而不知开合，不知缓急者何也？天地之理，有合必有开，用药之机，有补必有泻，如补中汤用参芪，必用陈皮以开之……"是故补虚不可纯补、不可蛮补，必须辨其证情之兼夹，全面调治，开合得宜，其效更佳。比如，虚人感冒，可用补散并行。其中气虚者，用益气解表法；血虚者，用养血解表法；阳虚者，用温阳解表法；阴虚者，用养阴解表法。又如小儿脾常不足，病中常兼积滞，纯补反致气滞而积愈甚，故常用消补兼施法，即在补剂中加入枳壳、陈皮等行气导滞之品，以及鸡内金、神曲等消食之品。再如兼夹腑气不通，大便秘结者，应用攻补兼行法，在补剂中酌加润肠通便（如决明子等）甚或攻下之品，但须中病即止，不可过当。虚人患实热症，屡清而热不去者，是因正气内馁，无力抗御之故，可用清补兼施法，其热反易消退。阳气虚而挟寒者，宜温补并行，则阳气更能振奋而逐寒散邪。

临证用药，不宜过偏。小儿机体柔嫩，反应灵敏，变化迅速。譬如治阳虚生寒者，寒凉固可损其阳气，但过用温燥，亦易伤其真阴，一般来说，治当甘温益火。阴虚生热者，辛热固可烁阴，过寒又伐其生阳，治当甘凉滋水。孤阴不生，故治阴者，可于阳中求阴。独阳不长，故治阳者，可补血以生气。气旺血生，故治血者，可益气以生血。必须使阴阳互生，刚柔相济，气血相从，而诸虚可愈。

三、虚实兼顾

虚之由来，原非一途。虚而无邪，犹可补之。而虚实夹杂者，治之最难。孰多孰少？孰主孰次？补多恐致留邪，攻多又防伤正，临证必须把握其阴阳的盛衰，邪正的进退，以及发病之新久，细细辨之，方能无误。择其要者，分述如下。

1. 二虚一实

二虚一实，宜七分补三分攻，补虚为主，兼顾其实，亦即"开其一面"之意。因虚多而实少，以补为主。实虽少亦不可不顾，否则，愈补而邪愈盛，反助邪而伤正气。补中带攻，邪有去路，使正气易于康复，方为善法。如小儿哮喘，其肺、脾、肾俱虚者，治宜温脾益肺，补肾纳气为主。但兼有风邪者，必须配合麻黄、桂枝，以散寒邪；痰盛气滞者，又须辅以苏子、葶苈子或二陈汤之类，化其胶固之痰，令肺气得以宣通，其喘乃平。对虚中夹有痰热者，又当酌佐黄芩、毛冬青、蚤休之类，以清热化痰，采用"寒热并用、标本兼顾"之法，效果更佳。此外，如病体素弱小儿，兼患寄生虫之疾，又当按具体情况，采取先攻后补、先补后攻或攻补兼施等法。

2. 二实一虚

二实一虚，宜七分攻三分补，以攻邪为主，兼护其正。因实证为主，其虚每被忽略。故有急于求成者，猛攻其邪，唯恐其去之不速，而不知小儿稚阴稚阳之体，何堪攻伐！其邪未能逐之于外，而正气已衰之于内。张景岳说："攻者，所以攻邪，然必借元气以为之帅。"未有邪不去而正气能安者，亦未有正气虚而邪能去者。故处方遣药，时当注意。如小儿暑湿泄泻而高热烦渴者，热灼津伤，液随利脱，救阴已恐不及，若过用黄芩、黄连苦寒之品，则苦寒化燥而伤津；若误用吴茱萸、苍术温中燥湿，则香燥之品，更易劫阴。故可先用火炭母、连翘等清热而不苦寒，茯苓、泽泻等利湿而不伤阴之品，配合益气生津、酸甘化阴之西洋参、乌梅等，以期气旺则津生，津生则阴复。否则津伤液竭、阳气随之而脱，其病危矣！

又如外感风寒湿邪而素体气虚者，宋代儿科医圣钱乙，设有败毒散一方（人参、柴胡、前胡、羌活、独活、川芎、枳壳、茯苓、桔梗、甘草），即以人参合羌活等同为主药，一面发散风寒湿邪，一面扶正以鼓邪外出。倘因见其证憎寒壮热，而畏于"留邪"之说不敢用补，或冀望先攻其邪，后补其虚而专于发散，"药虽外行，气从中馁"，则发热无休矣。故历代医家，对外感热病而兼有体虚者，每酌加扶正之品，以助药力。古代痘疹疫疬流行，夭横无数，前人亦有重加参、芪者多活的经验。对小孩脏腑柔嫩之体，易实易虚之变，若因其虚不甚而忽略之，任意攻伐，纵使邪气已去，亦每留羸弱之体；若邪留不去，则病势缠绵，他变迭起矣！

3. 虚实并重

虚实并重，治当攻补兼施。攻邪，邪去则正安，此攻中自有补意，亦可免补而留邪之弊；补虚，正复则邪去，此补中自有攻意，亦可免攻而伤正之虑。毋令"虚虚"，毋使"实实"，配合得宜，效如桴鼓。尝治一发热小儿，2岁半，其于暑天高热18日不退（体温38.5～40.5℃）。曾到多处医院诊治，经用青霉素、链霉素、四环素等治疗，病情未见好转。注射或口服解热药，体温暂退，但药效过后，热即复升。胸透及三大常规检查未发现异常。西医诊断为高热待查（上呼吸道感染？）。来诊时症见面赤唇红，神志疲倦，口干烦渴，纳呆便溏，小便赤短，夜睡不宁，指纹略紫；舌质淡红、苔黄白而干，脉细数无力。思其感暑而见壮热、面赤、脉数，热邪不可谓不盛。而持续18日高热之灼伤，已见烦渴、神疲、脉无力，则其虚亦不可谓不重。此乃虚实并重之证。故诊断为感暑伏热，气阴两伤。立法用药，一方面投以解暑清热，另一方面重用人参以扶元养阴。拟方：青蒿6克，柽柳、连翘、大青叶、墨旱莲、独脚金、白芍各9克，蝉蜕3克，天花粉12克，参须（另炖）9克。2剂，复煎，多次分服。服药后，是晚病势即大减，精神顿佳，次日仅余微热。第3日，体温稳定在37.5℃以内。因热势已挫，按前方去柽柳、大青叶，加麦冬12克、五味子4克，以补益气阴为主，辅以清解余邪，再服2剂，即获痊愈。按：时值盛夏，患儿高热不退，唇红面赤，口干烦渴，小便短赤，此为暑气内伏之象。小儿体质嫩弱，本不易适应暑气熏蒸，加上治疗不当，时日迁延，火热之气，无由外泄，势必耗损气津。方中青蒿、柽柳轻清辛散，透暑邪外泄；连翘、大青叶清解内热；白芍、蝉蜕平肝和阴；人参培元益气，扶正祛邪。合奏清暑解热，益气生津之效。攻邪而不伤正，补虚而不留邪，攻中寓补，补中寓攻，故暑邪可解，气津自复，治得其要，乃获速愈。

第五节　运用解表法治疗儿科疾病经验

　　解表法为治病八法之首，临证使用极广。然因其若似轻易，每被视为小技而轻忽之，殊不知此正医者之基本功也。黎炳南对解表法的运用颇有独到之处，兹以小儿感冒为例简介其经验，以供同道参考。

一、腠理闭塞，解表宜重祛风

　　小儿感冒，常居门诊量之首位。虽病多轻浅，亦时有误治而迁延不愈，或酿成他证者。黎炳南认为，现今常见之失误，是将其与温病混为一谈所致。比如，风热感冒与风温在表，教科书都以银翘散治之，此则大有商榷之必要。感冒者，外邪以风为先导，虽有挟热、挟寒、挟湿之异，而均以风邪为主体。与温邪为主之风温，病因迥然有别。温病以热盛伤津为特征，有卫气营血之传变。而风热感冒以邪客肺卫为主，即使伴高热发搐，亦由热扰肝经使然，而非热陷营血之变。此其病机、症状之异。有鉴于此，风热感冒当以疏风发汗为主，清热为佐，使风热之邪随汗而减。而风温之治，清代吴塘在《温病条辨·上焦篇》中切戒"温病忌汗，汗之不唯不解，反生他患"。其所创制之银翘散，多用凉药，其中少佐芥穗，不过取其芳香以助散热，并无发汗解表之意。今以银翘散作解表主方用治感冒，似有轻于祛风而重于清热之偏，此恐非吴氏之本意。

　　黎炳南认为，感冒，乃风邪居表，腠理闭塞，必重用疏风解表之品，使邪从汗解，方为正途。故其处方常用苏叶、防风、荆芥、青蒿、薄荷，甚至麻黄、桂枝，少则三味，多则四五味。且药量不宜太轻，此"治外感如将"，兵贵神速也。挟寒者，选以上辛温之品；挟湿者，加用祛风胜湿之威灵仙、苍术、藿香等；挟热者，可佐用大青叶、连翘、毛冬青等。邪未入里，一般不用黄芩、黄连等过于苦寒之品。有人偏重苦寒清热之药，欲取"抗感染"之效。实则中医治病，不能仅着眼于直接"抗感染"。着重调理机体功能，冀令正复邪退，才是中医优势所在。若不顾病机，滥用苦寒，反阻遏解表发透之机，造成邪气内伏、正不胜邪之患。体弱患者尤应注意。

至于风热感冒之用解表药物，亦不必限于辛凉之品，酌用辛温，每获卓效。

二、辛主开通，发表当不远热

或曰，风热感冒用辛温之品，岂非以温药助热？黎炳南指出，《素问·六元正纪大论》虽有"用热远热"之戒，但亦有例外，这就是"发表不远热"。其原意指夏月用药，需避用热药，而发表之治，则无此忌。盖表证者，多为腠理闭塞、玄府不通，治宜以辛散结，开腠理，致津液，从而使玄府开达、汗泄邪去。然"寒则腠理闭"（《素问·举痛论》），鬼门者，非温而不易开也。故辛凉之品，发散之力远逊辛温。发表用热，实可大助发散之功。当然，具体运用，须视病情轻重而定。轻者，或纯用辛凉即可收功。较重者，则辛凉、辛温并用，佐用清热之品，则全方仍为辛凉之剂，辛温不过为发表之助而已，与解表清热之法并无相悖。

所用清热之品，应视其药性强弱适当配伍。如性缓之金银花、连翘、大青叶，可配荆芥、防风、苏叶。而大寒之石膏，则可与峻散之麻黄为伍，总以清热不碍发表为度。临证用麻杏石甘汤，常有加用金银花、连翘者，此时宜酌加苏叶、防风，温清调配得宜，斯可获解表清热并进之效。再如银翘散，吴氏原方用金银花、连翘各一两，芥穗仅取四钱，故无发汗之功。若倍用芥穗，加用防风之类，则又可作解表剂之用。略加化裁，而深意存焉。

三、升散通降，法贵因势逐邪

邪犯人体，有表里、上下之别。黎炳南极重邪之所居，因势利导，逐邪而出。

风邪袭人，虽无处不达，但多始于肌表及上部。在表者，宜发散之。在上者，宜升透扬越之，临证可加用升麻、柴胡、葛根等。升散结合，收效尤捷。其中升麻尚能清热解毒，尤其兼咽喉肿痛、目疮龈肿者，其用量宜大，小儿用6～8克，成人10～20克。柴胡退热效良，葛根兼能生津，皆可随症选用。

有外感发热难退者，应注意大便通畅与否。大肠居于下而与肺相表里，大便秘结，则肺卫之气机宣透亦受影响，且热郁大肠、热毒上冲，更致热势炽盛难除。对此，黎炳南常兼施釜底抽薪法，用后每令热势有减退之机。其喜用胖大海以滑肠通便、清热利咽，疗效确切而无峻下之虞。随症或加枳实降气通腑，或佐玄参、天花粉增水行舟。个别便秘顽固者，酌用大黄攻下之，但须中病即止。

四、症多夹杂，惊、痰、食滞兼理

小儿肝常有余，筋脉未盛，在外感骤发壮热之时，热邪扰动肝经，热灼筋脉，可致出现惊叫、惊惕、躁动甚至抽风惊厥之挟惊证候。热扰心神，多可在惊搐的同时兼见神志不清、昏不知人，此时自当以醒神定惊为治，可急刺或重按其人中、涌泉、合谷等穴，待苏醒后喂服紫雪丹等清热定惊开窍之成药，大多可获良效。但对既往有高热挟惊病史之小儿（尤为6岁以下），当以预防为主，在其每次外感发热之际，在方药中酌加蝉蜕、钩藤、僵蚕、白芍、象牙丝等平肝定惊之品；发热骤升（体温超过38.5℃）时，即予服紫雪丹及退热药，多可避免惊搐发生。若按以上方法不能防止惊搐发生或不能缓解其痉搐，则非单纯之外感挟惊，宜按急惊风或癫痫论治。

小儿肺脾不足，感受外邪后往往肺络失宣，乳食停滞，酿成痰浊，而常兼见咳嗽痰鸣之症。故在治外感中常须兼用化痰之品。偏寒者投陈皮、法半夏、紫菀，偏热者加桔梗、葶苈子、前胡，其中大便干结者，用牛蒡子、天花粉，必令痰浊内清，肺气宣畅，勿使风痰互结，酿成他变。临床中若不防微杜渐，常令普通感冒演变为急性支气管炎甚至支气管肺炎，不可不慎。

小儿脾常不足，感邪后常见运化失调，乳食内壅，以致兼见纳呆，腹胀，甚至呕吐、腹泻。故治外感时，必须嘱患儿家人调其饮食，在四诊时注意询其饮食二便，叩按其腹，察其舌苔及指纹，以定其有无兼夹食滞。然者，可配用鸡内金、麦芽、神曲消其食，以枳壳、陈皮等导其滞，大便溏臭者，以火炭母、独脚金清肠利湿消食。

须注意者，消导、化痰及祛风定惊之药，其性味多为苦温辛燥，若非确有挟惊、挟痰、挟食之证，不宜滥用。

五、益气扶正，气旺宜于达邪

前述多从祛邪而言，然每病之治，必从邪、正两方面看，方为全面。伤风一症，未必皆属小恙。小儿脏腑柔弱，易实易虚，其中素体虚弱，或被蛮攻伤正者，并非少见。若仍专于发散，则肺卫益虚，邪气流连不去；或玄府开而不闭，外邪乘间而来，每致病情迁延难愈。盖正气为祛邪之主，若气馁于内，则无力透邪外出，虽有药物为助，亦常无能为力。故治虚人感冒，应重益气扶正，或谓"外感不宜早补"，应是对正旺者而言。以临床所见，治虚人感冒，补散并用，或散中寓补，或补中寓散，治有法度，并无"关门留寇"之弊。当然，首要辨证准确，分证而治。

气血两虚者，应以补气养血合解表透邪法治之。如谢某，男，14岁，因发热3日未退来诊。察其症虽壮热（体温39.2℃），咽红而痛，面色苍白，平素多汗；

舌红苔黄，脉数而细弱。当日查血常规，白细胞仅2.6×10^9/升。此为气血两虚、无力抗邪之候。故在大队辛凉解表药中，加北芪15克、当归8克，佐升麻、柴胡以助升阳散火。药进2剂，发热大减。继以原方加减调治2日而愈。此例以散中寓补法获效。

表虚者，治以固表祛风法。如吕某，男，5岁。流涕喷嚏2日，恶寒以背部明显，时自汗出，口淡乏味；舌淡，脉浮缓。此为表虚感寒证。投玉屏风散合桂枝汤，2剂而愈。此例虚实并重，以补散兼施法调治。

阳虚者，治以温阳解表法。如陈某，女，7岁。鼻塞流涕3日，恶寒肢冷；面白舌淡，脉细弱。素有哮喘病史，动辄心悸气促。此为阳虚感寒证，重用补骨脂、白术各8克，当归6克，党参、熟地黄各15克以温补脾肾，佐用麻黄6克、防风8克以发表散寒。服药3剂而告愈，此例以补中寓攻法取效。

阴虚、血虚者，多以补气、温阳为主，兼补阴血，因单纯滋阴养血，恐阴血难以速生，邪气反留恋不去。而阳气足则阴血易生，且阳气动而不居，为抗邪之主，故气旺宜于达邪也。如冯某，男，1岁。患儿反复发热旬余，体温在38～39℃，几经中西药治疗，热仍未退，每于午后明显，精神疲乏，胃纳欠佳，面色少华，时有汗出，但汗出热不解，咽稍红，指纹浮；舌红苔白干，脉细数。诊为气阴不足型感冒。治以益气养阴、扶正透邪为法。拟方：党参12克、麦冬10克，五味子6克，白芍10克，升麻6克，葛根15克，青蒿8克，天花粉10克，独脚金6克，参须5克（另炖）。药进3剂，热退病愈。对于阴虚感冒患者，用药时不宜选用滋腻养阴药物，恐其滋腻而滞邪。

六、医案举例

前文所述，多以感冒为例，而多种外感表证，不论小儿、成人，均可举一反三，依法而治。兹略举2例，以窥一斑。

【案一】梁某，男，4岁。

患儿因高热1日，抽搐2次，于1991年7月24日入院。入院诊断为风热乳蛾。经用清热为主的中药及静脉滴注先锋霉素5日（曾加滴双黄连注射液1日），近3日均加入地塞米松静脉滴注，仍未能退热。

7月29日邀黎炳南会诊时，患儿已持续高热近1周（体温39.5℃左右），诉恶寒、咽痛、轻咳、纳呆、口干、二便尚调。察其精神疲乏，面色无华，咽红，喉核红肿；舌红苔白，脉细数。多项实验室检查无异常。诊断为乳蛾（外感风热，气阴耗伤），治以疏风解表、清热利咽、益气养阴为法。拟方：

苏叶10克	防风10克	青蒿10克	柴胡10克
升麻10克	射干10克	炙甘草10克	葛根20克
党参20克	大青叶15克	人参叶5克	白芍12克

3剂。嘱即停用抗生素及激素，改静脉滴注双黄连注射液（含金银花、黄芩、连翘）。

患儿服药1剂，次日发热大减（体温38℃）。越1日，发热全退，恶寒咽痛消失。调理数日，痊愈出院。

按：患儿持续高热1周，喉核红肿，舌红脉数，为热盛之象。然恶寒不减，为表证未罢之征。乃重用疏风解表之品，以苏叶、防风、青蒿、柴胡、升麻、葛根辛温辛凉并用，配合清热利咽之射干、大青叶及双黄连注射液，使风邪外解而里热内清。患儿面色无华、神疲、口干、脉细，可见邪热久羁，气阴耗伤已见端倪。故重用党参、人参叶、白芍、炙甘草以益气和阴，其中人参叶为五加科植物人参的叶，味苦、甘而性寒，有生津祛暑且降虚火之功。本品含人参皂苷之量颇大，对热盛伤津、气阴不足者，有清热之效，而无苦寒伤阴之弊。此外升麻、柴胡尚可升阳散火，令患儿在气阴恢复之同时，阳气升发，配合透发风邪及清解里热的药物逐邪外出，故能正复邪退而获速效。

【案二】肖某，男，32岁。

患者因头痛发热4日，加剧2日，于1991年6月23日入院。病前2日曾冒风淋雨，次日发热头痛，2日后痛如锥刺，经急诊留观1日，口服止痛药无效，肌注罗通定仅短时减轻。患者抱头呻吟、痛苦万状，乃收入住院治疗。当时儿科病房亦收治少量内科病人。

入院症见恶寒发热（体温38.6℃），头重，痛如锥刺刀剜，阵发加剧，以前额、眉棱为甚。纳呆，二便尚可。无呕吐。素无头痛及头部外伤史。察其形体壮实，表情痛苦，咽红；舌红苔黄，脉浮略数。神经系统检查及脑电图无异常。诊断为外感头痛（外感风寒，郁而化热）。治以祛风胜湿、散寒清热。拟方：

白芷20克	羌活12克	独活12克	防风15克
金银花15克	连翘15克	桔梗15克	川芎10克
甘草10克	滑石30克	大青叶30克	毛冬青50克

急煎予服。

药进1剂，发热退、头痛减。再剂，头痛大减。守方再服2日而痛止。随访半年，未见复发。

按：患者头痛起于盛夏，又兼发热、咽红、舌红苔黄，极似风热头痛之证。黎世明收治此病人后，思其病起于冒风淋雨，且发病4日，仍恶寒脉浮，此表寒未解之征。头痛如刺，为寒凝经脉所致。头重，是湿蒙清窍之过。风性主动，故头痛阵作。痛在前额、眉棱，是风寒、湿邪踞于阳明经脉也。至于发热、咽红、舌红苔黄，乃邪郁化热所致。

整体而言，是表里同病，寒热并见，而以风寒束表为本。是以按黎炳南之法，发表重用祛风，暑月不避辛温，于方中重用祛风散寒胜湿之药达5味之多，其中以领药直抵阳明之白芷为主，配合清热利咽渗湿之品，寒热并进，表里同解，切中肯綮，病乃速愈。

第六节 收涩法临证运用别议

《素问·至真要大论》曰"散者收之"，指出收涩法是治疗不固不收证候的主要方法。大多数情况下，气、血、精、液的耗散、滑脱，乃正气虚弱，失其收敛约束能力所致，治疗当补虚以治本、固涩以治标。部分患者正虚为主，耗散、滑脱之症不重者，亦可仅用扶正而独治其本。此均基于散者必虚的认识，一般以"虚者可固，实者不可固；久者可固，暴者不可固"为其大法。但据临床所见，并不尽然。"散"者，为气不收摄所致。究其因，除气虚不摄外，外邪侵扰，特别是寒邪所袭，亦可令气不收摄而出现耗散、滑脱之证。《素问·举病论》云"寒则气收"，缘何谓"散"？实则该文已有续论："寒则腠理闭，气不行，故气收矣。"此为气机收潜、凝闭不行之意，而决非气为寒犯反能增强固摄功能之谓。寒者，为肃杀之气，骤然而至，阳气受抑，不能行其收摄之职，故亦可致耗散滑脱之证。施治之法，宜在祛邪散寒基础上辅以收涩法，往往收效更捷。一般认为，实证不可固，免致闭门留寇之弊。此亦未可一概而论。固者，是固其正气；寒实之邪，自当重用温散之品以祛除之，收散并用，令本固而邪去，当无留寇之虞。若仅偏执于祛邪，恐邪去而正亦伤，反可演变为气虚不摄之证。感寒而致气不固摄，与气虚不摄者易于混淆，须慎辨之。前者素体尚盛，起病不久，多兼恶寒、流涕清稀、咳嗽痰白、便溏臭轻等感寒之证，脉象尚有力。而后者起病较久，或反复发作，且素有面白、多汗、纳呆、食后作泻，或尿频、遗尿等脾肾虚弱之证，脉细而无力。前者治以祛邪散寒为主，辅用收涩之法；后者以补气为本，固涩为标。是以虚者可固，实者亦非不可固；久者可固，暴者亦非不可固，要在明辨虚实，分清主次，标本兼治，其效更捷。

小儿藩篱不密，阳气未充，寒邪所犯，更易致阳气受抑、收摄失职之证，故收涩法的适应证尤多。兹略举数例如下。

一、胃寒泄泻

小儿泄泻初期，一般不主张用固涩药物，因泄多挟湿，或兼食滞，或兼肠热，早用固涩，恐有闭门留寇之虞。但部分患者因饮食寒凉生冷而致病者，可属例外。尤为暑热之时，小儿喜好雪糕冰水、冰冻西瓜之类，大量进食后，稚弱之脾胃不堪其寒，阳气受抑，脾不能升，胃失其降，导致清浊合污而下，出现腹痛腹泻，便下清稀，或伴呕吐等症。其大便稀而臭轻，或先见溏臭、愈泻愈稀而臭味渐轻，此为其与湿热泻鉴别之要。其腹不胀，痛不拒按，大便无酸臭腐败之味，舌苔不厚，此与伤食泻有别。其平素纳食二便正常，舌质不淡，脉象有力，与虚人泄泻迥然有别。因此，四诊详察，结合其进食生冷之病史，其诊断不难。对此胃寒泄泻者，必温其脾胃，此为治本之法。因胃肠受寒，阳气不能收摄津液，可使液渗肠中而加剧泄泻。故佐用收敛固涩，更能收其止泻之功。此乃虽无脾虚亦可用固涩法的依据。

【案一】周某某，男，4岁。

1995年8月2日因腹泻2日来诊。时值大暑，患儿进食大量冰冻西瓜，当晚起腹痛阵作，大便糊状，略臭秽。次日大便转为稀水样，时见捧腹而啼。家人予服黄连素未见缓解，即到急诊治疗，诊断为"急性肠炎"，以先锋霉素静脉补液，罔效。

来诊时患儿仍排稀水样大便，日解6～7次，臭味不甚，尿少，口干而喜热饮，腹痛时作，表情痛苦，舌淡红、苔薄白，脉弦细。结合其进食冰冻食物史，知为寒邪直中胃肠，升降失常，气寒不能固涩津液所致，乃治以温中固涩为主。

其口干、尿少，为津伤所致，故佐用生津之品。拟方：

乌药6克　　　木香（后下）6克　　　干姜3克　　　乌梅3克

山楂炭4克　　苍术8克　　　　　香附8克　　　麦冬12克

茯苓12克　　甘草5克

2剂，复煎，温分3服。方中乌药、木香、干姜、苍术、香附温中散寒，兼能缓急止痛，乌梅、山楂炭固肠止泻，乌梅尚能合麦冬、甘草酸甘化阴。2日后复诊，腹痛止，大便略成形，日解2次，精神活泼，胃纳大增。乃以平胃散合生脉散加减以善其后。

二、滞颐

本证多见于婴儿，以口中经常流涎、浸渍两颐为主症。患儿口腔内无腐破，此可与口疮、口疳鉴别。涎为脾液，本证多脾虚气弱所致，亦有部分因饮食生冷，脾胃受寒而不能收制其津液而发病。前者可见面色苍黄、纳呆便溏、舌淡脉弱等脾虚见证。后者起病不久，有饮食寒凉史而无脾虚见证，以此为辨。前者治以健脾养胃固涩为法。而脾胃受寒致病而无气虚见证者，治当以温其脾胃，收摄涎液为主。

【案二】蔡某某，男，1岁。1995年12月6日来诊。

患儿口角流涎6日。病前因大便干结，家人不时予服凉茶，乃至现今口流清涎不断。观其神色形态未见异常，胃纳尚可，二便自调，且发病不久，当非脾虚之证，而为脾胃受寒，阳气不升，津液失于收摄所致。拟方：

乌药5克　　香附5克　　五味子3克　　陈皮3克

枳壳6克　　益智仁8克　　龙骨15克　　甘草4克

先取2剂，嘱以上药煎取半碗，分多次温服，且停喂凉茶。方中乌药、香附、陈皮、枳壳温运脾胃，佐用益智仁、五味子、龙骨收摄涎液，调以甘草。药进2剂后，流涎明显减少。守上方去香附，加白芍8克，再进2剂，涎止。随访1年未见复发。

三、鼻流清涕

伤风流涕，本属小恙。但部分患者涕清如水、频流不止，往往仅用解表通窍法未能奏效，若误用清热，则其症益甚。清涕长流不止，必属寒证。若兼见面色少华，气短声怯，自汗盗汗，常易感冒，舌淡脉细者，多属肺虚感寒症。治当补肺固涩为主。但亦有平素体质尚健，因骤感风寒而起病者，虽无虚象，亦可用固涩法。盖涕为肺液，风冷之邪侵袭肺卫，随气上乘袭于鼻间，可致阳气受抑、津液不收而源源溢出鼻外。津液涕唾，得热则干燥，得冷则流溢，故治当散其风寒，助以收涩，每能速愈其疾。

【案三】梁某某，女，8岁。1994年10月11日来诊。

患儿感寒后流涕1周，曾服银翘解毒片2日，其涕愈加清稀，频频溢出。日用手帕10余条。现除略恶风寒外，余无所苦。察其面色如常人；舌淡红、苔白，脉浮紧有力。知其为风寒所乘，复为寒药所伤，阴寒盘踞，肺气抑而不振，津液失其所制，乃溢而为涕。治用散寒通窍固涩法。拟方：

| 麻黄6克 | 五味子6克 | 桂枝8克 | 苍耳子8克 |
| 白芷8克 | 辛夷10克 | 白芍10克 | 甘草5克 |

2剂。方中麻黄、桂枝、白芷温散风寒，苍耳子、辛夷宣通肺窍，佐用五味子、白芍收涩敛阴。嘱以水2碗，煎取大半碗，温分2服。药进1剂，涕减大半。再剂，流涕基本消失，仅在遇风时偶喷嚏、流涕少许。乃守上方去麻黄、桂枝，加防风5克，以巩固疗效。再进2剂后，涕止，无复发。

第七节　运用外治法治疗儿科疾病经验

　　药物外治法是祖国医学的重要组成部分，它是根据中医基本理论，通过各种方式，经体表将药力（包括药物的性味、功效）作用于人体发病部位，以治疗疾病的一类方法。包括有针灸，药物熏洗法，中药贴敷法、涂敷法、敷脐法、灌肠法、熨腹法等治法。

一、源流久远，内容丰富

　　中药外治法有着悠久的历史。早于汤药出现前，人们就善于运用外治法治疗各种疾病。在我国现存的最早医籍《五十二病方》中，就有运用"谷酒""沃""婗"法治疗疮面。《黄帝内经》中载有多种外治法，如在《素问·阴阳应象大论》就载有"其有邪者，渍形以为汗"即用洗浴法发汗以祛外邪的方法。此外，还载有治疗中风口眼㖞斜"治之以马膏，膏其急者，以白酒和桂，以涂其缓者，以桑钩钩之，即以生桑炭，置之坎中，高下以坐等，以膏熨急颊……"以及用药物热敷法治疗寒痹的记载。

　　东汉张仲景在《伤寒杂病论》《金匮要略方论》中记载的外治法更加丰富，有搐鼻取嚏法抢救卒死者、鼻中塞药法治疗寒湿在表的头痛、塞阴法治疗妇科病及导法（即直肠给药）、熏洗法等。此后的医籍均有记载不同的中药外治法。在宋代钱乙所著《小儿药证直诀》中亦有运用涂囟法、浴体法治疗小儿疾病的记录，如在该书"诸方"中有写："麝香一字，薄荷叶半字，蝎尾去毒为末半钱，蜈蚣末、牛黄末、青黛末各一字。上同研，用熟枣肉剂为膏，新绵上涂匀，贴囟上，四方可出一指许，火上炙手频熨，百日内外小儿可用此。"

清代外治宗师吴尚先将自己的实践经验总结在《理瀹骈文》中，成为中医外治法专著。书中收载了有关治疗内科、外科、妇科、儿科疾病的多种外治方法。

但深感惋惜的是，这些简便、价廉、疗效好的治法，并不像汤药一样运用广泛，有些甚至有失传之虞。

二、古为今用，去粗存精

黎炳南自小随父亲出诊，并饱读医书，融古贯今，经验丰富，对中医外治法亦颇有心得，常用于以下病证。

1. 感冒

黎炳南常单独或配合熏洗法治疗感冒发热。他认为：人体内外本是一有机整体，通过熏洗法可将药物的性味从皮肤腠理渗入经络脏腑，从而达到治疗疾病的目的，并曾用此法治疗自己的孙女。当日孙女外出郊游不慎淋雨，感受风寒湿邪，发热体温达39.2℃，恶寒、无汗、头疼、身重，舌淡苔白。黎炳南认为麻黄辛散性温，善开腠理，能发汗散风寒；桂枝辛甘温，可解肌散寒、调和营卫。两药合用，可发表散寒，解除身体疼痛。故即予两药各60克煎水，于避风处洗浴全身15分钟后，让其盖薄被睡下，约半小时，全身微微汗出，热退，恶寒头痛顿减。继以解表之剂予服，热无复发，脉静身凉，病愈。

对于外感风热出现发热、微恶寒、微汗或无汗，舌红苔薄白或薄黄者，用香薷、青蒿各30～60克煎水擦洗全身，亦效。

若是前囟未闭的婴幼儿，感受风寒，出现鼻塞、睡眠困难者，黎炳南常以祛风通窍中药：生天南星、荆芥穗、细辛、川芎各10克研末，取一撮以生葱汁调成膏状，温热贴敷于患儿前囟上，鼻塞常能缓解。

2. 头痛

门诊曾有一12岁女患者，因"头痛1周"来诊，曾在外院神经科检查，做颅脑CT（计算机层析成像）、脑血流图、脑电图等均无异常，诊断为"血管神经性头痛"，予止痛药服后，症状仍反复发作。询其1周前曾有感冒、发热史，来诊时诉两颞部、前额隐隐作痛，精神疲倦，受风则加重，无发热、呕吐、流涕、鼻塞、耳疼、视物不清等症状。查体：体温36.5℃，血压14/9千帕，咽稍红，心肺无异常；舌红、苔薄白、脉弦。黎炳南认为"高巅之上，唯风可到"，患者是由于感受风邪，上犯清阳所致。故治以祛风通络止痛为主，拟用外治法。方用细辛10克，白芷、羌活、川芎各20克。4剂，每日1剂煎水，待有蒸汽出时，趁热熏蒸头部（注意保护眼睛）。再取汁擦洗头部。每日重复2次，洗后避风静养。1剂患儿疼痛缓解，4剂后痊愈。

此方还可治疗偏头痛、神经衰弱性头痛等多种头痛，辨证为感受风邪、风寒或风湿者。

治疗巅顶头痛，黎炳南常以吴茱萸研末，醋调，外敷涌泉穴，配合辨证用药，效果尤佳。

3. 哮喘

黎炳南认为哮喘病有伏痰宿根，感受外邪为发病之诱因，故常配合祛风散寒化痰的生胆南星、白芥子、细辛等份研末，姜汁调成糊状，外敷肺俞穴，或以止喘灵注射液（含麻黄、杏仁等中药制剂，为全国中医医院急诊科必备的中成药之一）0.5～1毫升分别注射两肺俞穴或两定喘穴，有迅速缓解哮喘的功效。

4. 水痘

水痘是因内有湿浊、外感风热时邪，蕴于肺脾，外发肌肤所致，故黎炳南认为采取内服、外治相结合，可加快邪毒的排泄。可内服疏风清热利湿中药，外用野菊花、大青叶、车前草各20～30克，防风12～15克。煎水适量，趁热轻轻擦洗全身（以胸腹、腰背为主），注意勿擦破水痘。已溃处不宜沾水，可以青黛调凉开水外搽之。经此外洗，痘疹常能加速透发，形出则毒亦解。

5. 麻疹

麻疹有"发热3日、出疹3日、靥3日"的三个阶段，"凡麻疹出，贵透彻"。若护理不当，复感外邪，过用寒凉或体虚不能托邪外出，可致麻疹迟迟不出或疹出未齐，又随即隐没，甚易导致邪毒内陷之变。黎炳南常以芫荽30～60克、麻黄15克、柽柳30克，煎水，放温热后，兑白酒50克，避风，反复擦洗全身，可促使麻疹透发，避免变证的发生。

曾治疗患儿何某某，1岁4个月。发热3日后，自头面开始发出红疹，继及背胸，发热持续升高，体温达40℃，家人惧其惊搐，以酒精擦浴全身以求退热，热未退，而旋见红疹转淡，亦无新疹发出，患儿咳嗽反剧，气息微喘，即来求治。此为酒精擦浴后，肌腠为外寒所束，邪毒无由外透，反内攻于肺。黎炳南即以前法嘱予外洗，继服散风寒、宣肺气、清热毒之中药。2日后复诊，诉其外洗后红疹复出，迅速布发全身，气息渐平，咳亦减少，唯口干多饮，舌红而干。检查其发热减轻（体温38.5℃），手心、足心可见红疹，红润松浮。知为邪热渐去，气阴受伤之象，乃予清热生津法以善其后。

6. 蛲虫病

患蛲虫病者常在夜间出现肛周奇痒，烦躁难以入眠。黎炳南取百部、苦楝根皮杀虫止痒之功，常以两药各20克，浓煎取汁30毫升，加米粉适量调成糊状，睡前敷于患儿肛周，连用3晚。成熟之蛲虫排卵时，必于小儿睡后肛门松弛之际爬出肛外，触药则毙。故此法治疗蛲虫病有良好疗效。

7. 痹证

痹证，如《素问·痹论》所言："风寒湿三气杂至，合而为痹也。其风气胜者为行痹，寒气胜者为痛痹，湿气胜者为著痹也。"故黎炳南治此证除用内服法辨证论治外，常配合外治法，用祛风、散寒、除湿之苍术、川乌、草乌、桂枝、怀牛膝各15~20克，细辛8克。煎水，趁热熏洗痹痛关节，继用药渣以布包外敷患处，治疗风、寒、湿邪引起的痹症颇有捷效。

8. 腹痛

对过食生冷、感受寒湿之邪引起的脐周疼痛，或伴腹泻、呕吐者，黎炳南常以食盐约50克置热锅中大火炒热，放温，以不灼伤皮肤为度，填于脐眼，或布包熨腹，腹痛可很快缓解。

腑气不通，亦常为小儿腹痛之因。黎炳南曾接治一林姓7岁男孩，因腹痛半小时来诊，当时患儿表情痛苦，面色青灰，全身出冷汗，双腿蜷曲，不能行走，下腹疼痛拒按。当地医生诊断为腹痛（①肠梗阻？②腹膜炎？）。黎炳南接诊后，见患儿虽面色青灰，但声高气粗，形体肥壮。家长着急问：平时他身体健康，饮食也注意卫生，怎会突然得此病呢？黎炳南问其饮食习惯及大便情况。家长诉患儿平时喜欢吃肉，但不喜蔬菜。大便较干，每日均解1次，近两日暂未解。黎炳南一边轻声抚慰患儿，一边检查其腹部，发现患儿除左、中下腹紧张拒按，其他部位则较柔软。乃告诉家长：此儿无大碍，乃因大便燥结，壅塞于大肠，气滞不通所致。即以丹参注射液2毫升分注双侧足三里穴，并取一开塞露注入患儿肛门。旋即患儿大便，腹痛消失，面色转红润，行走自如。家长千恩万谢离去。经随访，患儿腹痛无复发。

9. 口疮

治疗口疮，黎炳南常以细辛、吴茱萸各10克，研细，以醋调成糊状，贴敷于双涌泉穴，每晚1贴，约贴12小时取下。对虚火口疮效果好。黎炳南解释说，此乃取"上病下治""引火下行"之意。若心脾积热所致者，可以金银花、野菊花各15克，浓煎漱口，继以喉风散喷患处。

10. 天疱疮

本病常发于夏秋之间，由暑湿之邪侵入肺经，郁于皮肤，发为脓疱，其边界清楚，皮薄光泽，脓液混浊，根盘红晕。溃破流脓水，浸淫所及，又出新疱，此起彼伏，治疗颇为棘手。如黎某某，男，6岁，暑夏间出疱疮，屡服抗生素及清热解毒中药，半月未愈。黎炳南曰：患儿别无他症，湿毒浸淫皮肤，外洗可愈。仅嘱外购新鲜杠板归150克，煎水坐浴，擦洗全身，每次15分钟，每日2次。并戒食煎炒油炸之物。1日后，全身皮肤未见新出疱疮。2日后，脓疱干瘪。3日后，所有脓疱干燥吸收。乃停药观察，随访1年无复发。

杠板归为蓼科植物杠板归的全草。其叶三角形，状似唇舌及犁头，故南方俗称老虎腴或犁头刺，又称贯叶蓼。其性味酸凉，有小毒，善清热解毒、利水。现代药理研究发现，对金黄色葡萄球菌及痢疾、大肠杆菌、伤寒杆菌、绿脓杆菌均有抑制作用。除治天疱疮有特效外，对湿疹、带状疱疹、痈疖肿毒、毒蛇咬伤等，外洗外敷均有良效。

11. 夏季热

夏季热为暑夏间部分小儿之顽疾，发热可长达3～5个月之久。对于顽固性高热不退者，佐用外洗法常有一定疗效。1981年夏，黎炳南暂调广州中医学院深圳医疗中心工作。时有一麦姓小儿，男，1岁6个月，持续高热1月余，来诊时体温仍高达39℃，曾屡用红霉素及氢化可的松静脉滴注亦无效。察其身体瘦削，头身灼热无汗，而四肢冰凉，下肢尤甚，小溲清长，大便清稀，此前住院经多次检查无明显异常，乃诊为小儿夏季热兼疳泻，为暑热上盛，下元亏虚之症。在治以扶正祛暑的同时，加用外洗法。外洗方：香薷、麻黄、桂枝、荆芥、苏叶各30克，煎汤趁热熏洗。洗后患儿肤色转红，四肢温暖，微微汗出。连续治疗3日后，患儿发热减轻，外洗方改用：香薷、麻黄、桂枝、荆芥、苏叶各20克，用法同前。再经数日，患儿病情乃得逐渐缓解。黎炳南认为患儿壮热无汗、下肢冰凉，乃元气内馁之象。故在扶正补虚的同时，凭借辛温散寒通络之药外洗，促其络脉通而汗出热退，可补药物之不逮。

12. 蛇头疮

蛇头疮即甲沟炎，是由于剪指甲等原因损伤指甲周围肌肤，邪毒乘虚侵入，出现指甲周围红肿、化脓、疼痛异常，甚至影响睡眠。现在常采取切开排脓、拔指甲、使用抗生素等方法治疗。但黎炳南运用草药外敷也治愈了不少手指或脚趾长蛇头疮的患儿。例：黎炳南故交之女黄某某，9岁，一日忽然觉左手食指指甲周围瘙痒、疼痛，症状逐渐加重，曾外用解毒药膏无好转，遂在某医院治疗。医生建议拔指甲，该女孩害怕手术，转而求治于黎炳南。当时发病已3日，患儿患指周围已红肿成片，皮薄光亮，扪之灼手，状如眼镜蛇头，疼痛异常，垂手时尤甚，眠则辗转反侧，难以入睡。黎炳南即亲自在校园花坛、草地采摘新鲜的马蹄金，洗净，捣碎，敷在患儿患指头周围，嘱家长待草药干后，换上新药。患儿敷上药即自觉冰凉舒适。1日后，疼痛减轻，可以安睡，患处皮肤渐变白。3日后发现脓液从指甲边缘渗出，皮肤出现皱褶，已不疼痛。5日后，脓液排尽，恢复原状。停敷药，嘱患儿注意患指卫生，做家事、接触污物时宜戴手套，此后未再复发。

马蹄金是匍匐状多年生草本植物。叶具长柄，圆或肾形，花单生、腋生，呈黄白色，故又名黄疸草、黄食草、小金钱草，喜生于山坡上。在广东等地随处可见。其性味苦、辛凉。具有清热利湿、活血解毒、利水消肿的功效。常用于治疗黄疸、淋证、痢疾、水肿、疔疮肿毒、跌打损伤等病。

第八节 小儿杂病证治

一、腹胀

尝治一4岁男孩，因腹胀、消瘦10多日由农村来广州求治。患儿2周前发热，腹痛腹泻，便下脓血，在当地医院诊断为"急性细菌性痢疾"，经用抗生素3日后热退、泻止，但腹部渐见膨胀，继用抗生素未效，形体日见消瘦，乃转本院留医治疗。当时见患儿腹部胀满，但无明显腹痛，叩之如鼓，按之不痛，伴纳呆、食后作呕、大便稍溏，察其面色苍黄，精神萎靡，形体瘦削；舌淡红，苔白腻。乃拟诊腹胀（脾虚气滞），予健脾行气消胀之方剂调治。5日后症状稍减而未见显效，查其血常规、大便常规、大便细菌培养均无异常。在病例讨论中，有医者认为中医无"腹胀"病名，据其明显消瘦的临床特点，应诊断为疳证。实则早在宋代钱乙的《小儿药证直诀·脉证治法》中，已列有腹胀此证候，而近代文献多将其作为见于诸证的一个症状，而不作为一个独立病证看待。现拟将小儿腹部胀满为主症的病证，作为"腹胀"论治，而出现于其他病证某一阶段的腹胀，则按原发病论治，似较恰当。

大而言之，腹胀之为病，无非虚、实二类。《小儿药证直诀·脉证治法·虚实腹胀》曰："虚实腹胀，腹胀由脾胃虚，气攻作也。实者闷乱喘满，可下之，用紫霜丸、白饼子。不喘者虚也，不可下。若误下，则脾气虚。"指出实证腹胀，以"闷乱喘满"为辨证要点，此因腹中气机壅滞，母病及子，压迫肺气上逆而致，故治用下法可愈。但据临床所见，有些患儿大便尚调，用降气消滞法即可奏效，未必动辄采用下法。如治某儿，6岁，因端午节进食2个粽子，次日腹胀如鼓，纳呆，矢气臭秽，大便溏臭，舌红，苔厚微黄，乃用降气、清热、消滞法治之。方用厚朴、枳实、连翘各10克，藿香、神曲各12克，谷芽、火炭母、茯苓各15克，甘草5克，服2剂而愈。若大便秘结，则不得不用下法。若舌干苔白者，用火麻仁、胖大海润下即可；舌红苔黄者，可暂用大黄、玄明粉下之，中病即止。钱氏所用紫霜丸、白饼子均含巴豆，似不宜轻易使用。

虚证腹胀，应无"闷乱喘满"见症，而多兼见面黄神疲、纳呆、大便不化、舌淡、脉弱等脾虚症状。脾虚不能健运，气机壅塞，故腹为之发胀。治以健脾益气为主，但须补而不滞，可选用太子参、党参、白术等平补药物，配以枳壳、厚朴、神曲等行气、除满、消食之品。用药勿过寒过热，因"小儿易为虚实，脾虚不受寒温，服寒则生冷，服温则生热，当识此勿误也"（《小儿药证直诀·脉证治法》）。

虚证腹胀，若伴形体消瘦较快者，应与疳证鉴别。本文开头所述患儿，在10多日内迅速消瘦，易被误为疳证。疳证以形体明显消瘦、出现脾胃功能失调症状及精神动作异常为主要临床特征，这些症状的出现往往是缓慢的、渐进的。虽然《活幼口议·议胀》有"疳气胀、疳极胀、疳积胀"之称，但急性出现的消瘦、腹胀还是不轻下"疳证"诊断为好。上述患儿症状表现比较符合"腹胀"的诊断，但治疗效果欠佳，最后借助B超检查，发现其肝内有3个大小不等的肝脓肿，估计在前期肠道感染中，细菌循血流侵犯肝脏而致。患儿乃转为中西医结合治疗。由此观之，腹胀患儿因脏腑功能障碍而致者，以中医辨证论治效果甚佳。若不应，则应警惕占位性病变、器质性病变的存在。

临床上亦有腹胀而虚实并见者。如患儿王某某，女，2岁8个月。2011年11月因发热数日不退而在云南昆明市某大医院留医，经用大量抗生素治疗后热退，但随即出现精神倦怠，多汗，纳呆，腹痛，大便不畅。经多种检查、治疗无效，且愈加严重，以致数天不能进食、饮水，全靠输液维持。无奈之下，患儿母亲经广州亲戚介绍，即携患儿坐飞机到广州找黎世明诊治。来诊时患儿已有6日不能进食，口干而不欲饮，饮则作呕，腹胀，时觉腹痛，大便数天未解。察其形体消瘦，面色苍黄，精神萎靡，体软无力，腹部隆起，扣之如鼓；舌淡、苔白厚，脉细无力。思其形瘦神疲、面黄舌淡、脉细无力，显为脾胃虚损之象，而腹胀拒食、舌苔白厚，则为湿郁气滞、痞结于腹之征。乃治以消补并用法。方用五指毛桃根15克，白术6克，茯苓10克，藿香10克，陈皮4克，谷芽12克，鸡内金8克，厚朴10克，枳实7克，甘草4克。3剂，复煎，分3～5次缓缓进服。次日，患儿矢气频，大便通，始有食欲，主动要求吃粥。服药2剂后，要求食肉。其母即电告昆明家人为其办理出院手续。服3剂后复诊，患儿自己跑入诊室，察其面有血色，精神活泼，腹胀减，大便调，苔白略厚。乃按前方去枳实、藿香，加太子参10克，山药12克以巩固疗效。4日后复查已康复如常。随访1年无复发。本病例虚甚而实亦重，不堪攻伐，而补则益滞，必以攻补兼施法，补消并用，方能邪去而正复。

二、滞颐（流口水）

婴幼小儿常有口角流涎不止者，家人多不经意，故至来诊者，多已迁延时日。殊不知俗称"流口水"者，亦为一病证。小儿口中经常流涎，浸渍两颐，祖国医学称为"滞颐"。最早的有关记载，见《灵枢·口问》："胃缓则廉泉开，故涎下。补足少阴。"而滞颐病名，最早见于《诸病源候论·小儿杂病诸候·滞颐候》："滞颐之病，是小儿多涎唾流出，渍于颐下，此由脾冷液多故也。脾之液为涎，脾气冷，不能收制其津液，故令涎流出，滞渍于颐也。"以上所论，指出本证多由脾气虚寒，不能收摄津液所致。后世医家指出脾经实热，亦可使廉泉不能约制而出现流涎。寒热殊途，辨证之要，首辨其涎，若涎液清澈，量多而无臭，证属脾冷，多伴见面色不华，啼声低弱，小便清长，大便溏薄，舌质淡，指纹淡。若涎液黏稠、略带臭味，证属胃热，多伴面色红赤，啼声响亮，口干多饮，小便短赤，大便臭秽，舌红苔黄，指纹色紫。

脾冷者，临床最为常见，多因脾气虚寒而致，治以健脾补气为主，佐以收涩涎液，标本兼治，其效益彰。如治赵某，男，2岁，因口角流涎1个半月来诊。患儿1个半月前因感冒发热，服用抗生素数日。热退后时见唾液自口角流出，经服中西药未效，迁延至今。现涎液清而量多，时自口角流出，浸渍口边、下颌，湿染衣襟，伴不欲饮食、烦躁不安、多汗、大便稀溏而臭轻。察其形体略胖，面色苍白；指纹淡红，舌质淡、苔薄白，脉细。此为脾虚气寒所致之滞颐证。小儿脾常不足，复为外邪及药物所伤，气阳受损，不能摄纳涎液，乃见此证。治以健脾益气、升阳摄纳为法。拟方：黄芪10克、党参12克、白术5克、茯苓8克、升麻5克、五味子6克、龙骨15克、益智仁6克、砂仁3克、鸡内金8克、麦芽15克、炙甘草6克。3剂，复煎。嘱忌食寒凉生冷之物。3日后复诊，诉服上药后流涎减少，胃纳好转，出汗不多，精神较前活泼，大便成形，小便正常。此乃脾阳渐复，摄纳有权，故服药后流涎渐减，脾虚的其他见症亦减轻。治守前法，守上方再进4剂。服药后基本无流涎，精神胃纳均佳，二便自调，乃以异功散和生脉散加减再进4剂，以巩固疗效。

脾冷者虽多属虚证，但亦有部分患儿因饮食生冷，或误用苦寒之剂，致脾胃受寒，不能收制津液而发病者，其病程多不长，涎液稀而无脾虚见症，治以温脾摄涎为主，不必急用补剂。

胃热致病者，以清泄胃热为治。药选性味平和者为佳，大苦大寒如《医宗金鉴》清胃汤（石膏、黄芩、黄连、生地、牡丹皮、升麻）之类，小儿难于服用，久服则易伤胃气，宜慎用之。如治区某某，女，1岁半，因口常流涎1周来诊。其涎液略稠，浸湿其胸前围巾而发臭，口气臭秽，大便干硬，2～3日一解。察其面色略红，舌红、苔黄干，指纹紫滞。知为腑气不通、胃热上壅、致廉泉失约而发病。乃治以清胃通腑法。拟方：连翘、火炭母各8克，独脚金、栀子、车前子各6克，知母、天花粉各10克，胖大海7克，生地黄、冬瓜仁各15克，甘草4克。

3剂，复煎。嘱饮食宜清淡，勿进食煎炸、甜腻之物。服药后流涎减，大便前硬后软，每日一解，舌苔转淡黄。守方再进3剂而愈。

治疗本证时须注意，若婴幼儿出牙期间流涎略多而无寒、热兼症，可勿药自愈。若兼见口疮、鹅口疮、牙龈红肿等症，可先治此类口腔疾病，则流涎亦可随之而愈。

三、唇风

仲夏某日，一个12岁的女孩因口唇周围干燥脱屑，局部皮肤皲裂3个月来诊。患儿3个月前无任何诱因而出现口唇周围潮红、略肿、瘙痒，甚至疼痛，曾自搽红霉素软膏无效，继到当地医院治疗，反复口服抗生素1月余，未见寸效。外搽皮炎平霜，瘙痒可暂减，停用则复发如故，乃转求中医诊治。来诊时口唇周围干燥、暗红，略有脱屑、皲裂，时觉瘙痒，甚至疼痛，以上唇周围为甚，口干喜饮，大便干结。察其形体偏瘦，皮肤干涩，面略潮红；舌嫩红乏津、少苔，脉细略数。

此类病证较少见，辨证当首定其病之所属。《素问·五脏生成篇》曰"脾之合肉也，其荣唇也"，且脾开窍于口，故唇口之病证，多从脾胃论治。今患儿唇干作痒，脱屑皲裂，乃脾阴不足，化燥生风之征。阴虚则体瘦、肤燥、口干、便结，舌嫩红、少苔，脉细。虚风内动，则口唇作痒。审证求因，据因论治，治以滋养脾阴、润燥息风为主。拟方：生地黄、白芍各15克，玄参、麦冬、菊花各10克，太子参12克，五味子、枳壳各8克，蝉蜕5克，生牡蛎（先煎）30克，炙甘草6克。3剂，复煎。嘱饮食宜清淡，忌食辛辣燥热之物。

3日后二诊，口唇干裂，瘙痒减轻，已无疼痛，渴饮不甚，大便条状，舌嫩红略润。方药对证，病情已有转机，治宜谨守前法。按前方去麦冬，加石斛8克，继进4剂。

再过4日后三诊，诸症明显减轻，唇周皮肤由暗红转为淡红色，稍干燥，已无脱屑、皲裂，亦无痒感，胃纳、二便均佳；舌淡红，苔薄白。脾阴渐复，风、燥自除。仍守上方再进4剂，诸症悉愈，随访2个月无复发。

患儿来诊时起病已久，其治疗始终坚持以滋养脾阴为主，方用增液汤合生脉散为基础，并注意以下几个方面：一是阴阳互根。阴虚者，多有不同程度之气虚，而气复则津生，故须酌用益气之品，以促进阴津之恢复。但过用温补则有伤阴、化燥之虞，故坚持选用太子参为主，缓补、平补，不宜峻补。二是选好润燥息风之药。蝉蜕、菊花为甘凉之品，均兼息风之效，生牡蛎育阴、潜阳、息风，亦为适宜之选。而辛燥之全蝎、蜈蚣等，则须慎用。三是选药要滋而不腻。生地黄、麦冬、白芍、玄参、石斛等滋养脾阴而不碍脾胃之运化，加上枳壳之用，自无滋腻之虑。

另须注意，本证初期，多见素体阴虚，兼风火热毒蕴结阳明经脉而发病。症见唇周潮红，瘙痒作痛，甚至皲裂、流水，伴大便干结，舌质红干、苔少或略黄，脉象细数。治宜疏风清热为主，佐用养阴生津。不可但见唇风，辄以滋阴为法。

四、齘齿

临床上常有病家询及小儿夜间磨牙之事，其夜间阵发磨牙，如吃炒黄豆般"嘎嘎"有声，令人不安。民间流传此为蛔虫证之说，于是家人自购驱虫药予服，往往未能改善症状。

夜间磨牙，中医称"齘齿"，《灵枢·热病》曾称之为"啮齿"，亦有不少医家称为"咬牙"。《诸病源候论·牙齿病诸候》曰："齘齿者，是睡眠而相磨切也。此由血气虚，风邪客于牙车，筋脉之间，故因睡眠气息喘而邪动，引起筋脉，故上下齿相磨切有声。"指出其发病原因为血虚风动。而《保婴撮要·咬牙》论之较详，指出其病因有心经之"虚热""实热"，肝经之"虚热""实热"，"肺经热""肺感风寒"，"肾虚"或"肾经虚热"，胃经"实热""虚热"等。《幼幼集成·齿牙证治》曰："梦中咬牙，风热也，由手足阳明二经积热生风，故令相击而有声也。必在梦中者，风属阳，动则风行于阳，静则风归于里也。"而近代常称病由蛔虫证而起，如《中医儿科学》第五版教材在"四诊概要"中说："睡中龂齿，多为蛔虫证。"证诸临床，似以陈复正所言"手足阳明二经积热生风"尤以足阳明胃经之风热最为多见。

临证遇龂齿小儿，若细细观察，常可发现轻度之龋齿龈肿，或口腔微红、欲发溃疡，或咽喉略红，患儿虽无所苦，但已提示胃热之渐生，宜及时调治，以防微杜渐。这些症状一经治愈，往往龂齿随之消失。《灵枢·经脉》载"胃，足阳明之脉……入上齿中，还出挟口环唇……循喉咙"，可见上述症状，均与阳明胃热有关，积热生风，至夜间静而风归于里，故出现龂齿阵作。治以清胃疏风为主，可用连翘、菊花、蝉蜕、淡竹叶适量煎水饮服，因证属小恙，不必径投黄连、石膏等大苦大寒之品。亦有偏虚热者，可用知母、生地黄、蝉蜕等，以养阴清热祛风。部分小儿大便秘结，亦可导致龂齿。《灵枢·经脉》载"大肠，手阳明之脉……入于下齿中，还出挟口"，便秘者积热上攻，故可发生龂齿。有是证则必用清热通下法，以胖大海、冬瓜仁、火炭母等清肠缓下，不必用大黄、芒硝等峻下之品。阴虚便秘者，用生地黄、玄参、胖大海润肠通便即可。民间常误认为便秘必属肠热，往往自购"凉茶"饮服，致虚者愈虚，宜于医嘱中告诫之，以配合治疗。

至于龂齿是否多属虫证？实则不然。令龂齿者进行粪便检查，往往经两三次镜检而未能发现虫卵。而部分属蛔虫证兼见龂齿者，予驱虫药治疗，待排虫后多次粪便镜检虫卵转阴，询其龂齿情况，部分患儿此症状消失，亦有部分患儿龂齿如故。因此，蛔虫证仅是龂齿之部分原因，不能一叶障目，而忽略检查其胃经、大肠经之症状。

五、尿白

某男2岁，近2日无故出现小便白浊，静置片刻更为明显，乃急携来求治。小儿以小便浑浊、色白如米泔为主症者，多属"尿白"证，亦称"溲白""溺白"。该证小便时一般无痛感。若尿时涩痛，尿色乳白，如脂如膏者，多为"乳糜尿""膏淋"之类，不可混淆。

关于尿白的有关记载，最早见于《素问·至真要大论》，曰"诸转反戾，水液浑浊，皆属于热"。指出水液浑浊，多因热而致。最早提出尿白病名的，是宋代医家杨仁斋。《保婴撮要·白浊》曰："仁斋曰：小儿尿白，久则成痼，此因心膈伏热，或乳哺失节伤脾，使清浊不分故也。"《全婴方论》云："小便初溺微赤，良久白浊者，乃热痼之症也。初溺黄白，良久白浊者，冷痼之症也。"其总结前人经验，指出尿白的病因有心膈伏热、乳哺失节伤脾，证分热、冷两大类。后世医家的治疗方法，多宗其说。

尿白之"热证"，其尿微赤或有臊臭，良久小便转为白浊，如米泔状，多兼面赤口苦、舌红、苔黄腻、脉滑数等湿热见症，或纳呆、腹胀、便溏等食积见症。其发病原因为积滞伤脾、脾气失司，或湿热下注、气化不利，均可致清浊不分而出现小便浑浊。其治疗可以程国彭《医学心悟·赤白浊》之萆薢分清饮为基础，其原方药物有：川萆薢、黄柏、石菖蒲、茯苓、白术、莲子心、丹参、车前子。方中川萆薢分清去浊，善治下焦湿浊所致之小便浑浊，得茯苓、车前子之助而其效益彰；莲子心，黄柏分别清上焦、下焦之热；石菖蒲芳香化湿，和中健运，均有助于去除病因；丹参活血，白术健脾燥湿，以作佐使。湿热较重者，可加黄芩、白茅根以清热利湿。病因乳食积滞所致者，加枳壳、陈皮、神曲以消食导滞。运用《医学心悟》萆薢分清饮的前提，是必见湿热证候。"若只见溺白而别无烦热脉证，则但节其生冷水果及甘甜等物，不久自愈，切不可因其溺白而过用芩连栀子之类，多致伤脾而反生吐泻等证"（《景岳全书·小儿则·溺白》）。

尿白之"冷证"，其尿色白而无臭，久置则白浊如米泔，多兼见面黄倦怠、纳呆便溏等脾虚见症，或面白神疲、畏寒、肢冷，舌淡，脉弱等肾虚见症。其病因肾虚不藏或脾虚气陷，以致精微不能固摄而下泄。故其治疗应以《丹溪心法》之萆薢分清饮为主。其原方药物有：川萆薢、益智仁、石菖蒲、乌药。此方仍以川萆薢为主药，取其分消化浊利湿之效；益智仁温肾缩尿，乌药温肾化气；石菖蒲化浊和中利窍。合奏温肾利湿、分清化浊之效。肾虚者加巴戟天、菟丝子，脾虚者加党参、山药。

上述患儿除见小便白浊外，平时尿频而短少，无尿痛，夜尿频多，一夜达6次之多，口干多饮，胃纳尚可，大便如常。察其形体消瘦，面色苍白，精神萎靡；舌色淡、苔白厚，脉细弱。此为肾虚挟湿见症。肾虚不能闭藏，精微下泄，乃见此证。治以温阳固肾利湿为先，以丹溪萆薢分清饮加减，拟方：川萆薢、益智仁、补骨脂、泽泻各8克，石菖蒲、枳壳各6克，茯苓、薏苡仁、山药各12克，神曲7克，甘草5克。3剂，复煎，温分3服。嘱戒食寒凉及肥腻之食物。服药后，患儿尿转清，无尿频，夜尿减至每夜2～3次。家人以为病已痊愈，无复诊。停药2日后，小便稍见白浊，遂再来诊，察其证候与前相近而较轻，药中病机，效不更方。守上方先后再服8剂。小便无复见白浊，无尿频，夜尿仅1次，精神活泼，面有血色，乃停药观察。随访3个月未见复发。

六、水疝

水疝，为疝证的一种类型。元代曾世荣《活幼心书·阴囊肿》曰："巢元方论曰：诸筋会于阴器，邪客于厥阴少阴之经，与冷气相搏则阴囊肿痛而引缩经中，虽分四证，曰肠癀、气癀、水癀、卵癀。然小儿患此，若治之不早，则成痼疾。"其所指"水癀"，即为水疝。《古今医鉴·癀疝》更明确指出其临床特点："水疝者，阴囊肿大，阴汗时出，囊肿如水晶。"本证以阴囊肿大、光照之透亮如水晶为特点，与现代医学之睾丸鞘膜积液（积水围绕睾丸，故扪之不能触及睾丸或附睾者）或精索鞘膜积液（积水在睾丸上方，扪之能触及睾丸而其上方有一囊性肿物）相类。产生水疝的原因，有先天性的，如《婴童百问·阴肿疝气》曰"又有疝气名偏坠，……小儿生下亦有如此者，不疼不痛"，多属腹膜与鞘膜囊沟通的交通性鞘膜积液，其特点为卧位时囊肿可逐渐缩小甚至消失，起立时则复肿；后天性的多为非交通性鞘膜积液，其特点为体位改变而囊肿不改变，此多因外伤、感染，致血瘀络阻，水液不行。

本证的病因病理，由前述《活幼心书》之论可见，其发病与"厥阴少阴"（肝肾）有关，邪气多与"冷气"相搏为病，故疾病性质多为寒证。据临床所见，其主要病理产物为"积水"，此与肾虚水泛固然有关，但后天发病者，亦往往为脾虚不能制水所致。故治疗方法，可归结为温补脾肾、渗利水湿、疏肝行气、祛瘀通络。临床须抓住病机之关键，灵活施治，肾虚者重于温肾利水，脾虚为主者重于健脾渗湿，有外伤者重用祛瘀通络，兼下焦湿热者宜清利湿热，气郁者配以疏肝行气。坚持治疗，部分患者可彻底治愈。若按现代医学的要求，几乎所有患者都要手术治疗，若手术处理不好，尚有可能复发。故不少患儿家长为免小儿手术之苦，转而求治于中医。而中医治疗之成败，在于能否正确辨证、用药，且须坚持治疗1～3个月甚或3个月以上。

如治佛山某男，10个月，因发现右侧阴囊肿胀1个月而来诊。患儿于1个月前洗澡时偶然发现右侧阴囊肿胀，初时不以为意。半个月后见阴肿如故，乃到医院外科治疗，诊为"右侧睾丸鞘膜积液"，告之必须手术治疗，此外无药可治。家人踌躇再三，乃转求中医治疗。来诊时患儿胃纳、二便正常，精神活泼。察其面色稍苍白，手足欠温，舌淡红，指纹偏红。右侧阴囊可扪及3厘米×2厘米囊性肿物，触之未见痛苦表情，以光照之透亮。乃诊为水疝（脾虚湿聚），治以健脾渗湿，疏肝通络为法。拟方：五指毛桃根15克，茯苓、泽泻、猪苓各12克，穿破石、铁包金各10

克，黄皮核、橘核各6克，川楝子4克，甘草5克。7剂，复煎分服。方中五指毛桃根健脾益气，茯苓、泽泻、猪苓淡渗利水，穿破石、铁包金善于祛瘀通络，黄皮核、橘核、川楝子均入肝经，有疏肝行气之功用。全方攻补兼施，气血同调，利水而不伤正，且性味平和，婴幼儿易于服用。患儿1周后二诊，病情无明显变化，守方再进7剂。三诊，患儿右侧阴囊肿物稍缩小，约2.5厘米×1.7厘米，透光试验阳性，余无异常。水湿积聚渐减轻，治方减少利水之品，加强补气之功，乃按上方去泽泻、川楝子，加太子参12克、枳壳5克，再予7剂。四诊，患儿右侧阴囊肿胀消失，与左侧相比无明显增大，两侧睾丸大小一致。乃续以参苓白术散7剂，隔日1剂，用健脾、益气、利水法以巩固疗效。1年后随访，患儿发育正常，病无复发。本医案以脾虚湿聚为主，故初期治疗以健脾渗湿为主，以绝积水之源。配以疏肝行气，气行则水行；佐用祛瘀通络、血脉畅通而水不留积。后期阴肿消退，则用益气利水法以善其后。治法扣紧病机，选药精当，故能速愈其疾。

亦有证属湿热者，如《婴童类萃·疝气偏坠论》所言"又有阴肿及囊肿，光浮可畏，此皆湿热为疾"，可以清利湿热法治之，但注意勿伤脾肾。一俟热去，则仍以益气利水、疏肝通络为主。

七、汗证

小儿平素出汗过多，为临床所常见，虽非重病，亦不可因其病轻而忽略之。一方面，小儿阴阳稚弱，腠理不密，本来较易出汗，但出汗过多，则显示其气虚不能固表。另一方面，出汗过多又进一步耗伤正气，《灵枢·营卫生会》曰："营卫者精气也，血者神气也，故血之与气，异名同类焉。故夺血者无汗，夺汗者无血。"可见，"夺汗"者，必耗伤气血致体质愈虚，部分小儿反复患感冒、咳嗽，甚至哮喘反复发作，常与其平素多汗有关。现代医学对小儿多汗鲜有专论，而祖国医学早已将其列为"汗证"进行专门的辨证论治，此为古代医家高明之处。

汗证有自汗、盗汗之分。一般把睡中汗出，醒即汗止者，称为盗汗，从阴虚论治。而不分寤寐，无故汗出者，称为自汗，从阳虚论治。据临床观察，盗汗有兼阳气不足者，自汗亦有兼阴血不足者，不可一概而论。而因胃热等原因导致多汗者，较为少见。部分患者既无实热见症，亦无显著的虚象，无实则为虚，故可作虚证处治。总体而言，阴阳互根，患者以兼见气阴不足最为多见。气旺则阴津易复，治疗当以益气固表为主，兼以养阴敛汗。张介宾曰："汗之根本，由于营气，汗之启闭，由于卫气。若小儿多汗者，终是卫虚所以不固。汗出既多，未免营卫血气愈有所损，而衰羸之渐，未必不由乎此，此所以不可不治也。大都治汗之法当益气为主，但使阳气外固，则阴液内藏而汗自止矣。"（《景岳全书·小儿则·盗汗》）此确为临证之指南。

据此，自拟固表止汗方治疗虚证自汗，疗效颇佳。药物组成：党参、五指毛桃根、麦冬、五味子、防风、龙骨、牡蛎、山萸肉、炙甘草。方中以玉屏风散合生脉散加减为基础，取其益气固表、养阴敛汗之效。其中以五指毛桃根取代黄芪，是因其药性平和，不温不燥，四季可用。龙骨、牡蛎益阴潜阳，敛汗之效颇佳。山萸肉滋补肝肾，为敛汗要药。全方合奏益气固表、养阴敛汗之功。若兼见面色潮红、手足心热、舌干剥苔、脉象细数等虚热见症者，加黄柏、知母以清其虚热；脾虚便溏、舌淡脉弱者，去五指毛桃根，加黄芪、白术以加强健脾补气固表之功；肾虚肢冷、尿频遗尿者，加益智仁、补骨脂温肾扶阳；心血不足而见面白、心悸、眩晕、舌淡、脉细者，加当归、浮小麦以养心止汗。

尝治一7岁男孩，2个月前因发热而静脉滴注抗生素4日，热退后出汗不止，兼见纳呆、便结。家人以为大便干结为胃热所致，多次予服凉茶，而汗出益多。现症动辄汗出，夜间汗出淋漓，衣衫湿透，一夜需更衣4～5次，倦怠乏力，胃纳不佳，大便干结如羊粪，2～3日一解，小便清长，夜尿每晚2～3次，间有遗尿，察其面色苍白，头发湿润，四肢不温；舌质淡白，脉细弱。此为肺脾气虚、肾阳不足之自汗证，治以温肾健脾、养阴敛汗为法。拟方：巴戟天、山萸肉、益智仁、胖大海各8克，黄芪、党参、浮小麦各15克，麦冬12克，五味子6克，炙甘草5克，防风3克，龙骨（先煎）、牡蛎（先煎）各30克。4剂，复煎，分服。二诊时汗出稍减，大便每日一解，稍干结。守方再进4剂。三诊时出汗明显减少，每夜仍换衣1次，大便条状，夜尿仅1次，无遗尿。按前方去补骨脂、黄芪、胖大海，加五指毛桃根、熟地黄各20克，枳壳7克，继服1周，患儿自汗止，二便调，精神胃纳明显好转，面有血色，手足温暖，舌转淡红，已复如常人无异。本证肺脾肾俱虚，气血虚弱，初诊重用温阳补气，佐以敛阴止汗，见效后改用平补，以防矫枉过正。若一味用敛汗药，只能见效一时而不能长久，必标本兼治，方能根治。

西医对小儿多汗，往往认为缺钙所致，仅以钙剂或加鱼肝油治疗，疗效常不明显。实则汗证病涉五脏及阴阳气血，其病因远非单纯"缺钙"所能概括。中医论治本证经验丰富，疗效显著，自有其独特优势。

八、小儿暑疖

疖者，是发于皮肤、范围较小的化脓性疾病，故有"疖者节也，故形小"之说。本病是小儿最常见的外科病之一，四季可见，而以夏、秋季为多。《医宗金鉴·外科心法要诀》称之为"暑令疡毒小疖"，一般简称"暑疖"。因其为红肿无头而软的脓疱，乃属"软疖"，与红肿硬结、中有脓头之"石疖"有别。

暑疖之发病机制及临床特点，以《小儿卫生总微论方·软疖》所论较详。其曰："小儿头上生软疖者，由风邪冷热之气客于皮肤，搏于气血，壅滞经络，蕴结而生。亦如身上生疖无异。但生在头上，始则赤肿而硬。其邪微者，散则自消；其邪甚者，肿赤内搐（通"蓄"——编者注），溃脓作痛。以头上皮紧，至熟多不能去脓。根中有恶汁不尽，因而复发。或在根边别生，连续不瘥，常常生脓。"说明本证因风邪暑热壅滞经络而起，久则肉腐成脓，脓血内蓄而有复发之变；或连续旁生，头皮串穴，则演变成蝼蛄疖，亦称蟮拱头。故暑疖初起虽小，勿以寻常小恙视之，若不积极治疗，有复发连绵逾月不愈者。体虚患儿，尤多此变。

暑疖之治，多以清热解毒为原则，方用五味消毒饮之类，此已为人所熟知。但部分患儿体质虚、病程长，虽屡用清热解毒法罔效，有时往往要用攻补兼施法方能奏效，此类情况值得进一步探讨。某年仲夏，遇一名10个月之女婴因患头疖、发热来诊。患儿半个月前头部出现数个小疖，家人予涂红霉素软膏而未到医院治疗。6日前开始发热，头疖增多，随即壮热不退（39～39.8℃）。曾到某医院治疗，注射青霉素、庆大霉素，服用清热中药，未见退热。血常规：血色素77克/升，红细胞1.95×10^{12}/升，白细胞5.8×10^{9}/升（分类：杆状细胞1%，中性粒细胞16%，淋巴细胞83%）。来诊时壮热（39.2℃），头疖密布，皮色淡红，部分溃破，脓液稀白略黄。观其面黄肌瘦，精神萎靡；舌淡苔薄白，脉细数无力。患儿壮热而面不红，疖溃而脓非稠黄，结合其舌脉、血常规（中度贫血，中性粒细胞明显减少），足证为气血虚弱之候。而同时暑夏酷热，暑气邪毒郁于肌表，故壮热不退，暑疖蔓生。其治疗之关键，在于整体气血之恢复，元气为抗邪之主，气血旺而后能逐邪外出。此前之治，仅注重抗菌、清热，而忽略于体质之虚，反招虚虚之弊。故用攻补兼施、培元托毒法治之。拟方：黄芪15克，当归6克，参须（另炖）9克，蒲公英9克，紫花地丁9克，连翘6克，甘草3克，土茯苓9克，穿山甲9克，皂角刺6克，白芷4.5克。2剂。方用参须、当归、黄芪以大补元气，兼投蒲公英、紫花地丁、连翘、土茯苓化毒消疖，佐以白芷、穿山甲、皂角刺消肿散结，冀取元气渐复、疖消热退之效。药进2剂，体温渐退至38℃，微汗出，疮疖皮色转红，气色亦有所好转。知其元气渐复，热势已挫，乃守方再进3剂。服药后体温降至正常，疮疖基本消退，精神好转，胃纳始增，舌质转淡红。虑其邪热已退，气血尚虚，乃去清热之药而专注于补虚。拟方：参须（另炖）6克，黄芪、党参各9克，当归4.5克，白芍6克，制首乌12克，炙甘草3克。3剂。经随访，药后诸症悉愈，精神气色明显好转，头疖无复发。暑疖与暑热邪毒外袭有关，但气血旺者，不易为其所侵。故患儿兼见气血虚弱者，实不少见。但见其气色不佳，头疖红肿不甚，其脓稀而色淡，即可大胆投用攻补兼施之剂，每有捷效。

九、手足口病

2001年清明、谷雨之交，一名2岁半之患儿因手足发出疱疹2日来求治。该患儿两日前无任何诱因而见手足出现小疱疹，以为是皮肤感染，乃自用红霉素软膏外搽2次，未见寸效。又以为是皮肤过敏，外搽皮炎平霜。越1日，疱疹越出越多，乃来医院求治。观其皮疹，密布于手腕、足踝以下，掌背均有；少量散布于手腕、足踝以上10厘米内，总数达数十个之多。而身体其余部位皮肤光滑，未见1个疱疹。其皮疹呈圆形（略小于一般水痘），质稍硬，疱浆尚清亮，疱疹周围红晕不显著。近日发现有数个类似病例，都伴见口腔病变。察其口，果见右颊黏膜及上腭、舌边共有6个疱疹或溃疡。

此类患者以手、足、口腔出现疱疹为主，现代医学称为"手足口病"。中医文献未见明确记载，对其病因病机的认识及治疗方法，亦无前贤经验可鉴。

现代医学研究表明，本病为肠道病毒感染所致，多由柯萨奇病毒A16型引起。在世界各地出现散发或流行发病，1986年始在我国被证实，病发多在夏季，4岁以下小儿发病率最高，年长儿及成人也可被感染。传染途径主要为消化道。临床症状多像上述患儿那样在手、足、口先出现斑丘疹，后转为疱疹，伴口痛、纳呆，半数患儿可有低热，而少有其他见症。病情一般于1周痊愈，不留瘢痕或色素沉着，但少数重症患者可引起无菌性脑膜炎、脑炎、瘫痪性疾病。

按祖国医学理论分析，其病邪性质为湿邪（病变以疱疹为主）、热毒（皮肤斑丘疹，可伴发热），且有流行性，故其病因可称为"时行湿毒之邪"。脾主四肢，开窍于口，而发病部位主要在四末、口腔，故病位应以脾为主。

时行湿毒之邪由口入胃，内郁于脾，外发于四末、口腔，故见斑疹、疱疹先后出现。其中湿重于热者，斑疹色淡红，疱疹周围红晕不著，口病较轻，可无发热，或伴低热，舌淡红、苔白。若热重于湿，则斑疹色红，疱疹周围红晕显著，口腔肌膜潮红，口病较甚，多有发热，甚或高热，舌红、苔黄。

本病治疗原则应以清热解毒利湿为主。湿重于热者，治以清热利湿。上述患儿，即属此类型，按此治法拟方：升麻6克，葛根、藿香各10克，薏苡仁、滑石各15克，茯苓、火炭母各12克，佩兰、金银花、连翘各8克，甘草5克。组方特点：一是所选药物均入脾、胃经，以期能直达病所。二是清中有透，在清解湿热的同时，使病邪有外透之机。其中升麻、葛根辛凉解热，兼能升举阳气，透疹外出；金银花、连翘亦清热而兼透表。三是清而不寒，慎用黄连、黄芩、石膏等苦寒沉降之品，以免冰伏湿毒之邪。四是清利其湿，慎用苍术、厚朴等温燥之品。化湿用藿香、佩兰，其性平或微温，可作首选。利湿用薏苡仁、茯苓、滑石。化湿利湿同用，其效更佳。上药进服2剂后，四末之疱疹缩小，其色转暗。口腔疱疹缩小，另有两处溃疡未愈，其色尚赤。乃守上方去滑石，加赤芍8克，嘱以喉风散喷口腔患处。越2日，疱疹基本消失，口腔溃疡明显缩小。按前方去升麻、葛根，加牡丹皮6克、麦冬10克，继进3剂后诸症悉愈。

若患儿为热重于湿者，治以解毒利湿为主。可以上方去藿香、茯苓，加毛冬青、板蓝根以加强清热之功，其疗效亦颇著。

现代尚有一些新发现的病种，前人未有论及，有待我们继续以祖国医学理论加以分析、治疗，不断总结新经验，以利于中医事业的发展。

第九节　略谈甘温除热法的应用

中医的精华，可说是辨证论治。甘温除热法，则是这个精华的一个写照。此法主要是治疗气虚发热的方法，适应身热自汗，渴喜热饮，少气懒言，纳呆，面黄唇淡；舌嫩色淡，脉虚大或细数无力。采用补中益气汤等一些甘温补益之剂，调补脾胃，达到退热的目的。虽然这种治法适应证不算多，但临床上，对一些发热日久不退，经多方治疗无效，而属气虚者，采用本法，往往可收到意想不到的效果。这充分体现了祖国医学在治疗上的独到之处。所以，甘温除热法是值得我们重视和研究的。现举数病例以探讨之。

【案一】何某某，女，32岁。

经产3胎。1971年产下4婴，产后宫缩无力，大量出血，血压难以测到，乃急送入医院。入院后经补液2 000毫升，输血600毫升。因胎盘滞留，阴道仍继续流血，因而行刮宫术。施术中又大量出血，术后3日出血虽止，但高热达40℃，经用大量抗生素及其他药物，热不减退，病情仍在发展。

适逢当时黎炳南在广东曲江县带教西学中班，乃应邀前往会诊。当时病者神疲懒言，极度衰弱，面色及皮肤苍白，自汗，头晕心悸，虽发高热而怕冷，需盖棉被，渴喜热饮，唇舌淡白，脉虽大而中空（芤脉）。血常规：白细胞5.1×10^9/升，中性粒细胞75%，血色素32克/升。细推其证，乃一派虚象，由于大出血引起气血两虚，阳气外越，出现高热形寒。虚为本，热为标。乃拟甘温除热法，补气益血，调和营卫，以期阴平阳秘，使正气得复，虚热可退，以十全大补汤加减。处方：

黄芪60克　　　党参30克　　　白术15克　　　当归15克

川芎9克　　　熟地黄24克　　　白芍18克　　　制首乌24克

益母草15克　　艾叶9克　　　香附9克　　　炙甘草6克

2剂。复煎。

服药2剂，体温降至正常，症状明显改善，可以起坐。继服数剂，身体基本康复，步行出院。

【案二】岑某某，女，1岁半。1977年6月5日来诊。

患儿发热缠绵不退、咳嗽，已有45日。胸片诊断为支气管肺炎，曾经数间医院治疗。西药初用青霉素、链霉素和四环素，后用庆大霉素等；中药用麻杏石甘汤、苇茎汤等，发热仍持续不退，咳嗽不减，病情有增无已。

其母代诉，患儿发热，近来早热夜凉，体温38～39℃，咳嗽，痰多，汗多淋漓，胃纳呆，大便稀烂，时有完谷不化。视病孩面色苍黄，肌肉消瘦，哭声低微，神疲懒动，指纹淡红；唇舌淡白，苔白腻。病孩因过用寒凉，损伤脾阳，中气疲惫，健运无力，体温早热夜凉，为阳虚发热。病属虚证，治当从本，"虚则补之""损者益之"，拟甘温除热法，以陈夏六君子汤加味，补中益气，调补脾胃兼理气除痰。处方：

党参12克　　　白术9克　　　茯苓12克　　　炙甘草3克

法半夏6克　　　陈皮3克　　　杏仁9克　　　青蒿6克

3剂，每日1剂。

二诊：药后身热退至正常，痰转少，咳嗽减，纳仍差，大便烂。药已对证，谨守前法。处方：

党参12克　　　白术6克　　　茯苓12克　　　炙甘草3克

陈皮3克　　　法半夏6克　　　谷芽12克　　　苏子6克

川贝末1.5克（冲）

3剂，每日1剂。

三诊：体温维持正常，咳嗽大减，胃纳好转，大便成条，能行走玩耍。此乃中气已复，胃能受纳，脾能升清，清阳得升，虚火得降，病已基本治愈，继用补气健脾之品以善后。

【案三】陈某某，男，5岁。患儿因发热10余日不退而来诊。

患儿初发体温39.5℃，到某儿童医院诊为扁桃体发炎，经用青霉素热不退，后用庆大霉素、链霉素、四环素，仍不退热。现病孩发热，体温37.5～38.5℃，易出汗，倦怠懒动，形体瘦弱，面色苍黄；舌质淡、苔薄白，脉细缓。胸透：心肺正常；血常规：白细胞6.8×10^9/升，中性粒细胞23%。病属中气大虚，正虚邪恋，遂拟甘温除热法为主，少佐清热之品。以补中益气汤加减。处方：

青蒿9克	白薇9克	党参12克	升麻4克
五指毛桃根15克	甘草3克	红参须（另炖）6克	

3剂，每日1剂。

二诊：服药2剂热已退，精神好转，汗出大减。宗上方去青蒿，加谷芽15克，再进3剂，以巩固疗效。

【案四】刘某某，女，9岁。因发热14日而于1982年12月10日来诊。

其初起发热并无规律，4日后起每日下午出现寒战高热（38～40.2℃），继而汗出热退。曾在外院治疗，疑为"疟疾"，抽血查疟原虫2次及肥达氏试验、血培养，均阴性。用复方奎宁、氯霉素治疗未效。现仍规律性出现午后高热，继而汗出热退。无咳嗽流涕，胃纳差，大便尚调，小便稍黄，察其面色苍白，咽不红，扁桃体不大；舌淡、苔薄白，脉细。证属气血亏虚、中气下陷所致之发热。拟大补气血、升阳除热为法。以补中益气汤加减。处方：

升麻10克	青蒿20克	柴胡20克	当归20克
知母10克	制首乌30克	黄芪30克	党参30克
生牡蛎30克	白术15克	乌梅3枚	炙甘草8克

3剂，复煎，每天1剂。

12月13日二诊：服前药后，午后发热降至37.8℃左右，胃纳增，精神好转，舌脉同前。

血常规检查：白细胞4.45×10^9/升，中性粒细胞47%，淋巴细胞52%，血红蛋白108.9克/升，胸片未见病变。病有转机，仍守方再进3剂。

12月16日三诊：热退2日，精神好转，面部略有血色；舌淡、苔少，脉细。热已退而气血未复，守上方再进4剂。1个月后随访无复发。

按：（1）甘温除热法，起源于《黄帝内经》，《素问·至真要大论》曰："损者益之""劳者温之"，即包括甘温除热之意，但无立方药，此后诸医家虽有应用，亦不完善。直至元代李东垣根据《黄帝内经》之旨，结合自己丰富临床经验，在《脾胃论》和《内外伤辩惑论》中，才较全面详细论述本法，并立补中益气汤为代表方。自此对甘温除热法的临床运用，起了很大促进作用。元明以后，更有所发展，有关这方面方药，已不限于补中益气汤，其他一些甘温补气健脾方药，如四君子汤、归脾汤等亦属本法范围。例如上述病例中，案一，为气血两虚，阳气外越，引起高热不退，用十全大补汤加减，大补气血，加益母草、艾叶、香附调带脉，理冲任，针对产后经脉失调而获显效。案二，乃中虚痰滞，发热咳嗽，先后用青霉素、庆大霉素、链霉素、四环素，中药用清热宣降等药均无效，改用陈夏六君子汤加味，以健脾益胃，理气化痰而取效。案三、案四则为中气衰弱，致发热不退，用补中益气汤加减而治愈。说明甘温除热法，在临床上有其独特的作用，值得重视和研究。

（2）发热一证一般分为外感发热与内伤发热。内伤发热又多为阴虚发热，部分为气虚发热，气虚发热原理，至今仍未完全明了，但按祖国医学观点，多同脾胃气虚，阴阳失调有关，故临床上采用甘温补气，健脾益胃之方药，每每取得显效。但应用甘温除热法，辨证要认真、细致。如辨证明确，大胆使用，每获桴鼓相应之效；若辨证不明，则会造成"火上加油"或"留邪助贼"之弊。故应加以注意。

第十节　异病同治与银翘散在儿科的运用

　　异病同治，是祖国医学一个独特的治疗方法，是指不同疾病在其发展过程中，出现了同一性质的证候，因而采用相同的方法治疗。此法在儿科运用甚广，常用一法，甚至一方治疗多种疾病。但必须注意以下两个问题，以冀避免泥守成方、刻舟求剑之谬。一是适时而变。某种疾病使用某种治法，往往只是在疾病的某一阶段，小儿易寒易热、易虚易实、病变迅速，若其病机已发生变化，则应及时调整治法，不可固守一法一方不变。二是同中有异。不同疾病在其某一阶段可适用同一治法、方剂，但毕竟其病因、病位、演变规律有所不同，因而在治疗中，应据其不同特点对此方剂灵活运用、适当加减，方可切中肯綮。银翘散常在儿科中用于多种疾病的治疗，兹以其为例说明之。

　　银翘散为温病名家吴瑭所创制之名方（见《温病条辨·上焦篇》），吴氏称之为"辛凉平剂"，用治"风温、温热、温疫、冬温，初起……但热不恶寒而渴者"。因其有辛凉解表、疏风清热之功，后人以之治疗多种疾病初起而有外感风热见症者。全国高等医药院校教材《中医儿科学》第五、第六版即以本方剂用治风热感冒、肺炎喘嗽之风热闭肺型、急惊风之感受风邪型、风痧之邪郁在表型、水痘之风热轻证、痄腮之温毒在表型等多种证候。须注意者，银翘散以清热为主，宜加用解表药物。且在临床中，应以适时而变、同中有异的原则运用之。

1. 风热感冒

　　病因风热外袭，病在肺卫，治法重在疏风清热，小儿常见恶寒发热，可加青蒿、柴胡以发表退热；患儿亦常兼咳嗽挟痰，可加杏仁、前胡以止咳化痰；而其脾常不足，常兼乳食停积，宜加神曲、枳壳以消食导滞；挟惊者，加钩藤、蝉蜕以祛风定惊；若邪已入里，则非银翘散所宜。

2. 肺炎喘嗽之风热闭肺型

本证之病理特点为风热闭郁肺络，易生痰浊，气闭可致血瘀，病位在肺脏，以咳嗽气喘为主症。治法重在宣肺定喘，清热化痰，佐用祛痰通络。单用银翘散恐难收全功，必须加三拗汤或麻杏石甘汤以加强宣肺定喘之效。但须注意，本证传变迅速，若转为痰热闭肺或毒热闭肺甚至变证，则应及时改变治法、治方。

3. 急惊风之感受风邪型

病因为风热之邪，病机重在热扰心神，引动肝风，病位在心、肝，以神昏抽搐为主症。治法重在疏风清热、息风定惊，应以银翘散加钩藤、石决明、蝉蜕治之。若壮热持续、抽搐频频，多为时邪疫疠致病，银翘散已力有不逮，治方应急用安宫牛黄丸、紫雪丹为主。

4. 风痧之邪郁在表型

病因为风热时邪，主要病机为邪毒与气血相搏，外泄肌肤，病位在肺卫，兼涉少阳经络，故主症为皮肤出现红疹、耳后及枕部淋巴结肿大。治法在以银翘散疏风清热基础上，加用升麻、蝉蜕以解毒透疹，加夏枯草、毛冬青以清热散结。若时邪入里、邪毒内盛，治疗重点转以清热解毒为主，银翘散已非所宜。

5. 水痘之风热轻证

病因为外感时行邪毒，蕴郁肺脾，病机特点为邪毒与内湿相搏，外发肌表，故以水痘布露肌表为主症。治法在疏风清热的同时，应注意选用车前子、滑石等利水渗湿及升麻、蝉蜕等透疹解毒之品。若邪毒炽盛、疹点稠密红赤，此为水痘证中之"赤痘"，治以清热凉营解毒为主，银翘散已不能担当此重任，应及时改用清胃解毒汤（升麻、黄连、牡丹皮、生地黄、黄芩、石膏）加减治疗。

6. 痄腮之温毒在表型

本证病因为风温邪毒，病机特点为邪毒壅阻少阳经脉，郁结于腮部，故以耳下腮部漫肿疼痛为其临床特征。治法重点为疏散风热、散结消肿，治方以银翘散为基础，以柴胡易荆芥，取其辛凉解表兼能引领诸药入肝胆经之特长。清热之药，最好选兼能清肝胆之热、又能散结消肿之品，此以夏枯草为首选，可重用之。次为毛冬青，其亦有清热散结之效。若病邪入里，热毒蕴结，则又不可固守银翘散，宜改用清热解毒力强之普济消毒饮为宜。

第十一节　急惊风与感冒挟惊

从古代医籍及现代文献看，小儿感冒挟惊（伤风发搐）多归于急惊风范畴。但二者在病因病理、证候特点、预后转归方面，多有不同，有必要加以鉴别。

一、急惊风源流

急惊风古称儿科四大证之一，为儿科之"恶候"。《幼科释迷·惊风》称"小儿之病，最重为惊"。北宋以前，无此独立病症名称，一般与痉证、痫证混淆。如"痫者，身热而数惊，颈脊强而腹大"（《五十二病方·婴儿病痫方》），"痉为病，胸满口噤，卧不着席，脚挛急，必齘齿，可与大承气汤"（《金匮要略·痉湿暍病脉证》），均为早期对惊风证候的描述。北宋《太平圣惠方》首次提出小儿急惊风、慢惊风之病症名，但其论欠详。至北宋儿科医圣钱乙《小儿药证直诀》才对此证有较详细的论述，对惊风与痫证作了明确的区别，并使之从"痉证"中独立出来作为小儿特有病症进行专门论述。《小儿药证直诀·脉证治法》曰："心主惊，实则叫哭发热，饮水而摇……肝主风，实则目直，大叫，呵欠，项急，顿闷。"（顿闷：指猝然闷绝，神志不清——笔者注）又曰："凡病或新或旧，皆引肝风，风动而上于头目，目属肝，风入于目……故目连札也。若热入于目……故目直也。若得心热则搐，以其子母俱有实热，风火相搏故也。治肝，泻青丸，治心，导赤散主之。"钱氏指出"心主惊，肝主风"为急惊风的发病基础，其病理主要为热生于心、热盛动风。该文同时指出"急惊合凉泻"为其治疗原则。钱氏此论，为后世治疗急惊风的指南。此后诸医家对此证论述繁多，甚至对病症的分类有过度繁杂之嫌。《古今医鉴·八候》曰："夫小儿有热，热甚生痰，痰甚生惊，惊盛发搐，搐盛则牙关紧闭而八候生焉，搐、搦、掣、颤、反、引、窜、视是也。搐者两手伸缩，搦者十指开合，掣者势如相扑，颤者头偏不正，反者身仰向后，引者臂若开弓，窜者目直似怒，视者睛露不活，是谓八候也。其四证者，即惊、风、痰、热是也。"此论对急惊病因病机、证候特点的概括颇为中肯，有提纲挈领之妙，可作临床之指导。其所指"四证"，当为急惊风四证，不可误为慢惊风亦同有此四证。四证者，由热而生痰，痰甚生惊，惊而发搐，既是病理演变过程，亦是临床四种重要证候，四证可先后出现，亦有同时并见，是临床拟法处方用药的基本出发点。至于八候，多见于急惊风，亦可见于慢惊风，临床上常并见其二候、三候，而非八候悉见。

二、感冒挟惊

感冒挟惊亦称伤风发搐，为小儿特别是婴幼儿特有的病证，是指小儿在感冒过程中，高热炽盛，热灼筋脉，扰动肝经，以致出现惊叫惊惕及一过性抽搐昏迷的挟惊证候。《儿科醒·辨惊风之误论》指出：伤风发搐，"凡小儿身热脉浮，口中气热，呵欠顿闷，手足搐搦者，此因伤风而得之"。据临床所见，其证候特点是：其首次发作多见于6个月至3岁的婴幼儿，3岁后渐减少，6岁后罕见；其神昏抽搐多发生于病初体温骤升至39℃以上时，少数可见于体温38℃多之时；抽搐呈全身性，一般只抽搐1次（少数可抽搐2次），时间短（多在数分钟内自行缓解，即使热仍不退，亦罕有再抽，而非热退才惊搐自止），抽搐后神志恢复快；病理性神经征阴性，热退后1周做脑电图正常；预后好，若非频繁发作，对智力和肢体运动无明显影响。

由此观之，感冒挟惊与急惊风有某些相似的症候特点，但应否将其归于被称为"恶候"的急惊风？似有可商榷之处。

三、急惊风与感冒挟惊的关系

感冒挟惊是否属于急惊风的范畴，从《中医儿科学》第五、第六版教材的定义来看，答案是肯定的。第六版教材称急惊风的临床特征是"来势急骤，高热伴神昏"，第五版则称其"以抽搐伴神昏为特征"。据此，感冒挟惊从其上述临床特点来看，完全可归属于急惊风之列。《中医儿科学》第六版教材所列感冒挟惊与急惊风之感受风邪型，其病理、症状甚至治方均无二致，可资佐证。但在历史上，亦有不同的观点。《景岳全书·小儿则·发搐》曰："搐，抽搐也，是即惊风之属。但暴而甚者谓之惊风，微而缓者谓之发搐。发搐不治则渐成惊风矣！"张景岳把惊风和发搐加以比较，认为前者病势急且病情重，后者病势缓而病情轻，后者处治不当，则可演变成惊风，但二者毕竟应有所区别。《中医儿科学》第二版教材对惊风的定义是"凡临床上具有频繁的抽风和意识不清的，就叫作惊风"。据此，昏迷抽搐多为一过性的感冒挟惊，并不具备频繁发作的特征，应排除于急惊风之外。

综上所述，急惊风与感冒挟惊在病因病理、病情演变规律、证候特点、预后以至治法方药方面均有明显的不同，把二者加以鉴别，是合理的、必要的。

急惊风的临床特征是"来势急骤，高热伴抽风、昏迷"，且其抽风多为频繁发生。此类病证，从现代医学分析，一般属颅内感染（各种脑炎、脑膜炎、脑脓肿）或急性感染中的中毒性脑病。祖国医学则认为，其病因多为外感时邪疫疠。其病理要点是邪犯小儿，易化热化火，以致"心经热积，肝部风生，肝风心火，二脏交争，血乱气壅，痰涎与并，百脉凝滞，关窍不灵"（《幼科释迷·惊风》），其病位在心、肝两脏，其证候特点是壮热持续，抽搐频繁，神志昏迷不易复苏，救治不及往往导致死亡或病后智力痴呆，肢体瘫痪，甚至不能苏醒（植物人状态）等严重的后遗症。本病可见于婴幼儿或年长儿童。

感冒挟惊以外感高热时出现一过性短暂之抽搐昏迷为临床特征，属现代医学中任何颅外感染都可引起的"高热惊厥"（可能与婴幼儿大脑发育不完善有关）。祖国医学认为，其病因病理为外感风热，热盛灼筋脉，扰动肝经，其病位在表、在经而非入脏，故其疾轻浅易治，仅见一过性昏迷抽搐，抽止后易苏醒，一般无不良之后遗症。本病初发者多见于3岁以下之婴幼儿。

根据急惊风和感冒挟惊病因病理、证候特点之异而将二者加以鉴别，对临床治疗很有指导意义，而决非多余之举。如某日在门诊中，突见一妇人抱一婴儿冲入诊室，大呼救命，即放下工作诊治之。原来该患儿因发热1日来诊，在门外候诊时突发抽搐。但见患儿面色青紫，双目上视，牙关紧闭，双拳紧握，四肢频频抽动不已，即用力指掐其人中、合谷，并呼实习生按压其涌泉穴（双）。1分钟许，患儿双拳松开，四肢抽止，再掌掴其面，患儿哇然啼哭，面部青紫渐退，双目转动寻觅亲人。知险情已暂除，嘱量体温，10余分钟后，测知体温39.6℃，察其面色红润，精神复如常人，目光有神，检查瞳孔等大、对光反射灵敏，颈软，病理性神经征阴性，且询知1个月前患儿有类似病史，遂诊断其为感冒挟惊，予服退热药。拟方用银翘散加钩藤、蝉蜕、白芍以疏风清热，平肝定惊。2日后复诊，患儿热退，精神活泼，乃嘱其日后加强调护，发热38.5℃时即予服退热药或瓜霜退热灵，以防复发抽搐。

又某日，接诊一名2岁小儿，其发热38.5℃，流涕轻咳，二便尚可，似属寻常小恙，但察其精神萎靡，嘴角偶有抽动，恐为动风先兆，要求其住院观察治疗，但家人坚拒。越1日，患儿终因突发抽搐、昏迷而住院。且壮热不已，抽搐频繁，持续昏迷不醒，颈项强直，查病理性神经征阳性，结合脑脊液检查，诊断为急惊风（病毒性脑炎）。虽经中西医结合全力抢救，患儿抽搐减轻而未能苏醒，终告不治。由此观之，感冒挟惊（高热惊厥）与急惊风（颅内感染、中毒性脑病）之病因病理、证候特点与预后转归迥然有别。前者虽可一度出现重症表现，但处治得法，往往有惊而无险，一两剂药可愈。因其抽搐停止后少有复发，其治法重在疏风清热以治其本，佐用息风定惊之钩藤、蝉蜕、白芍、象牙丝等。不必使用安宫牛黄丸等清热凉营之剂。热邪入里，出现表里同病而见恶寒或恶风、壮热不已、口渴咽痛、舌红苔黄者，可以银翘散加石膏、黄芩以表里同解；若见咳嗽、痰鸣、苔厚等挟痰之象者，可加天竺黄、胆南星、葶苈子等祛风清热化痰之品；挟滞见腹胀嗳气、呕恶便溏者，加莱菔子、枳壳、神曲以利气除痰，独脚金甘淡微寒，消食而兼清肝热，亦佳。目前，我国（特别是经济发达地区）的医疗卫生条件大为改善，颅内感染及中毒性脑病引起的急惊风已大大减少，小儿惊厥多为感冒挟惊所致，临床上将感冒挟惊与急惊风区别开来，就可避免误诊及发生"小题大做"之谬。而一旦发现证属"恶候"之急惊风，则须知其病重而危笃，命在旦夕，务必及早诊断，及早治疗抢救。治法以清热豁痰、镇惊息风为原则，重于治里证而非表证，多选用清热凉营、豁痰开窍、平肝息风之羚角钩藤汤、紫雪丹、安宫牛黄丸等救治，昏迷者应通过鼻饲给药，或静脉滴注醒脑静注射液。但须注意，部分患者病程较长，经治疗后热退，而仍反复抽筋，或肢体强直、瘫痪，神志时昏时醒甚至昏迷不醒，且面色萎黄、舌淡脉弱，此为转成慢惊风之征兆，病在肝、脾、肾，证属虚候，或虚中挟实，治以补虚治本为主。若仍固守安宫牛黄丸之类，反虚其虚，非但无益，徒见其害。治急惊风，有条件者以中西医结合抢救为宜，以挽其性命于垂危，避免严重后遗症的发生。

第十二节　治蛔虫非独驱虫

蛔虫证是一种古老的病证，早在2 000多年前，《灵枢·厥病》便有"蛟蛕""虫瘕"的记载。蛔虫，古代又称"蚘虫""蛕虫""长虫"，其寄生于肠道，扰乱气机，劫取营养，损伤脾胃，耗伤气血，甚至可窜入胆管，引发"蛔厥"，或盘结肠道，形成"虫瘕"，对人体影响甚大。其中小儿发病率最高，对患儿之健康及发育影响极大。

近年驱蛔虫之西药日多，其疗效颇佳，副作用较少，且服用方便，临床上运用中药治蛔虫日渐减少，《中医儿科学》第六版教材亦已不载此证。但祖国医学多年的治蛔虫经验，仍有现代医学不可取代之处。但见寄生虫便用驱虫药，虫去则治疗结束，这是只辨"虫"而不辨"病"，只治"标"而不治"本"之法。祖国医学认为，"虫"为外邪，必因机体功能不健，方予其可乘之机。《景岳全书·诸虫》曰"虫之为病……或由湿热，或由生冷，或由肥甘，或由滞腻，皆可生虫，非独湿热而已，然以数者之中，又惟生冷生虫为最"，并同时指出"气强虫自不生"。可见，湿热、生冷、肥甘、滞腻，皆可引起脾胃功能紊乱，甚至气弱而导致抗病能力下降，此为虫体能寄生于肠道的首要条件。现代研究表明，感染性蛔虫卵（指受精蛔虫卵发育成内含感染性幼虫的卵）被吞食至人体，在小肠内孵出幼虫，幼虫穿过小肠壁，经血液先后经过肝脏、心脏、肺泡，再经气管、会厌回至小肠内发育为成虫，历时2～2.5个月。在此期间，人体气强则虫无生存之机。故在相同的生活环境下，有的小儿患虫证，而有的小儿不患虫证，其原因在于其正气之强弱有异，这是虫证发病的重要内因。而把感染虫卵作为发病的唯一原因，是片面的。自显微镜发现虫卵的存在，证实虫证发病通过感染虫卵而起后，有人据此嘲笑中医"湿热生虫""生冷生虫"之说，此为"一叶障目，不见树林"的浅薄之议。

气强则虫自不生。即使有虫，"若脏腑气实则不为害，若虚则能侵蚀，随其虫之动，而能变成诸患也"（《诸病源候论·九虫病诸候》）。故驱虫之时，必先察其正气之强弱，体弱者可补脾与驱虫并施，羸弱者应先补养脾胃，后驱其虫。

如治谭某某，男，6岁，因粪便检查发现蛔虫卵阳性而来诊。询其出生后40日即反复出现皮肤紫癜，血小板曾低至$40×10^9$/升，服泼尼松2年多，近1年停用激素药，又反复出现紫癜。现胃纳欠佳，间有腹痛，多汗，大便干结，余无不适；察其面色苍黄，形体消瘦，腹部平软，双下肢少许红色斑点，压之不褪色；舌淡、苔薄白，脉细。查血小板$92×10^9$/升，红细胞$2.94×10^{12}$/升，血色素90克/升。此为气血虚弱、蛔虫内生之证。治以攻补兼施之法。拟方：使君子15克（打碎），川楝子、当归、槟榔各10克，乌梅4枚，白芍、鸡血藤各15克，黄芪20克，甘草8克。3剂。驱蛔药物多有毒副作用，其中苦楝根皮驱蛔力强，但苦寒、有毒，故体虚者慎用。而使君子功专驱杀蛔虫，且味甘，兼能健脾消积，故方中重用之，作为驱蛔虫主药。另佐以副作用较小的苦楝子、槟榔，以增强驱蛔之效。此三药的驱蛔作用主要是麻痹虫体，故必须通畅其大便，以尽快排出虫体。而患儿大便干结，故选用槟榔，取其尚有泻下排虫之意。苦楝子兼能行气止痛，合乌梅、白芍有安蛔之效。患儿气血虚弱，重用黄芪、当归、鸡血藤温补气血，可避免驱虫时"虚虚"之弊。全方有扶正驱虫、驱邪而不伤正之特点。3日后复诊，谓服药后排出8条蛔虫，大便调，腹痛止，而余症同前。中病即止，故停用驱虫药，专以补气摄血法治其紫癜证。

驱虫时除要察其体质之强弱外，尚须察其有无兼症，湿热者应兼以清热利湿，胃寒者则兼温中散寒，积滞者兼消积导滞，总以恢复脾胃肠道的正常功能、营造不利于虫体存活的内环境为指导，以杜其病源。否则，一味以驱虫为治，则其虫旋逐旋生，终非上策。

第十三节　急性隐疹用补法

隐疹以皮肤不时出现隆起性红色风团块且瘙痒较剧为其临床特征。因其发病骤然，时隐时现，故名之"隐疹"，亦称"瘖癗""风斑""风丹"等。本病古已有之，于今为烈。早在《素问·四时刺逆从论》即指出"少阴有余，病皮痹隐疹"。《金匮要略·中风历节病脉证并治》曰："邪气中经，则身痒而隐疹。"近代环境污染严重，加上西药的致敏作用，使本病发病率愈高。其急性期发病多以风为主，如《诸病源候论·风瘙隐疹候》所言："小儿因汗，解脱衣裳，风入腠理，与血气相搏，结聚起，相连成隐疹，风气止在腠理，浮浅，其势微，故不肿不痛，但成隐疹瘙痒耳。"临床表现常挟热、挟寒或挟湿，其治疗则总以祛邪为主，或祛风清热，或疏风散寒，或疏风祛湿。但部分患者气血本虚，致表卫不固，营卫不和，易为风邪所侵。若在祛邪的同时兼以补虚，使其表卫固、营卫和，则易达邪外出，其效更捷。

如治某8岁男孩，其因皮肤反复出现风团10余日来诊。初病时无明显诱因，亦无发热，但见全身多处出现鲜红色风团，瘙痒剧烈，伴咽喉疼痛，先后服过氯苯那尔敏、阿司咪唑、维生素C，亦服过多剂祛风清热之中药，未见显效。现症见风团时隐时现，瘙痒，烦躁不安，纳呆，大便稍硬。询其平素动辄出汗，晨起喷嚏，易患感冒。察其面色苍白，背部及双下肢可见散在风团，大小不一，淡红，压之褪色，咽稍红；舌淡、苔白，脉细无力。审症求因，知其病初风团鲜红，咽喉疼痛，为风热外袭之证。但观察其面白，多汗，易患感冒，舌淡脉弱，是肺气虚弱之象。气虚不能固表，风热流连不去，故见风团色淡，时隐时退。乃诊断为肺气虚弱，风热留恋之隐疹。治以补肺固表，清透余热为法，方用玉屏风散加味：黄芪15克、白术8克、防风8克、豨莶草15克、苍耳子6克、荆芥8克、蝉蜕5克、毛冬青15克、连翘10克、炙甘草8克。3剂，复煎。嘱避风寒，戒食辛热之物及虾蟹鱼腥发物。药进3剂，风团基本消失，无瘙痒，出汗减少。风热已去，乃以治本为主。拟方：黄芪15克、当归8克、白术8克、豨莶草15克、党参15克、蝉蜕5克、陈皮5克、防风8克、山药15克、炙甘草8克。4剂。以补肺固表为主，少佐祛风之品，以巩固疗效。随访半年无复发。

又治邓某某，女，49岁，因全身皮肤出风团3日来诊。患者3日前进食鲜草菇后全身瘙痒，搔抓后出现风团，曾服阿司咪唑等药无效。现皮肤瘙痒甚剧，风团以面部、四肢明显，无发热，胃纳尚可，大便通畅，小便正常。平素常感头晕。察其形体肥胖，面色稍苍白，面部目睑浮肿，四肢可见片状风团，颜色淡红，压之褪色；舌质淡、苔白略厚，脉细。思其以皮肤出现风团、瘙痒为主症，乃风邪为患。风性主动，善行数变，故风团反复出现，瘙痒不止。其面目浮肿，当为风湿相搏，上泛于头面所致。而其面色苍白，时觉头晕，且舌淡，脉细，显为血虚之象。阴血不足，故风团颜色淡红。乃诊断为风湿相搏、阴血不足之隐疹。治以祛风除湿、养血通络为主。拟方：豨莶草30克、防风15克、荆芥10克、蝉蜕6克、苍术12克、木通12克、当归10克、玄参10克、泽泻20克、茯苓20克、毛冬青30克、甘草15克。3剂，复煎。嘱饮食宜清淡，忌食草菇、虾蟹等发物。3日后复诊，诉服药后风团逐渐减少，至昨晚风团全部消失，无瘙痒，面部、眼睑浮肿已消，胃纳二便佳。察其舌淡，苔白而不厚，脉细。知风邪已去，湿浊亦消，乃治以益气生血、固表和营为法。拟方：防风10克、白术10克、黄芪15克、党参15克、麦冬10克、五味子8克、生牡蛎30克、丹参15克、当归10克、陈皮6克、炙甘草6克。3剂，复煎。医嘱同前。随访1年无复发。

隐疹在现代医学称为"荨麻疹"，公认为变态反应性疾病，祖国医学称"癙赋不耐"是发病的基本原因，亦认为其发病与过敏体质有关。但从临床上看，患者对某种物质的过敏，往往仅在某一段时间存在，而不一定终生不变，说明"禀赋不耐"与机体脏腑气血调节密切相关。前述两病例分别有气虚、血虚表现，仅投治标药物疗效不佳，而分别用补肺固表、养血通络法后，即见显效。故对本证急性期的治疗，不能仅着眼于"祛邪"，若其阴阳、气血有所亏虚、失调，可及时调补之，此对疾病的迅速向愈有所裨益，对其远期疗效的巩固亦当大有帮助。

气虚者，可选用黄芪或玉屏风散，黄芪益气走表，有固表而托邪外出之功。血虚者可投以当归，其补血而活血通络，隐疹者皮肤红肿而呈团块状，多兼脉络壅滞，用当归最宜。同理，风热者亦最好选用既能清热、又能活血之毛冬青，兼血热者则用赤芍、牡丹皮。祛风之品，用消风散内之荆芥、防风、蝉蜕效佳。蝉蜕有"异性蛋白"之嫌，有人恐其反致过敏而忌用之，实则该药性味平和，祛风止痒效良，小儿用之甚宜，若无不良反应，可放胆用之。另有豨莶草，其味苦而微寒，善于祛风湿，通经络，用治隐疹效果亦好，轻者用15克，重者可用至30克，儿童酌减。此为上述病例组方选药之特点。

第三章 世家秘传

第一节　小儿哮喘，双期治疗

哮喘一证，以发作性之喘促哮鸣、呼气延长为主要特征。本证主要指支气管哮喘，亦包括部分反复发作的喘息性支气管炎等。支气管哮喘，是儿科常见的呼吸道变态反应性疾病。目前由于经济的迅速发展，人类所面临的变应原的种类和数量也不断增加，变态反应性疾病的发病率不断增长。在变态反应性疾病中，支气管哮喘占的比重较大，其发病率和死亡率呈世界性上升趋势。目前在我国的发病率为1%左右，南方明显高于北方，接近2%。从世界范围来看，经济越发达，其发病率越高（如香港，已达5%）。可以预见，随着我国经济建设的高速发展，其发病率可能会进一步提高。从1993年底揭晓的"全国95万儿童哮喘患病情况调查"的结果来看，以1～6岁发病率较高，3岁以内发病的占84.8%。因而控制支气管哮喘应重视儿童的防治工作，特别要从婴幼儿开始。

鉴于支气管哮喘对人类健康的危害，联合国卫生组织已将其列为重点防治的疾病之一。"支气管哮喘早期诊治的研究"被列为"九五"国家医学科技攻关项目。目前，现代医学对控制本病发作颇有捷效，但其副作用亦十分明显，且对根治尚无十分肯定的方法。

祖国医学对哮喘证之治疗，多以"发时治标，平时治本""发时治肺，平时治肾"为大法，对于急性发作期患者，一般分为冷哮、热哮而治。临床控制发作效果尚欠理想，是故前贤有"此为宿疾，不可除也"之叹。

黎炳南研究、治疗本证数十年，曾主持哮喘专科门诊多年，对其复杂的病因病理有独到的见解，他大胆打破传统治疗方法，采用三脏（肺、脾、肾）同治、气血同调、攻补兼施、寒热并用、收散并行等诸法并施，综合调治，不但能较快控制哮喘发作，且经缓解期的调治，能令其减少发作，症状减轻，乃至断根获愈。此项研究列入黎炳南带教研究生的课题及广东省自然科学基金管理委员会、广东省中医药管理局资助的科研课题，经多项科学实验，使其有效性及作用机制逐步得到阐明。1992年，黎炳南根据多年的经验，与科研单位合作研制成功"哮喘电子计算机专家诊疗系统"，使其丰富的临床经验得到进一步推广应用，此项成果已由广州市科委鉴定通过。

下面着重介绍黎炳南对本证发病机制的独特见解，以及治疗方法特点和专用方剂的特色和应用。

一、病机复杂，寒热虚实互见

对于哮喘的发病机制，黎炳南认为：本证发病之根，在于素有胶固之痰内伏，一旦为外邪所触发，则痰随气升，壅阻气道，痰气相搏，肺气郁闭，于是喘促痰鸣，发为哮喘之证。内伏之痰，非生于肺，而当责之于脾。脾主运化，失于健运则聚湿生痰，内伏于膈，酿成病根。肾虚不能主水，亦可积湿成痰；若失于摄纳，则气不归根而加重病情。肺卫不固，易为外邪所犯，此即本证反复发作之因。久病不愈，则其虚益甚。无论因虚而病，或因病而虚，总不离正气虚弱。因此，哮喘发病的关键是，正气不足为病之本，宿痰内伏为病之根，感触外邪为诱发之因，气闭喘鸣为病之标。

对于正虚、痰伏为病机之关键，古今看法大致相近。而对将病证性质分为寒、热两类，临证分热哮、冷哮而治的传统观点，黎炳南则有自己独特的见解，其认为，从整体上、本质上来看，哮喘的性质是寒，而少有单纯的热证。其根据如下。

由发病季节观之，大多数患者发作最频是在秋冬之交或冬春之交，特别是寒风乍起、气温骤降之际。

从昼夜发作时间看，患者多在阴寒最盛的深夜病情最重，至日出阳盛，则病情可自然减轻甚至消失。

从患者对寒、热的反应看，多数患者喘作时恶风寒而喜衣被，每因进食寒凉生冷之物而加重病情，甚至因饮冷水或萝卜汤之类而诱发哮喘。医者用药不当、苦寒过甚，而致病情加剧的病例，屡见不鲜。相反，患者对"热"的反应大多良好。保暖、饮热水或用姜片擦背等，患者多感较为舒适。临床甚至可以观察到，某些患者兼患风热感冒或乳蛾而致发热时，哮喘不一定发作，原有哮喘者也不一定加重。而一旦汗出热退，哮喘反而发作，原有哮喘发作者则往往病情加重。

以上所述，揭示了与哮喘发作直接相关的实质性因素是寒。不可否认，患者亦可有"热"的表现，但要做具体分析，万勿被假象所迷惑。比如，有些患者看上去似有"热"的表现，如唇舌偏红、咽红、脉数等。但这里有两种情况：一是假热，因喘逆气闭、脉络瘀阻而致唇舌暗红色深，最易被误为热证之"红"；咳频时咽喉为逆气冲击，可见色略偏红，但不能就此断定为纯热证；喘作时，不论寒热虚实，其脉必数，故数脉不能作为"热"的依据。此类假热，宜当详辨。二是可能患者确实有"热"，但往往只是"兼热"，即寒热兼夹中的"热"。审其症，辨其因，仍然可以发现其寒的本质。比如，患者常因感寒饮冷而发病；夜寒阴盛时症状益甚；过用苦寒，病反增剧；等等。因此，一般来说，哮喘的本质仍以寒为主。小儿易寒易热，寒热常同时兼夹出现，不宜把某些局部的热象作为哮喘发作的主因。实质上，寒才是导致哮喘发作的主因。临床上，哮喘发作以寒性哮喘及寒热兼夹者最为多见，而少有纯热无寒、能纯用清热剂治愈的病例。故此，把哮喘分为热哮、冷哮而治，并不能体现该病本身的发病规律及治疗规律。

二、法重温、补，擅用多法并行

本证病机复杂，变化多端。施治之要，黎炳南主张从本证的复杂性出发，既要突出重点，又要全面兼顾。其重点，在于抓住正虚、寒凝的本质。而对错综复杂的变化，则要全面兼顾，以"间者并行"（《素问·标本病传论》）为指导，灵活运用三脏同治、攻补兼施、寒热并用、气血同调、收散并行诸法。

概言之，在散邪、化痰、平喘的基础上，特别注重补虚、散寒，擅用三脏同治、攻补兼施、寒热并用、气血同调、收散并行诸法，是黎炳南治疗哮喘的重要特色。

1. 三脏同治

本证与肺、脾、肾三脏关系最为密切，不管发作期或缓解期，均应着眼调治此三脏。治法可以六字为要诀，即"理肺、补肾、扶脾"。前人有"发时治肺，平时治肾"之说，以此言其治疗之重点则可，若囿于此论而只单治某脏，则有失偏颇。

（1）理肺：证发之时，病位在肺，邪气外犯，肺卫首当其冲，故治以宣肺散邪为先，此其一；伏痰触发，痰阻气闭，此时以化痰定喘为急为要，此其二；久病肺气虚耗，卫外不固，故益肺补气，宜当注重，此其三。

（2）补肾：肾主纳气，为元气之根。本证多发于肾气未充之稚童，亦可自愈于肾气充盛之青春期，故肾与本证实有重要关系。肾为先天之本，为五脏六腑之根，补肾可改善各脏腑之功能，减少疾病之罹患。不发之时投以补肾之品，不但可以巩固疗效，尚可减少发作，直至获得痊愈。即使在发作时，只要有肾虚而气不归根之象，亦应投补肾纳气之品，有些屡治不愈者，每可因此而获良效。

但小儿肾虚之象，临证易被忽视。此乃因小儿多无腰酸耳鸣之诉，更无精室胞宫之变，虚象每被标症所掩盖。辨证当据小儿之特点，审其先天禀赋之强弱，发病之久暂，观其神色形态，参合指纹脉象，方能不至于漏诊。凡早产羸弱，久病不愈，神萎面㿠，发稀齿迟，目眶黯黑，鸡胸龟背，立迟行迟，肢冷遗尿，自汗盗汗，指纹淡而不显，脉沉无力等，均为肾虚之征，宜当补之壮之。此为审察小儿肾虚之要。

（3）扶脾：本证"急时治肺，平时治肾"，言固有理。然"脾为生痰之源"，故补脾亦有重要意义。程钟龄曰："外感之喘，多出于肺，内伤之喘，未有不由于肾者……参、术补脾土以生肺金，金旺则能生水，乃隔二、隔三之治也。"（《医学心悟》第三卷）本证久延，可本"执中州以运四旁"之法，健脾以充养后天生化之源，对于肺、肾之虚亦大有裨益。

2. 攻补兼施

本证既发之时，虽应治肺攻邪为主，然亦应辅以扶正之法。本证常因脾虚而痰浊内生，外邪每因肺卫不固而外袭，外邪触发伏痰而哮喘乃作。明于此理，可知专于治标则痰随去随生；若攻伐无度，更致正气内馁，无力祛邪外出。即使病暂愈亦易遇邪而时时复发。故专于攻邪者，往往难以奏效。更有兼见肾虚不纳者，亦必于降肺气中伍以补肾纳气之品，方能使肺得肃降，肾得纳气，二脏各司其职，哮喘乃平。此为攻邪不忘补虚之意。

至于不发之时，宗"缓则治其本"之义，当以扶正固本为主，且须坚持服药，争取体质的根本改善，必致元气渐充，庶可望其渐愈。然哮喘一时平息，而伏痰实未尽去，故亦当酌情加入宣肺化痰之品。哮喘初平，尚可继续投以适量麻黄、桂枝之类；喘已大定，则配用陈皮、法半夏之属，以求除邪务尽，此即补虚勿忘攻邪之意，对巩固疗效，争取彻底治愈有其重要意义。近代医学研究发现，哮喘患者缓解期虽无喘症，但其支气管仍有炎症和痉挛，闭合气量增大，故认为扩张支气管药物不宜中断，以求彻底缓解，否定了过去认为哮喘缓解后生理功能即恢复正常的不正确看法。黎炳南在缓解期的治法与现代科学研究的结论有异曲同工之妙。

3. 寒热并用

如上所述，本证多以寒为主，但亦时有挟热之象，在患儿中尤为多见。比如在外感风寒的同时，可兼见咽喉红肿（肺胃有热），或大便臭秽（大肠积热），或痰稠色黄（痰郁化热）。此外，上热（肺热）下寒（脾肾阳虚）之证亦不少见。此时不可纯温以助热，亦不可纯清而增寒，当斟酌病机，在疏散风寒的同时兼以清热利咽、清肠降热、清化痰热，或上清肺热、下温脾肾。用药宜分经别脏，令其各归本经，寒热并行，冀于复杂证情中，使寒、热之邪分途而去。

尤须注意"寒则收引"，寒胜则肺系收引，气化凝滞，最易诱发哮喘或加重病情。尝见久喘患者，每因饮萝卜汤、白菜汤之类而哮喘立作，服氨茶碱亦不能缓解，而与姜片或当归嚼服，则喘即减轻。故久喘者，最忌寒凝之品。证属寒热夹杂者，不宜纯用寒凉，必须寒热并用，方为善法。

4. 气血同调

本证病发在肺，而肺朝百脉，主一身之气，气郁则必致脉络壅遏不通，甚而演成心血瘀阻之变证。因而部分患者病重时会出现面唇、爪甲青紫，右胁痞块增大，舌质紫暗等瘀血之见证。

施治时，应预见病理之发展，先行截断其演变过程，在宣肺降气的同时，加用活血通络之品，如桃仁、毛冬青、丹参、当归等。血和则气顺，脉络畅通，有利于气机之恢复，加速疾病向愈。

若待瘀证外现才予处治，则气滞血瘀互为因果，形成恶性循环，治疗十分棘手。故黎炳南主张气血同调，哮喘发作初期，必早用活血之品；瘀证已现，则必重用祛瘀通络。

5. 收散并行

本证每因感触外邪而起，故疏散外邪为常用之法。而喘发则肺气为之耗散，亦不可不虑，应配用酸收之品，以防肺气之耗散，使散邪而不损肺气，敛肺又不碍散邪，使用得宜，每获良效。张仲景之小青龙汤，即寓此意。

此外，喘发者常以麻黄、桂枝等散邪定喘，而于久病多汗者，则有助汗伤正之虞，此时亦宜投敛汗之品，收散并行，而标本可得兼顾。

6. 刚柔相济

小儿阴阳稚弱，脏腑娇嫩，过用辛燥可耗气伤阴，过用滋腻则碍于运化而滋生痰浊，于本证均非所宜。故寒而当温者，须温而不燥，如附子、肉桂，可配熟地黄、山萸肉之类。此则既无辛燥之弊，又有"阳得阴助而生化无穷，阴得阳升而泉源不竭"（《景岳全书》卷五十）之妙。若阴虚宜滋养者，则当滋而不腻，如熟地黄配陈皮、法半夏之类，张景岳之金水六君煎，即为其例。

三、治用专方，临证变通

根据哮喘的发病特点，黎炳南以上述治法熔于一炉，精选效药，制定哮喘Ⅰ号基本方及哮喘Ⅱ号基本方，分别用于发作期及缓解期。其制定哮喘基本方的目的，不是认为证情单一，可以一方统治一病，恰恰相反，而是在哮喘发作期的复杂病机和临床表现中，抓住主要症结——病因以正虚、痰伏为主而兼夹外邪，病机以气闭为主而兼夹血瘀，病变性质以寒为主而又寒热互见，因而制定了能调治肺、脾、肾三脏，而又能外散风寒而内清痰热、气血同调、攻补兼施的发作期基本方。又抓住缓解期的主要症结——肺、脾、肾虚弱，气血不足，伏痰未尽，因而制定了能理肺、补肾、扶脾，且兼除痰浊的缓解期基本方。但临证尚须根据患者的个体特点、病情的复杂变化而灵活变通施治。

1. 发作期治疗

主方：哮喘Ⅰ号基本方（麻黄、细辛、苏子、葶苈子、鹅管石、五味子、五指毛桃根、毛冬青、当归、炙甘草）。

功效主治：化痰定喘，散寒清肺，扶正祛邪。主治哮喘发作期。

组方特点：历代治喘名方，各有所长，多有采用相反相成之法并行者。如汉代张仲景之小青龙汤，用麻黄、桂枝及五味子，一散一收，发散寒邪而收敛肺气。定喘汤（《摄生众妙方》），用麻黄及桑白皮、黄芩，温清并施，外散风寒而内清肺热。苏子降气汤（《太平惠民和剂局方》），用降气除痰之品合当归、炙甘草，祛邪与扶正并行，为治体虚哮喘之良方。

黎炳南经多年临床观察，发现喘作者以外感寒邪、痰郁化热而正气不足者最为多见，乃于基本方中用麻黄、细辛宣肺定喘，温散寒邪；毛冬青清热且祛瘀通络；苏子、葶苈子、鹅管石降气除痰；五味子、鹅管石敛肺纳肾；五指毛桃根、炙甘草扶中益气兼助化痰。全方兼顾三脏，气血同调，外散风寒而内清痰热，攻中有补，散中有收，验之临床，每获良效。与上述古方相比，另有新意。

基本方之变通运用：本基本方适用于大多数哮喘发作期患者，但绝非一成不变、以一方统治一病。临证必须审慎辨证，灵活化裁。小儿易寒易热、易虚易实，病情复杂多变，尤须注意。

依据寒、热、虚、实的主次及其兼夹情况，病情大致有四种变化，可根据基本方变通运用之。

（1）外寒内热

症候特点：气喘哮鸣，呼气延长，咳嗽，痰白或黄，恶寒怯风，可有发热或咽喉红肿；舌淡红、苔黄或白，脉浮而数。

辨证要点：外感风寒，肺经郁热；邪实为主，正虚不甚。

治法：散寒平喘为主，佐以清肺利咽。

常用方药：麻黄、细辛、苏子、葶苈子、五味子、毛冬青、蚤休、射干、五指毛桃根、炙甘草（即哮喘Ⅰ号基本方去当归、鹅管石，加射干、蚤休）。

加减法：壮热者，加青蒿、大青叶。喘甚者，加地龙。痰多者，加桔梗、天竺黄。多汗而无发热者，加山萸肉、龙骨。便结臭秽者，加胖大海。

【案一】卢某某，男，4岁。1991年5月17日初诊。

诉气喘咳嗽5日。患儿有哮喘病史2年，因受凉而复发，经当地医院治疗后未效。现气喘夜甚，咳嗽痰少，流涕，无发热，胃纳二便尚可。察其面色略红，咽红；舌质稍红、苔白，脉浮略数。双肺听诊闻喘鸣音。诊断：哮喘发作（外感风寒化热）。治法：宣肺散寒，清热化痰平喘。拟方：

麻黄6克	五味子6克	射干8克	桔梗8克
毛冬青12克	鹅管石15克	细辛3克	五指毛桃根18克
蚤休10克	炙甘草10克		

4剂。以2碗水煎取大半碗，分2次服，复煎之药液1次服完。嘱避风寒，戒食生冷及燥热之物。

5月21日二诊，服上药后喘咳已止，双肺喘鸣音消失。除出汗稍多，间有流涕外，余无不适，此乃邪渐去而正亦伤之故。乃拟益气养阴，兼疏风、清咽、除痰之剂。拟方：

五指毛桃根20克	麦冬12克	毛冬青12克	鹅管石12克
茯苓12克	法半夏8克	蚤休8克	紫菀8克
麻黄4克	五味子6克	炙甘草6克	

4剂。

三诊，诸症悉恙，乃按缓解期治法调治之。

（2）寒邪犯肺

症候特点：发病多由感寒饮冷而起，气喘哮鸣，甚则唇周发绀，不得平卧，咳嗽痰白，面色苍白带青，形寒肢冷，咽不红或暗红；舌淡红或略淡、苔白滑，脉尚有力。

辨证要点：寒邪犯肺，痰凝肺络；邪实为主，正虚为次。

治法：散寒平喘为主，兼以护正。

常用方药：麻黄、桂枝、细辛、苏子、葶苈子、五味子、鹅管石、当归、五指毛桃根、炙甘草（即哮喘Ⅰ号基本方去毛冬青，加桂枝）。

加减法：痰多者，加陈皮、法半夏。喘甚唇绀者，加丹参、桃仁。多汗者，加龙骨。腹胀满者，加厚朴。

【案二】刘某，女，7岁。1991年4月20日初诊。

患儿反复发作哮喘3年，复发1周，经西药治疗未见明显好转，时轻时重。现气喘夜甚，胸闷憋气，时须起坐，伴咳嗽，痰稀白，多汗，胃纳欠佳，二便尚可。察其面色苍白带青，唇舌略暗，苔白厚，脉浮滑。双肺听诊满布喘鸣音。诊断：哮喘发作（寒凝肺络），治法：温肺化痰平喘为主。拟方：

麻黄6克	葶苈子6克	当归6克	桂枝12克
苏子8克	五味子8克	法半夏8克	炙甘草8克
龙骨20克	鹅管石20克	丹参10克	五指毛桃根15克

3剂。复煎，分3次温服。

4月23日二诊，服上药后喘作逐日减轻，昨晚仅下半夜闻少许喘声，无须起坐，精神胃纳明显好转，出汗稍多；苔白略厚，脉滑。双肺闻少许喘鸣音。药中病机，仍按前方加减调治。拟方：

麻黄6克	葶苈子6克	当归6克	苏子8克
五味子8克	法半夏8克	山萸肉8克	炙甘草8克
细辛3克	五指毛桃根20克	龙骨20克	鹅管石15克

4剂。

4月27日三诊，喘咳止，出汗稍多，手足欠温；舌淡苔白。双肺呼吸音清，未闻啰音，此为邪去正虚之象，按缓解期治法调治之。

（3）阳虚感寒

症候特点：气喘哮鸣，不得平卧，唇周发绀，咳嗽，痰稀色白，不发热，面色苍白青灰，肢冷，多汗，咽色淡白；舌淡暗、苔白或白滑，脉无力。

辨证要点：感受寒邪，肾虚不纳；阳虚为主，邪实为次。

治法： 散寒平喘、温肾纳气。

此类患者症情多较重，若仅宣肺散寒，收效甚微，往往屡治不愈。若大胆加用温肾纳气之品，每见病有转机。

常用方药： 肉桂（焗服）、补骨脂、当归、麻黄、细辛、苏子、葶苈子、鹅管石、五味子、炙甘草（即哮喘 I 号基本方去五指毛桃根、毛冬青，加肉桂、补骨脂。）

加减法： 喘甚而唇绀者，加丹参、桃仁。痰多者，加陈皮、白芥子。多汗者，加龙骨、牡蛎。

【案三】 缪某某，男，10岁。1993年3月25日初诊。

因反复发作哮喘7年，复发2个月来诊。

患儿3岁起反复喘咳，屡经中西医治疗，仍时作时止。2个月前喘咳复作，近日加重，经静脉滴注抗生素、地塞米松，以及先后服用氨茶碱、强力氨喘通、特布他林等，症状时轻时重。昨夜气喘哮鸣加重，不得平卧，起坐不能成眠。喘甚时多汗、唇绀、四肢惕跳，咳不多，痰白量少。察其形体略胖，面色潮红，肋缘外翻，肢冷；舌红、苔白略厚，脉略数而无力。听诊双肺满布哮鸣音，呼气延长。

患儿面红、体胖与久服激素有关，是假象。而病程长、遇寒而喘甚、痰白、肢冷、骨骼畸形、脉无力，乃肾阳不足之征。诊断：为阳虚感寒所致之哮喘发作。治法：温肾纳气，宣肺平喘为法。拟方：

麻黄10克	五味子10克	当归10克	法半夏10克
苏子10克	炙甘草10克	葶苈子8克	陈皮8克
鹅管石30克	肉桂（焗服）5克	细辛5克	熟地黄30克

3剂，再煎，分3次温服。

3月28日二诊，服上药1剂后，当晚哮喘明显减轻，可平卧。3剂服毕，喘咳止，精神、胃纳好转，唇绀消失，手足转暖，双肺喘鸣音消失。已嘱停用西药。药中病机，阳气复则阴霾自散，肾纳气而肺气亦降，故喘咳得止。但喘初平，未可骤停宣肺平喘之品，故仍守前方，麻黄减量至8克，续进3剂，以巩固疗效。

3月31日三诊，喘咳无复发，唯觉喉间有痰，夜间盗汗，呼吸平顺，早晨喷嚏涕清；舌淡红、苔白，脉无力。此为正气不足，余邪未尽之征，治以扶正为主，兼以祛风除痰。拟方：

五指毛桃根20克	法半夏10克	苏子10克	白术6克
陈皮6克	茯苓15克	鹅管石15克	当归8克
补骨脂8克	山萸肉8克	炙甘草8克	五味子5克

4剂。

嘱服药后若无复发，仍需按缓解期治法，坚持长期调理，方可冀望断根痊愈。

（4）气阴两虚

症候特点： 气喘哮鸣，呼气延长，咳嗽痰白或略黄，自汗盗汗，面色苍白或颧红，咽色淡或略红；舌淡或嫩红、苔白或略黄而干，可见剥苔，脉细无力。

辨证要点： 气阴两虚，感邪而发。虚多实少，或虚实并重。

治法： 益气养阴、宣肺平喘。

常用方药： 麻黄、细辛、苏子、五味子、毛冬青、青黛（或大青叶代）、海蛤粉、五指毛桃根、麦冬、炙甘草（即哮喘Ⅰ号基本方去葶苈子、鹅管石、当归，加青黛、海蛤粉、麦冬）。

加减法： 喘甚者，加地龙干。痰多者，加桔梗、浙贝母。痰稠难咯者，加天花粉、沙参。多汗者，加龙骨、山萸肉。便结者，加胖大海。

【案四】 单某，女，6岁。1992年1月12日初诊。

患儿反复哮喘发作2年多。1周前受凉后复作哮喘，以夜间为甚，喘甚时汗多湿衣，伴咳嗽，痰少难咯，无发热、咽痛。胃纳欠佳，大便干结。形体消瘦，面色苍白；唇舌略红、苔白、中有剥苔，咽稍红，脉细弱略数。双肺听诊闻喘鸣音。患儿喘作时间较长，气虚及阴虚之象兼见。若独治标症，恐更伤正气，乃以标本兼顾、气阴两补为治。治法：宣肺平喘合补益气阴为主。拟方：

麻黄6克	细辛3克	苏子8克	五味子8克
炙甘草8克	天花粉10克	麦冬10克	胖大海7克
青黛4克	沙参12克	毛冬青15克	海蛤粉20克

3剂，复煎。

1月15日二诊，服前药后，症状逐日减轻。现已无喘，咳少，大便转软；舌尖红、剥苔，脉细，双肺听诊未闻喘鸣音。成效初见，仍守前方，麻黄减至4克。续服3剂。嘱愈后仍坚持调治，以防复发。

2. 缓解期治疗

主方：哮喘Ⅱ号基本方（当归、熟地黄、党参、白术、茯苓、陈皮、法半夏、五味子、鹅管石、炙甘草）。

功效主治：滋养肺肾，健脾除痰。主治哮喘缓解期。

组方特点：治哮喘甚难，不仅在于平息哮喘不易，更由于其病根深痼，难以卒除。欲使断根获愈，有待于患者体质的全面改善与恢复，此亦本方组方之出发点。其特点，一是肺、脾、肾三脏同治，益气养血同施，若能持之以恒，多有效验；二是补虚勿忘祛邪。缓解期喘虽止而伏痰未尽，补中佐用行气消痰之品，能减少哮喘发作，以利其渐趋康复。

本方以党参、白术、炙甘草培土生金、益气固表，以熟地黄、当归滋肾养血活血，法半夏、陈皮、茯苓除痰祛湿，鹅管石化顽痰、纳肾气，五味子敛肺肾、止虚汗，合奏补虚除痰之功。

基本方之变通运用：从阴阳而言，缓解期之患者可有偏阳虚或偏阴虚之别。其中偏阳虚者颇常见；单纯阴虚则较少，而以气阴两虚者居多。二者可按哮喘Ⅱ号基本方分别加减调治之。

（1）阳气虚弱

症候特点：面色苍白，畏寒肢冷，多汗，纳呆便溏，或时时喉间痰鸣，尿频遗尿；舌淡苔白，脉无力。

辨证要点：肾阳不足，火不暖土。

治法：温肾健脾为主，注意温润勿燥。

常用方药：巴戟天、补骨脂、熟地黄、当归、党参、白术、茯苓、法半夏、陈皮、五味子、鹅管石、炙甘草（即哮喘Ⅱ号基本方加补骨脂、巴戟天）。

加减法：肾阳虚甚者，加淫羊藿、紫河车。肺脾气虚明显者，加人参、黄芪。多汗者，加黄芪、牡蛎。时时晨起喷嚏、流清涕者，选加苍耳子、辛夷花。

【案五】潘某某，男，8岁。1992年8月19日来诊。

患儿有哮喘病史6年，经中、西医治疗效果甚微。曾连续作脱敏治疗半年，治疗期间好转，停止治疗后复发如故。近期每月均发作1次以上，严重影响患儿的身体健康，以致无法正常上学读书。

1992年7月29日因哮喘发作两日初次来本院求治，以哮喘Ⅰ号基本方加减予服，药进3剂即止喘。乃逐渐减少麻黄、细辛用量，加用补骨脂、淫羊藿、当归、党参等温补脾肾之品，继续调治。

现症：患儿喘止半月余，无咳，精神好转，胃纳欠佳，出汗稍多，二便尚可。察其形体消瘦，面色苍黄晦滞，目眶明显黯黑，四肢不温，咽微红；舌淡红、苔白略厚，脉细弱。辨证：证属哮喘缓解期，呈脾肾阳虚之象。治法：以温肾健脾为主。但其咽微红，余热未清，应佐用清咽之品。拟方：

巴戟天8克	白术8克	紫河车12克	黄精15克
当归6克	人参叶6克	甘草6克	毛冬青20克
法半夏10克	藿香10克	茯苓10克	神曲10克

5剂。复煎，分3次温服。嘱戒食寒凉生冷及滋腻之物。

服药后病情稳定，乃继续按前法调治。咽不红时，去毛冬青、人参叶，选加党参、黄芪、淫羊藿；喉间有痰时，加陈皮、僵蚕；早晨频作喷嚏、流涕时，选加苍耳子、辛夷花；多汗时，加五味子、龙骨。初期每周服药4～5剂，5个月后每周服2～3剂，共治疗1年，病情稳定，形体渐丰。除1993年4月因饮食不慎轻度发作1次外，随访至1996年1月均未见再次复发。

（2）气阴两虚

症候特点：面色苍白或萎黄，自汗盗汗，四末不温，或五心烦热，纳呆，便结或稀溏，咽色淡或略红；舌淡或边尖红，可有剥苔，脉细无力。

辨证要点：气阴两虚，多呈脾肾气虚及肺肾阴虚之症兼夹出现。

治法：以益气养阴为主。注意用药勿温燥伤阴，亦不可滋腻碍脾。

常用方药：熟地黄、党参、麦冬、茯苓、法半夏、陈皮、五味子、青黛、海蛤粉、炙甘草（即哮喘Ⅱ号基本方去白术、当归、鹅管石，加麦冬、青黛、海蛤粉）。

加减法：咽红明显者，去党参，加人参叶、射干。多汗者，加生牡蛎、山萸肉。便结者，加胖大海、玄参。容易感冒者，加黄芪、防风。

【案六】李某某，男，6岁。1993年2月6日来诊。

患儿反复哮喘发作4年，近年每月发作1～2次，常须急诊救治方可暂愈。1993年2月3日因哮喘发作来诊，经以哮喘Ⅰ号基本方加减调治，服药3剂后，喘止。

现症：患儿无喘咳，无不适，胃纳二便尚可，出汗略多，平时易患感冒。察其面色苍黄，形体消瘦，唇红，咽稍红，双侧扁桃体Ⅱ度肿大；舌淡红、苔白略厚，脉细。辨证：气阴两虚，余热未清。治法：益气养阴为主，佐用清热利咽。拟方：

人参叶6克	五味子6克	麦冬10克	大青叶10克
毛冬青15克	海蛤粉20克	熟地黄20克	陈皮5克
法半夏8克	山萸肉8克	炙甘草6克	

4剂。复煎。嘱戒食燥热及寒凉生冷之物。

2月10日二诊：病情稳定，无何不适，出汗减少，查其咽充血减轻；舌苔不厚，略有剥脱。此其余热已清，痰湿消减，治以益气养阴为主。拟方：

　　熟地黄15克　　海蛤粉15克　　党参15克　　女贞子12克

　　麦冬12克　　　茯苓12克　　　法半夏8克　陈皮5克

　　五味子5克　　炙甘草5克　　　青黛3克

4剂。

尔后患儿病情稳定，仍嘱其每周服药4剂，方药按上方随症加减。扁桃体红肿较明显时，去熟地黄，加射干、岗梅根；便结时，加玄参、胖大海；多汗时，加生牡蛎、山茰肉。

经治疗4个月后，仅曾轻度哮喘发作1次。乃嘱服药减为每周2剂，继服3个月，未见病情复发。停药观察，随访至1994年12月底，已正常上学读书，未见宿恙复发。

四、用药特点

黎炳南治哮喘的用药有三个特点。

一是精选效药。遣药组方，决不从相类药中随手拈来，必精选对哮喘有相当功效之药物，若能同时对兼症有治疗作用者，优先选用之。其中有从勤求古训、钩深索隐中获取者，亦有从搜集民间经验中获取者，且都必经自己多年临床所验证。

二是及病则已。其善于体念患者正虚邪实的特点，强调攻邪毋过当，以免玉石俱焚；慎用大寒大热，以防矫枉过正；对于婴幼儿，极少投大苦之黄连、黄芩、辛辣之干姜、吴茱萸亦不多用，以免随饮随吐，反致无从调治。用药一定要随症情的变化而调整，病重则药重；病情缓解时，则少用药性峻烈之品，药量方面亦要相应减轻。攻止进退有度，皆以保护患者正气为原则。

三是重兵治乱。在病机的关键之处，所选药物的药性药量，必以克病取效为首务，不唯"轻清"而自囿。故邪深病重者，峻药在所不禁，大量适足取效。倘药力不济，反迁延时日，虚耗精气，故药轻亦可伤正。黎炳南认为，药重病轻，正气受之，应以为戒。但药重病重，其病当之，"有故无殒"，无须犹疑。当然，药峻量重，乃不得已而为之，切不可滥用、久用。

黎炳南的用药经验，从下述药物的运用中可见一斑。

1. 麻黄

本品辛温，入肺，擅于宣肺平喘，为定喘要药，而临床上常被畏忌而不敢多用。

其一是怕发汗，因哮喘发作时患者往往喘而多汗，唯恐用之而汗出不已。其实喘而多汗者，是肺气闭塞，表卫空虚，津液不摄而外泄为汗。此时大胆使用麻黄，令肺气宣通，卫阳恢复，则汗出自止。对平素表虚多汗者，可配用白术、五味子以固表止汗，收散并用，则喘可平而其汗亦止。

其二是夏月畏用麻黄。前人有"夏月之用香薷，犹冬月之用麻黄"之说。因而在使用解表药时，夏令多取香薷而舍麻黄。对于一般外感表证，这是可取的。但对于哮喘则不然，麻黄宣肺定喘力宏，无药可以取代。因此，据"有是病而用是药"之理，可照用无妨，用药虽应考虑季节，但又不可拘于季节，总当以病症为据。

其三是气喘者多有心悸，于是怕用麻黄会加快心率。据药理研究，麻黄有兴奋心脏的作用，单独用之或可使心率加快。但中医用药是从整体观念出发，配方多从全面考虑。心率加快者，是哮喘发作时肺气不宣、心血瘀阻所致，以麻黄配合化痰通络之品，令其气顺血和，则其喘自平，心悸自息。

2. 细辛

本品性味辛温，入肺、心、肾，功能发表散寒，温肺化饮。对外感风寒所致之哮喘发作，配合麻黄常有卓效，但要注意用量适当。古有"细辛不过钱"

之说，实指用于散剂时之用量。若用于汤剂，成人可用6～8克，小儿用2～4克（1岁以下用1克），中病即止。近有谓细辛含马兜铃酸，可致肾小管功能受损、甚至引发肾癌，因而对其避之唯恐不及。此乃只知其一，不知其二。现研究证实，马兜铃酸只存于其叶，其根和根茎几乎不含马兜铃酸。李时珍《本草纲目》早就指出细辛"辛，温，无毒"，然只用其根。不知何故近代用其全草，《中药学》教材亦然，以致引起肾损害病例的出现。目前我国已把细辛的药用部位由全草改为根和根茎，不必再对之谈虎色变了。

3. 桂枝

本品性味辛、甘、温，入肺。用于寒喘者，用量宜偏重。哮喘者肺气郁闭，最忌寒凝，而桂枝温通经脉，效用卓著。寒象明显者，桂枝非重用而不能奏效。今之桂枝，质量常非上乘之品，故量轻则不能为功。幼儿可用6～10克，年长儿可用至15克，成人常需15～30克。多汗者可配等量白芍同用，以制约其辛散之性。

4. 毛冬青

本品味略苦，微寒，其功效一可清金泻肺，二可祛瘀通脉，三可化痰止咳。一物而多用，对内蕴痰热、气血瘀阻者甚为适合。其清肺之功不亚黄芩，而无苦寒之弊，小儿易服用，为黎炳南最常用药物之一，因其能祛瘀通络，即使热象不明显者，用亦无妨，此乃"去性取用"之意。寒象明显者，则易以当归。

5. 鹅管石

本品性味甘而微温，功能温肺化痰，温肾纳气，对寒喘顽痰者尤宜。久病肾虚，发作时用之尚能助患者纳气定喘，配合五味子可加强其功效。用量为12～20克。

6. 当归

本品味甘、辛，性温，对虚寒发喘者用之尤宜。《神农本草经》卷二《草（中品）》谓当归"主咳逆上气"，此功效常为今人所忽视，近年中药书对此已多略而不载。实际上，久病者多兼气血虚弱，脉络瘀阻，黎炳南常喜用本品以补血扶正，活血去瘀，令"血和则气顺"，而达止喘咳之目的，用之得宜，每获捷效。偏热者，自不宜用。

7. 熟地黄

本品性味甘而微温，因其滋养肺肾而为缓解期所常用。对于哮喘发作期，则常因其性滋腻而为医者所嫌忌。若从配伍上着眼，则哮喘发作期不但可用，且有其独特之功效：一是痰湿内盛而肺肾阴虚明显者，用香燥化痰除湿之药配用本品，则香燥化痰而不耗阴，滋养肺肾而又不滋腻助痰，此即"润燥互用"之谓。二是肾阳虚需用附子、肉桂者，可以熟地黄制其辛燥，助其化源，令其温而不燥。

8. 黄芪

本品性味甘而微温，善补脾肺之气。但其药性升提，对于气逆而喘者，一般不宜滥用。但一药之性不能代表一方之性，若配用降气定喘之品，升降并用，对某些肺脾虚甚而见面色苍白、气短声怯、动辄多汗、纳呆便溏、舌淡苔白、脉弱无力者，酌情试用之，往往能加速患者向愈。

此外，人参、党参等亦有类似情况，气虚者可酌情用之。

9. 五指毛桃

本品又名土北芪、南芪，广东习以"五爪龙"为处方名，为桑科植物粗叶榕的根。而五爪金龙（葡萄科植物狭叶崖爬藤）及五龙根（桑科植物掌叶榕）、五叶藤

（旋花科植物五爪金龙的根）亦名"五爪龙"，其性味功效各异，不可混用。此药性微温，味甘而气香，功能补脾益气化湿，兼能平喘化痰止咳。其补气功近黄芪，产于南方，故又名南芪。虽补气功效不及黄芪，但无黄芪升提之性，对虚人哮喘须降气平喘而不宜用黄芪者，尤为适合。且其兼能平喘化痰除湿，故黄芪、党参、白术皆有不及之处。其性味平和、气香，易为小儿接受，此为其又一优点。小儿用量为15～20克，年长儿可用至30克。黎炳南不但以之入药，还推荐作饮食疗法之用，以适量五指毛桃根加鸡或猪肉、排骨等煮汤饮服，味道鲜美，益气化痰，补而不温不燥，诚为调补身体时药食兼宜之佳品。

第二节　顽固性哮喘辨治经验

顽固性哮喘，指哮喘发作频繁，或发作持续，迭用中西药难以缓解者。传统治疗方法，是以发时治肺、治标攻邪为主，临床分寒性、热性哮喘为治。黎炳南研究、治疗哮喘多年，认为顽固性哮喘病机复杂，沿用常法往往难以奏效。故其常据患者之病理特点，灵活变通施用多种治法，取得良效。兹以跟师所见，简介其治法数则。

一、温下清上

据黎炳南观察，患者出现上热下寒者不少，而单纯之实热证则不多。若见痰黄、咽红或唇舌偏红、苔黄等症，未可遽下"实热"之定论。四诊详审，常可发现部分患者有脾肾虚的表现，如面色苍白、自汗、肢冷、尿频、便溏、脉细无力，甚至张口抬肩、气短不续等肾虚不纳，气不归根之症。本病多起于感寒饮冷，夜寒阴盛时症状益甚，过用清凉则病反增剧。上热，多为局部之兼症，而非哮喘发作的主要病因。下寒，才是病发之主因。辨证时须注意，唇舌暗红色深，为气郁血瘀之征，但易误作热证；哮喘发作时，不论寒热虚实，其脉必数，不能单凭此作热证之据。黎炳南的经验，哮喘切忌过用苦寒，若忽视下寒而把上热作为主因，甚至把假热误作真热治疗，必然加重病情。下寒上热者，治以温下清上法，可选补骨脂、巴戟天、紫河车、肉桂、当归、白术以温补脾肾；选用蚤休、毛冬青、黄芩、射干等以清上热。一寒一热，各有归经，自能温下清上，各行其功。曾治苏某，男，10岁，因受凉后哮喘复发1周，难以平卧，痰稠而黄白相间，畏寒，多汗。察其面色苍白，四肢不温，咽红，喉核中度肿大；舌淡、苔白厚，脉细数。本证以阳虚感寒为主，咽喉红肿等上热症状为兼证。治用麻黄9克、细辛4克、苏子8克、鹅管石15克，宣肺化痰定喘；补骨脂10克、白术8克、当归8克、五味子6克、炙甘草8克，温补脾肾；毛冬青15克、射干8克、蚤休10克，清热利咽。3剂后哮喘大减，咽喉红肿减轻。乃守上方，麻黄减为7克，继进3剂而喘止。

二、祛瘀通络

肺朝百脉，主一身之气。顽固性哮喘患者肺病既深，气郁则血脉不畅，甚者可致心血瘀阻。施治时，应预见病理之发展，先行截断其演变过程，在宣肺降气的同时，早用祛瘀通络之品。如毛冬青有祛瘀通络而兼清肺之功，宜于挟热者；当归具活血补血且"主咳逆上气"（《神农本草经》）之特性，用于阴血不足者；桃仁、丹参活血祛瘀力宏，适于瘀证明显者。此外，亦常选用地龙、全蝎、僵蚕等虫类，以搜络行瘀、祛风解痉。气血相从，血和则气顺，脉络畅通，有利于气机之恢复，加速疾病向愈。若待瘀证外现才予处治，则气滞血瘀互为因果，治疗十分棘手。黎炳南曾指导研究生检测17例哮喘发作患者，发现其均有微循环障碍。在方药中加用活血通络药物治疗1周后，患者哮喘症状明显缓解，复查甲周微循环，均见毛细血管管径扩大，血流瘀滞现象消失。

患者丁某，女，12岁。患哮喘反复发作6年，屡经中、西药治疗未能痊愈。本次发作已持续1周，夜间为甚，经急诊静脉滴注地塞米松及使用喘乐宁喷剂后可暂缓解，停用激素则复发如故，以致无法正常上学，乃弃用西药转求中医治疗。现症气息喘促，隔座可闻哮鸣，痰稠白难咯，声音低怯而断续，自诉胸闷心悸，不欲平卧，察其面色黯晦，唇周略紫，手足冰凉；舌暗红、苔白腻，脉细数。此乃肺气郁闭，肾虚不纳，痰瘀互结之证。治以宣肺定喘，温肾纳气，化痰祛瘀为法。拟方：炙麻黄、苏子各10克，法半夏、丹参、杏仁各12克，当归7克，细辛4克，补骨脂10克，五指毛桃根20克，鹅管石15克，五味子6克，炙甘草8克。2剂，复煎，分3次温服。2日后复诊，哮喘略减，手足微温，而唇舌紫暗依然。思其病情深痼，瘀凝经脉，肺气难以宣通，乃守原方，重用当归至10克，丹参20克，加全蝎5克以通络逐瘀。再进3剂后，患儿哮喘基本平息，面有血色，已能正常上学。

三、攻补兼施

久喘多有正气不足。脾虚者痰浊易生，肺虚者卫外不固，故屡为外邪所袭，触动伏痰而引发哮喘。若专于治标攻邪，则痰浊随去随生，如正气内馁，更无力逐邪外出，病多缠绵或虽暂愈而时时复发，此为哮喘顽固难愈之症结所在。对肺脾气虚者，黎炳南常加党参、白术、五指毛桃根等健脾以绝生痰之源，补肺以固表御外。阴虚者，加人参叶、麦冬、沙参等以养阴生津。肾虚不纳气者，选加补骨脂、肉桂、鹅管石等补肾纳气。运用得宜，正旺而邪却，可无留邪之虞。如患儿李某，女，5岁。哮喘发作8日未愈。初起发热气喘，经服中、西药物，热退而喘作益甚。现症喘咳鼻煽，痰鸣辘辘，流涕，多汗，纳呆便溏，面色苍白；唇舌俱淡、苔白滑，脉细无力。证属肺脾气虚、痰浊内壅。乃投六君子汤合三拗汤以健脾化痰、宣肺平喘，佐用五味子、龙骨敛肺止汗，配用当归养血活血，全方攻补兼施，散中有收，气血同调。药进3剂，喘咳减半，痰鸣不甚。原方略作加减，继服4剂而愈。

四、疏肝通腑

哮喘病发在肺，而其因则非独在肺。肺主一身之气，与人体各部息息相关，其他脏腑气机失调，均可影响肺气之宣降。除前述注重调理脾肾外，尚须注意疏理肝气与降气通腑。

顽喘患者往往精神苦闷，导致肝气郁结，反侮于肺，又可加重病情。如患者陈某，女，35岁，其反复哮喘4年，近1年反复住院多次，现病情危笃，住院期间屡感悲观绝望，月事已3个月不行。黎炳南认为，肝郁、闭经，均不利于肺气肃降之恢复。乃在查房时对患者亲切安慰开解，处方以宣肺定喘为基础，配用柴胡、白芍、香附、桃仁疏肝解郁，行气通经。药进3剂，即见月事来潮，哮喘亦渐减轻。患者信心大增，始能积极配合治疗。

肺与大肠相表里，气机相通。气逆而喘者，每致腹胀便秘。腑气不通，又令肺气不降。对此，黎炳南常用枳实、厚朴、胖大海降气通腑；挟热者，酌加大黄，用量以大便畅通为度。对缓解顽固性哮喘不无裨益。

五、益气升阳

哮喘者肺气逆上，一般慎用升提之品。用之不当，每见哮喘加剧。黎炳南认为，若患者气喘不甚，但绵绵不已，且伴脾虚气陷见症，如气怯声低，动辄出汗，腹泻便溏，或尿频遗尿，面色苍白；舌淡苔白，脉弱无力者，可用益气升阳与降气定喘并进之法。人参、黄芪益气升阳，能健旺脾胃之气而上充于肺，肺气旺则有助于其肃降功能之恢复，故与宣肺气之品合用，有相辅相成之效。曾治一男孩8岁，其喘作2周，屡治不愈。现症喘咳痰多，尚可平卧，气怯声低，渴而不欲多饮，尿频清长，饭后动辄如厕；舌苔花剥，脉细无力。此为肺气不宣，脾气欲陷之证。阅前医之方虽用三拗汤合六君子汤之类，但病情好转不明显，可能仅用少量党参、白术，不能速扶中气以上充于肺。乃治以宣肺定喘，补气升阳为法，以麻黄8克，苏子、法半夏、杏仁各10克，陈皮5克以降气平喘，配黄芪15克、参须（另炖）5克、升麻6克以补气升阳。药进4剂，复诊时哮喘已止，痰亦不多，尿频减少，已无饭后欲便之感；舌苔薄白，未见花剥。药中病机，乃守上方，麻黄减至5克，加麦冬10克，再进4剂以巩固疗效。虽说治哮喘重在降气而忌用升提，但确有气虚欲陷者，以升降并用法治之，常有效验。

六、顽症药量

一般情况下，哮喘患者多为本虚标实，用药宜及病则已。但顽喘者病情深痼，邪正相持不下，黎炳南主张在病机关键处重兵击之，且兼以扶正，可获捷效。若以"轻清"自囿，则药力不济，迁延时日，正气更伤。如用细辛，古有"细辛不过钱"之说，黎炳南指出，此为用于散剂之限量，若作汤剂，成人可投6～8克，小儿1～4克，对顽喘者有较好之散寒化饮效果，而未见有明显的不良反应。麻黄，小儿一般常用量为1.5～4.5克。按黎炳南经验，此量治3岁小儿尚嫌不足，遑论年长儿童。治顽喘3岁前幼儿，其量宜用4～6克，4～6岁儿童用6～8克，7岁之后儿童8～10克，疗效较为可靠。但见效则应减量。桂枝温通经脉，效用卓著，黎炳南常重用于寒性顽喘者，小儿用8～12克，年长儿可投15克以上，成人常需15～30克。如治某14岁男孩，其哮喘而痰白，恶寒喜暖，面白肢冷，脉浮而紧，证属感寒作喘。初拟小青龙汤加减，用桂枝15克。进药3剂，症稍减而未见显效。虑其寒凝经脉，桂枝量轻难以为功，乃加量至30克，余药不变，续进2剂，患儿自觉全身温暖，喘咳大减。寒邪渐去，乃守上方为治，桂枝改用15克，再服3剂而哮喘止。

第三节　小儿肺炎喘嗽论治

小儿肺炎起病快而传变速，其病机复杂，易猝见变证而危及生命，尤为出现心阳虚衰者，其死亡率居于小儿死亡原因首位。临证首要掌握其病机特点，方能切中肯綮，挽其垂危。

一、病机特点

概言之，小儿肺炎急性期之病机特点为"热→痰→闭→瘀→脱"。发病之初，多因感受风热而起，少数患儿感寒起病，亦每易化热化火。热势持续，常贯穿疾病初、中期。邪热炼液成痰，痰热互结，闭阻气道，故见发热、气喘、痰鸣、呼吸困难诸症。因肺主气而朝百脉，肺气郁闭必致心血瘀阻，轻则其外象不显，重则见环唇发绀、爪甲青紫、舌质黯红、肝脏肿大。若不及时救治，则心血瘀阻而令心失所养，可致心阳虚衰，甚而骤见心阳暴脱之象。此为小儿肺炎最常见的变证。因热而成痰，因痰热而气闭，因气闭而血瘀，甚至阳脱，此为小儿肺炎病机演变的基本特点，亦为辨证施治的基本出发点。

二、治疗重点

临证之要，应把握病机发展规律，运用以下重要治法，以截其病势，预防和控制变证。中药除口服外，应积极使用中药注射剂静脉滴注和喷雾剂等，以及时控制病情。除重症肺炎（指在肺炎病程中，除具有常见呼吸系统症状外，尚有呼吸衰竭和心力衰竭、中毒性脑病等其他系统明显受累表现的危重阶段）需中西医结合抢救外，一般肺炎，特别是病毒性肺炎，多可纯用中药治愈。

1. 清肺

初起病在肺卫，发热多呈中至低度，咳嗽气促；舌质略红，脉浮数。治以辛凉平剂，清热药选毛冬青、大青叶、金银花、连翘、板蓝根等，勿过于苦寒，以免遏抑其外透之机。针剂用鱼腥草注射液，每千克体重0.5～1毫升，静脉滴注，每日1～2次。或兼用穿琥宁注射液，每日每千克体重8～10毫克，静脉滴注。本病可迅速化热入里，或初起即表里同病，病位在肺脏，症见壮热烦渴，咳剧气急、面红、尿黄；舌红苔黄，脉滑而数。治以清肺重剂，可选用石膏、蚤休、毛冬青、黄芩等。针剂用双黄连粉针，每日每千克体重60毫克，静脉滴注；清开灵注射液每日每千克体重0.5～0.8毫升，静脉滴注。

2. 豁痰

痰浊为肺炎的主要病理产物，亦为引发气闭之因，必重用豁痰之药，方能中止其病理上的恶性循环。壮热烦渴、舌红苔黄干者，治宜清化热痰，选用浙贝母、前胡、天竺黄、瓜蒌皮等。痰鸣辘辘，兼气急胸高、鼻翼煽动者，为痰浊内壅，可用苏子、葶苈子、紫菀、法半夏等，加猴枣散同服。另以鱼腥草注射液5～8毫升，加等量生理盐水，做超声雾化吸入，可助痰涎排出。

恢复期热退咳减而肺部湿啰音历久不消者，多为气虚不摄、液渗气道所致，可在化痰基础上，加益气敛液之品，如二陈汤合生脉散等。

3. 开肺

患儿气喘鼻煽，为肺气郁闭所致，必急用开肺平喘之品，以麻黄为首选，婴幼儿用量以3~5克为宜，配杏仁、苏子以宣降肺气。另以止喘灵注射液1毫升，肌注或取双侧肺俞穴注射。

肺与大肠相表里，便秘腹胀者，加用通腑或润肠通便之品，每能减轻气闭喘促之症。轻者用胖大海、瓜蒌仁，重者酌用大黄，但须中病即止。

4. 祛瘀

血瘀为气闭所致，其一旦形成，又成为心阳虚衰之诱因。但其发展是渐进的，起初常无明显征象可寻，必须把握病机，在邪气闭肺之初，即早用、重用活血之品。毛冬青清肺而善通脉络，且兼能化痰止咳，可做首选。桃仁、赤芍等亦为常用之品，针剂可用丹参注射液4~8毫升静脉滴注。热象不甚者，可改用香丹注射液。临床及实验研究均证实，活血药能明显改善微循环，对促进肺部炎症吸收及减轻心脏负荷颇有捷效。

若血瘀之征明显，症见喘促唇绀、爪甲紫暗、指纹紫滞、脉细而疾时，可在加强祛瘀通络的同时，酌用生脉注射液15~20毫升静脉滴注，以益心气，防止心力衰竭的发生。

5. 固脱

若患儿突然面色苍白、发青，虚烦不安，汗出肢冷，呼吸喘促（>60次/分）、脉微疾数（>180次/分）、肝脏明显增大，此为心阳虚衰、阳气暴脱之征。煎药已难救燃眉之急，应即肌内注射丽参注射液，每次2毫升，有条件时即静脉滴注5~10毫升，以扶元强心救脱。若阳虚明显，可用参附注射液10~20毫升静脉滴注。不可因发热而畏于扶正，更不可因脉数而误认热盛，此脉愈数而愈虚也。病若至此，命在旦夕，一般以中西医结合抢救为宜，以提高抢救成功率。

三、分证论治

1. 急性期

小儿肺炎常证之急性期，鉴于其病机重在"热、痰、闭、瘀"，治法重于清肺、豁痰、开肺、祛瘀，自拟小儿肺炎一号方以治之。

组方：麻黄、杏仁、葶苈子、桔梗、大青叶、毛冬青、蚤休、薏苡仁、甘草。

本方以三拗汤为基础，取其宣开肺气平喘之效。葶苈子辛、苦、大寒，能降气祛痰，泻肺行水，对于实证小儿，痰鸣辘辘、肺部听诊湿啰音较多者，效果甚佳。本品有苦、甜两种，小儿用甜葶苈子为宜。葶苈子、桔梗、甘草皆为清化热痰之效药。大青叶、毛冬青、蚤休清肺效佳，而无黄芩、黄连之苦，其中毛冬青尚能祛瘀通络、止咳化痰，早用、重用之，可防肺络瘀阻之变，一物而多用，诚为治肺炎之良药。蚤休兼能止咳平喘、息风定惊，对预防闭厥之变有一定作用。薏苡仁利湿而健脾护正。全方合奏清热宣肺、化痰通络之功。所选药物，性味平和，切合小儿体质特点，易于服用。

根据病情的不同，大致上可分为以下四个类型，均可按肺炎一号方加减调治。

（1）风热闭肺

症候特点：风热在表，肺气闭郁，咳喘尚轻。症见发热流涕，咳嗽气喘，或略有鼻煽，痰白或略黄，精神尚可，指纹浮紫在风关；舌略红而润、苔薄白，脉浮数。

治法：疏风、清肺、平喘，佐以化痰、祛瘀。

常用方药：麻黄、杏仁、防风、大青叶、毛冬青、蚤休、薏苡仁、桔梗、甘草（即肺炎一号方去葶苈子，加防风）。

加减法：形寒肢冷而发热轻者，多见于寒冬季节、受寒而病初起时，可去大青叶、蚤休，加苏叶。但南方寒冷天气不甚，亦较短暂，风寒之证常迅速化热化火，故辛温之药不宜久用。咳嗽痰多者，加瓜蒌皮、浙贝母。口干或便秘者，加牛蒡子、天花粉。

【案一】黄某某，女，6岁半。1991年5月14日初诊。

代诉发热咳嗽2日，加剧伴气促1日。患儿2日前无明显诱因而发热咳嗽，在当地服西药未效。昨起壮热，咳嗽加剧，并略见气喘，喉间有痰，胃纳不佳，口干喜饮，二便尚调。查体温38.8℃，面色略红，咽稍红；舌红、苔薄黄，脉浮数。右肺听诊闻中小水泡音。胸透示"右中肺支气管肺炎"。诊断：肺炎喘嗽（风热闭肺）。治法：宣肺开闭，清热化痰，佐以祛瘀。拟方：

麻黄7克	杏仁8克	浙贝母8克	天花粉8克
蚤休10克	连翘10克	大青叶12克	毛冬青20克
薏苡仁15克	桔梗6克	甘草6克	

2剂，复煎。

5月16日二诊：服药后发热渐减（现体温38℃），咳喘减轻，无明显气促，咳痰黄白相间，面色稍白，出汗稍多，口干，咽稍红；舌略红、苔薄黄，脉细数。右肺闻少许中小水泡音。热减、喘止，可见风热之邪已渐除。现面白、口干、多汗、脉细，乃气阴受伤之征。治宜清热化痰，佐以益气生津敛汗之品。拟方：

青蒿8克	五味子8克	苏子8克	炙甘草8克
毛冬青20克	天花粉10克	蚤休10克	麦冬10克
法半夏6克	沙参15克	龙骨15克	

3剂。

5月19日三诊：基本退热（体温37.1℃），轻咳，无喘，痰白，汗少，口干喜饮，胃纳二便尚调。咽稍红；舌淡红、苔白略干，脉细。双肺听诊未闻啰音。患儿邪热已去大半，气阴未复。仍守上法，去青蒿、蚤休，加太子参12克，再进3剂。经随访，服药后诸症悉平，复如常人。

（2）毒热闭肺

症候特点：邪在气分，热毒壅盛，津液耗伤，发热咳喘严重，易致热陷厥阴之变。症见壮热无汗，咳嗽喘促，鼻翼翕动，痰黄难咯，面色红赤，口鼻干燥，烦躁渴饮，大便干结，指纹紫滞达气关；舌红干，苔黄干，脉数或略细。

治法：清热解毒，开肺定喘，佐以化痰、生津、通络。

常用方药：麻黄、杏仁、桔梗、天花粉、石膏、毛冬青、蚤休、大青叶、薏苡仁、甘草（即肺炎一号方去葶苈子，加石膏、天花粉）。

加减法：壮热躁动谵语者，为热毒内陷心包、引动肝风之先兆，急加天竺黄、人工牛黄粉（冲服）、羚羊角（先煎）以清心定惊。一旦出现神昏抽搐、双目上翻，则为邪陷心肝之变证，应即予服安宫牛黄丸（鼻饲），或静脉滴注醒脑静注射液。痰稠、口渴舌干明显者，加生地黄、牛蒡子以润燥化痰。大便秘结者，加胖大海、瓜蒌仁以润肠通便；重者酌加大黄以泻热存阴。

【案二】廖某某，男，2岁8个月。1996年7月4日初诊。

代诉发热3日，咳喘2日，加剧1日。患儿3日前发热（体温38℃左右），流涕喷嚏，自服银翘解毒片未效。次日咳嗽，经门诊予服阿莫仙冲剂及蛇胆川贝液。至夜间发热增高，咳嗽频频，气息喘促。现症：壮热（体温39.8℃），无汗，咳嗽气喘，鼻翼翕动，呼吸时肋间凹陷，面赤唇红，口渴烦躁，大便干结，指纹紫滞至气关；舌红，苔黄而干。听诊双肺满布中小水泡音，胸片示双肺支气管肺炎改变。诊断：肺炎喘嗽（毒热闭肺）。治法：清肺开闭为主，佐以化痰通络、增液通便。拟方：

青蒿（后下）8克	瓜蒌仁8克	天花粉8克	麻黄5克
石膏（先煎）20克	毛冬青15克	大青叶10克	甘草5克
天竺黄6克	杏仁7克	桔梗7克	蚤休10克

2剂，复煎。即予柴胡注射液1.5毫升肌注。

7月6日二诊，发热减轻（体温38.3℃），咳喘亦减，时有微汗，口干喜饮，

大便仍干结；舌红苔黄。察其鼻翼无明显煽动，肋间亦无凹陷，双肺听诊可闻少许小水泡音。知其热势已挫，肺气闭塞亦减轻，而津伤未复，乃仍守前方，去青蒿，加胖大海6克，石膏改用15克（先煎）。2剂。

7月8日三诊，发热已退，咳嗽减少，无明显气促，面色略苍白，出汗稍多，胃纳好转，大便条状；舌尖红，苔略黄而干。双肺呼吸音粗，未闻明显啰音。热势已去大半，气阴耗伤，治以益气养阴，清解余热为主。拟方：

太子参10克　　麦冬10克　　沙参10克　　毛冬青15克

海蛤粉（先煎）15克　　浙贝母8克　　连翘8克

天花粉8克　　五味子4克　　紫菀7克　　甘草5克

3剂，复煎。经随访，服药3剂后诸症愈，精神活泼，已如常送回幼儿园。

（3）痰热闭肺

症候特点：痰热互结，壅塞气道，呼吸困难严重，易致心阳虚衰之变。症见发热咳嗽，痰鸣辘辘，气息急促，张口抬肩，鼻煽胸高（婴儿可呈点头状呼吸）。重者唇舌发绀，舌红、苔黄腻，脉滑数，指纹紫滞至气关，甚至命关。

治法：豁痰开肺，清热通络。

常用方药：麻黄、杏仁、苏子、葶苈子、天竺黄、毛冬青、蚤休、桃仁、薏苡仁、甘草（即肺炎一号方去桔梗、大青叶，加苏子、桃仁、天竺黄）。

加减法：唇舌青紫明显者，易因心血瘀阻而致心阳虚衰之变，宜加丹参、赤芍。一旦出现呼吸急促、面白唇绀、肢冷汗出、脉微疾数，是为心阳虚衰、阳气欲脱之变证，应急予服生脉口服液，静脉滴注生脉注射液及香丹注射液。重者宜中西医结合抢救。痰声如拽锯、苔黄腻者，加服猴枣散。壮热舌红者，加石膏、黄芩。发热便秘者，加牛蒡子、青天葵。

【案三】蔡某某，男，9个月。

因反复发热咳嗽2周，加重3日入院。患儿2周前反复发热咳嗽，经某大医院治疗，静脉滴注多种抗生素及其他药物，未效。现症壮热（体温39.1℃），咳嗽气促，多痰，触其背可感痰液之震动，流涕，指纹紫滞至气关；舌红苔白。体查：咽红，双肺闻中小湿啰音。血常规正常，胸片呈支气管肺炎改变。诊断：肺炎喘嗽（痰热闭肺型）。西医诊断为病毒性支气管肺炎。治法：以宣肺平喘、清热豁痰为主，佐以活血通络。拟方：

麻黄3克　　　杏仁4克　　　法半夏4克　　　苏子6克

葶苈子6克　　甘草6克　　　石膏15克　　　毛冬青15克

鱼腥草15克　　薏苡仁15克

2剂，每日1剂；猴枣散每次1/3支，每日服3次，另以清开灵注射液8毫升，鱼腥草注射液10毫升分别加葡萄糖静脉滴注。入院第3日早晨，患儿热退，咳喘明显减轻，痰亦不多，双肺仅闻少许湿啰音。热势已挫，乃守上方，去大寒之石膏，加祛痰之药。拟方：

麻黄3克　　　川贝母末（冲服）3克　　　防风5克

僵蚕5克　　　葶苈子5克　　甘草5克　　　杏仁6克

苏子6克　　　桃仁8克　　　大青叶10克　　毛冬青20克

3剂。鱼腥草注射液、清开灵注射液静脉滴注按原量不变。

入院第5日，患儿已无气促，仅偶闻咳嗽，双肺啰音消失。精神、胃纳明显好转，中药守上方继服2剂，以巩固疗效。

入院第7日，患儿病情稳定，无发热，无喘咳，唯面色略苍白，出汗较多，双肺未闻啰音。此为邪去正伤之象。治以益气敛阴、清解余邪为法。拟方：

五指毛桃根15克　　人参叶5克　　甘草5克　　　防风4克

五味子4克　　　苏子6克　　　葶苈子6克　　连翘8克

紫菀8克　　　　麦冬10克　　　海蛤粉20克　　毛冬青20克

3剂。停用清开灵注射液，改用双黄连粉针每日0.5克静脉滴注。

3日后，患儿诸症悉愈，精神活泼，面有血色，复查胸片无异常，乃痊愈出院。

（4）痰浊闭肺

症候特点：素体脾虚，痰浊壅盛，闭阻气道，重者亦可致心阳虚衰之变证。症见咳嗽痰鸣，声如拽锯，气急胸高，鼻翼翕动，甚至唇爪青紫，无发热或仅低热，指纹红，可至气关；舌淡或淡红、苔白滑腻，脉滑数。

治法：豁痰开肺，佐以通络。

常用方药：麻黄、杏仁、苏子、葶苈子、法半夏、陈皮、毛冬青、薏苡仁、甘草（即肺炎一号方去桔梗、大青叶、蚤休，加苏子、法半夏、陈皮）。

加减法：无发热而喘促严重者，加桂枝、细辛以温通肺气。脾虚明显者，去毛冬青，加五指毛桃根、太子参以绝生痰之源。痰多难咯者，加紫菀、款冬花。唇爪青紫明显者，加桃仁、丹参。初起兼形寒、涕清、脉浮者，去毛冬青，加苏叶、防风。

【案四】蒋某，男，1岁3个月。1994年11月13日初诊。

代诉咳嗽气喘5日，加剧1日。患儿5日前流涕、咳嗽、低热，家人自购小儿速效感冒片予服。当晚热退，而咳嗽加剧、气息喘促、汗出不止。次日经某医院治疗，诊断为病毒性支气管肺炎，静脉滴注先锋霉素、利巴韦林及地塞米松3日，未见起色，乃转而求治于中医。现症见咳嗽气喘，痰鸣辘辘，隔座可闻，鼻煽胸高，唇周略绀，头额湿冷，四末不温，大便稀溏，指纹红而显于气关；舌淡苔白腻。双肺听诊满布中小水泡音。血常规正常。胸片示双肺散在斑片样阴影。诊断：肺炎喘嗽（痰浊闭肺）。治法：豁痰开肺，佐以健脾、通络。拟方：

炙麻黄4克	甘草4克	杏仁6克	苏子6克
法半夏6克	陈皮3克	五指毛桃根12克	
茯苓10克	桃仁7克	紫菀7克	

2剂，复煎。

11月5日二诊，咳喘减少，痰鸣减轻，已无鼻煽胸高，唇周亦转淡红，仍肢冷、多汗，双肺听诊闻痰鸣音。痰浊减而肺气通，治疗仍守宣肺平喘法，加强健脾化痰。拟方：

> 太子参10克　　茯苓10克　　法半夏6克　　杏仁6克
>
> 炙麻黄3克　　陈皮3克　　五指毛桃根15克
>
> 苏子6克　　紫菀5克　　炙甘草4克

2剂，复煎。

11月17日三诊，患儿气息平顺，间有轻咳，痰鸣不甚，胃纳及大便好转，出汗亦减，四肢温暖；舌苔白滑略厚。双肺呼吸音粗，未闻啰音。药中病机，中气复而痰浊消，故诸症自愈。守上方去炙麻黄，加沙参12克，继服3剂而愈。

2. 恢复期

发病后期，气息平顺无喘者，即转入恢复期，此时仍可有咳嗽，痰鸣，低热，甚至肺部仍可闻啰音。其病机重在余热留恋，或痰浊未清，而气阴耗伤。其治法应重于补脾肺，益气阴，化痰浊，清余热。自拟小儿肺炎二号方以治之。

组方：党参、麦冬、五味子、白术、茯苓、陈皮、龙骨、毛冬青、炙甘草。本方以六君子汤合生脉散为基础，有健脾益肺、清解痰浊及余热之功。在肺炎恢复期，据病情之异，多见以下两种类型，均可按肺炎二号方加减以调治之。

（1）肺脾气虚

症候特点：肺脾气虚为主，痰浊未清。症见咳嗽有痰，甚至痰鸣辘辘，面色无华，自汗盗汗，纳呆便溏，指纹淡红、舌淡；苔白滑，脉细无力。部分小儿在急性期过用苦寒方剂或滥用抗生素后，面色苍白，多汗肢冷，肺部湿啰音历久不消。此为肺气虚弱，不能固摄津液，液渗气道所致，非补益固涩并用不能为功。若仍用清热化痰，则痰随去而随生，甚至越治而痰越多，此类教训，临床颇为多见。

治法：培土生金，益气固涩，佐以除痰。

常用方药：党参、麦冬、五味子、白术、茯苓、法半夏、陈皮、龙骨、炙甘草（即肺炎二号方去毛冬青，加法半夏）。

加减法：形寒肢冷、尿频清长者，兼脾肾阳虚也，加桂枝、补骨脂以温通阳气。痰浊壅盛者，去龙骨，加紫菀、鹅管石。出汗较多者，加山萸肉、生牡蛎以敛阴止汗。反复感冒、流涕者，加防风、五指毛桃根以固表御外。

【案五】欧阳某，男，2岁。1993年5月24日初诊。

代诉气喘咳嗽10日。患儿10日前起发热、咳嗽，随即气息喘促，经拍胸片检查，诊断为支气管肺炎。静脉滴注抗生素、激素3日后，热退、喘止而咳嗽未愈。现症咳嗽频作，痰鸣辘辘，咳甚时偶有气喘，时流清涕，精神不振，多汗，纳呆，小便清，大便稀溏。平时易出汗，常患感冒。察其形体肥胖，面色苍白，精神萎靡，哭声低弱；舌淡，苔白滑，脉细弱。双肺听诊满布痰鸣音及中小水泡音。诊断：肺炎喘嗽（肺脾气虚，痰浊内壅）。治法：培土生金，益气化痰。拟方：

党参12克	白术6克	五味子6克	葶苈子6克
炙甘草6克	法半夏8克	苏子8克	茯苓10克
陈皮3克	鹅管石15克	细辛2克	

3剂，复煎。

5月27日二诊：服上药后咳嗽明显减少，痰不多，出汗减，二便调，精神胃纳好转，面色稍白；舌淡、苔薄白，脉细弱。双肺闻少许痰鸣音。脾肺气旺，则生痰之源自清，正复邪去，肺气复得宣降，故咳减、痰少。治以健脾益肺为主，佐以宣肺化痰，以巩固疗效。拟方：

黄芪8克	茯苓8克	麦冬8克	白术6克
五味子6克	法半夏6克	鸡内金6克	炙甘草6克
党参12克	鹅管石15克	陈皮3克	

4剂。经随访，服上药后咳止，无喘。复查肺部胸片，无异常发现。

（2）阴虚肺热

症候特点：肺胃阴虚，余热留恋。症见咳嗽无痰，或咯痰不爽，面色潮红，口唇樱赤，口干，盗汗，大便干结，或有低热，指纹淡紫；舌红而干、苔少或剥苔，脉象细数。

治法：养阴生津，清解余热。

常用方药：党参、麦冬、五味子、青黛、海蛤粉、毛冬青、陈皮、茯苓、炙甘草（即肺炎二号方去白术、龙骨，加青黛、海蛤粉）。

加减法：时有低热者，选加青蒿、地骨皮、白薇清解阴热。痰稠难咯者，加天花粉、川贝母润肺化痰。口干便结者，加石斛、瓜蒌仁、胖大海以润燥通便。盗汗明显者，加山萸肉、生牡蛎敛阴止汗。

【案六】钱某某，女，2岁4个月。1991年9月27日初诊。

代诉咳嗽半个月。患儿半月前发热咳嗽，继而气喘鼻煽，经当地医院拍胸片诊断为"支气管肺炎"。经静脉滴注抗生素、激素4日后，热退，气喘减轻，而咳嗽未已。现症咳嗽频作，咳甚时气促，无痰，时流清涕，夜间汗多湿衣，需更衣数次，口干喜饮，声音嘶哑，大便干结如羊粪状。察其形体消瘦，面色苍白而唇呈樱红；舌尖红、剥苔，脉细略数。双肺听诊闻少许小水泡音。诊断：肺炎喘嗽恢复期（阴虚肺热）。治法：养阴清肺，佐以益气敛汗。拟方：

山萸肉6克	石斛6克	胖大海6克	麦冬12克
毛冬青12克	青黛3克	陈皮3克	炙甘草4克
海蛤粉15克	生牡蛎15克	五指毛桃根15克	
五味子4克	杏仁8克		

3剂，复煎，并嘱停用抗生素。

9月30日二诊，咳嗽大减，无气促，盗汗明显减少，胃纳增进，大便略干；舌质略红。双肺听诊：肺音粗，未闻啰音。患儿气阴复则肺气畅顺、盗汗自止。药中病机，仍守前方，去生牡蛎，加白芍10克，继进3剂。经随访，服药后咳止，诸症渐愈。

第四节　小儿咳嗽辨治

咳嗽为儿科最常见的肺系证候之一。虽曰有声无痰为咳，有痰无声为嗽，但临床仍多以"咳嗽"合称之。早在《黄帝内经》一书中，就有十多篇论及咳嗽，自此以后，咳嗽一证，一直是历代医家研究、探讨的重要课题。黎炳南擅治咳嗽，对其发病规律及辨治要点颇有心得，兹简介其经验如下。

一、病位在肺，兼涉五脏

咳嗽为肺气上逆，迸发作声而成，故必为肺脏之病。肺为五脏之华盖，主一身之气及呼吸之气，其性主肃降，喜润恶燥，畏火恶寒，其外合一身之皮毛，开窍于鼻，故外邪侵犯人体，不论从口鼻或皮毛而入，肺卫首当其冲，极易导致肺失肃降、肺气上逆而为咳。小儿阴阳稚弱，肺常不足，卫外未固，更易为外邪所伤而致咳嗽之证；或肺脏本身功能失调，如痰浊内阻、肺气虚弱、阴虚肺燥，亦可致内伤咳嗽。肺为娇脏，易为五脏不正之气所影响而致咳，故《素问·咳论》曰："五脏六腑皆令人咳，非独肺也。"其中以脾胃的影响较大。小儿脾常不足，对水谷的需求相对迫切而自身又饮食不知自节，常致饮食不化，积湿成痰，上储于肺而咳嗽。此外，肾虚水泛、酿湿成痰，或肝气亢盛、木火上炎，或心经蕴热、火邪刑金，亦可致肺失肃降而为咳。总而言之，咳嗽可由邪气犯肺所致，亦可因他脏先病，累及于肺所致，临证必先辨其外感、内伤、病属何脏，而辨治之中心环节，必在于肺。

二、外感因风，内伤因痰

咳嗽病分外感、内伤，病因复杂，诚如清代程国彭《医学心悟·咳嗽》所言："肺体属金譬若钟然，钟非叩不鸣。风寒暑湿燥火，六淫之邪，自外击之则鸣，劳倦情志饮食炙煿之火，自内攻之则亦鸣。医者不去其鸣钟之具，而日磨锉其钟，将钟损声嘶而鸣之者如故也。"因此，论治咳嗽，必先把握其病因病机，方能在复杂的证情中击中要害之处。否则，辨证不清，以热为寒，以虚为实，则久治不愈，甚至愈治愈剧，俗话所云"入门闻咳嗽，医生眉头皱"，就是对此窘境的生动写照。

黎炳南依据其60余载的临床经验，指出小儿咳嗽"外感因风，内伤因痰"，是掌握其病因病机的关键。

外感咳嗽之因，虽有风、寒、暑、湿、燥、火之别，但多以风为主。外感咳嗽患儿，多表现为咳嗽阵发性发作，而不咳时则呼吸气息无明显改变，甚至安静如常人，此为风邪致病的显著特点。风性主动，风动而扰于肺经，则肺失宣肃，气逆而咳。而肺炎喘嗽及哮喘患儿则不咳时亦出现持续性之气息喘促，此为症状明显相异之处。风为百病之长，必挟邪致病，初病首犯肺卫（在经而未入脏），致肺络壅遏，气机不宣，肃降失司，则肺气上逆而咳嗽阵发。风挟热（火、暑）为病，表现为风热咳嗽；挟寒为病，表现为风寒咳嗽；挟痰（外湿或湿浊内外合邪，凝聚成痰）为病，表现为风痰咳嗽；挟燥为病，表现为风燥咳嗽。外感咳嗽临床上多出现于急性咽炎、扁桃体炎、喉炎，以及急性支气管炎初期。其他疾病若兼见咳嗽较多，且有外感见证，亦可参照外感咳嗽论治。

内伤咳嗽虽可由五脏功能失调所致，但最终必影响于肺脏而发病，其中直接致病之因，多为痰浊（阴虚燥咳者除外）。小儿内伤生冷饮食，脾失健运，水谷酿生痰浊，上储于肺，或感寒久而入里，寒痰壅阻气道而咳，此为寒痰咳嗽；痰浊郁而化热或木火上炎、心经蕴热，均可炼液为痰，痰热内迫于肺，亦可气逆而咳，此为痰热咳嗽；若肺脾气虚，甚则脾肾阳虚，则湿泛成痰，肺失肃降而咳，此为气虚痰咳；若肺胃阴虚，甚或肺肾阴虚，则虚火上炎，上灼肺金，而肺为娇脏，喜润恶燥，燥则宣降失调而咳，此为阴虚燥咳。内伤咳嗽多见于急、慢性支气管炎，支气管肺炎恢复期，或多种疾病兼见咳嗽较多而无外感见证者。

三、外感咳嗽证治

外感咳嗽病因病机以风为主，病位在肺经，故治疗原则以祛风宣肺为主。另据其挟热、寒、痰、燥之异而灵活施治。体虚明显者可兼治其虚。

1. 风热咳嗽

症候特点：此类患儿平时体质多较壮实，或喜进食煎炸辛香之品，感邪易从热化。风热合邪，肺气失宣而咳，以实热证为主。

辨证要点：起病较急，咳嗽不爽或咳声重浊，痰稠黄难咯，微恶风寒，涕浊稠黄，咽红作痒；舌红、苔薄白或薄黄，脉浮数。

治法：疏风清热，宣肺止咳。

常用方药：用自拟风热咳嗽方（防风、杏仁、桔梗、胆南星、僵蚕、毛冬青、连翘、甘草）。

加减法：发热、唇舌俱红者，为热盛之征，加青蒿（后下）、大青叶、金银花。热象不甚者，慎用石膏、黄连、黄芩之类，以免冰遏邪伏。痰黄难咯者，选加天竺黄、天花粉、冬瓜仁、瓜蒌皮。大便秘结者，选加胖大海、牛蒡子、玄参，以清化热痰，润肠通便。咽痒咳频而痰少者，加百部、马兜铃。若痰多则不宜过用此类止咳、镇咳之品。兼见咳声嘶哑，舌干剥苔等阴伤见证者，选加麦冬、海蛤粉、川贝母。

【案一】田某某，女，6岁。因咳嗽1周来诊。

患儿1周前起流涕，咳嗽，次日发热咽痛，经某医院诊为"急性咽炎"，予静脉滴注阿米卡星及利巴韦林2日。热退而咳不止，继服阿莫西林及清开灵口服液4日，未见好转。现症咳嗽阵作，遇风则咳甚，咳声重浊，痰黄难咯，咽痒微痛，大便干结；舌红，苔黄，脉浮数。察其咽红，咽后壁淋巴滤泡增生，双肺未闻啰音。诊断：风热咳嗽。治法：疏风清热化痰，佐以利咽通便。拟方：

防风6克	胆南星6克	僵蚕6克	甘草6克
杏仁8克	桔梗8克	胖大海8克	天竺黄5克
牛蒡子10克	连翘10克	毛冬青15克	

2剂，复煎，分3次服。嘱停用阿莫西林及清开灵口服液。

二诊：咳嗽明显减少，痰色转淡黄、易咯出，大便略干结，咽痒咽红减轻；舌红而干，舌苔略黄，中有剥苔。此为热渐去而阴津不足之象，治方佐用润肺之品。拟方：

麦冬10克	连翘10克	川贝母6克	胆南星6克
甘草6克	牛蒡子8克	杏仁8克	桔梗8克
毛冬青15克	冬瓜仁15克		

3剂。煎服法同前。经随访，服药后咳止，诸症悉差。

按：本病例的特点，是病初热盛，经用大量抗生素及大寒之中成药后，热势挫减而风邪犹盛、阴津不足，故方用防风、胆南星、僵蚕、天竺黄以祛风化痰，配胖大海、牛蒡子以清咽润肠通便，投毛冬青、连翘清解余热，伍以杏仁、桔梗、甘草以化痰止咳。药中病机，使风热得除，肺气宣通，腑气能降，故咳嗽能日见减轻。二诊抓住风热渐去而阴津不足的特点，酌加润肺化痰之品而收全功。

2. 风寒咳嗽

症候特点：多发于冬、春易受风寒之季节，但若暑夏使用空调不当，或过食冰冻、寒凉之物，亦可因"形寒饮冷则伤肺"而发病。以寒实证为主，亦可兼肺脾气虚见证。

辨证要点：起病较急，咳嗽声重，痰稀白或有泡，恶寒，鼻塞涕清，咽痒；舌淡红、苔薄白，脉浮紧。

治法：疏风散寒，宣肺止咳。

常用方药：用自拟风寒咳嗽方（苏叶、防风、杏仁、法半夏、枳壳、紫菀、僵蚕、款冬花、甘草）。

加减法：咽痒咳频而痰少者，为风盛致咳之征，可加制胆南星、百部。痰多者，重用祛痰之品，加陈皮、苏子。恶寒、鼻塞重者，选加散寒通窍之苍耳子、辛夷花。面色苍白，平素多汗，舌淡脉弱者，为肺脾气虚之象，临床常见此虚实夹杂之证，可酌加五指毛桃根、太子参以护其正。兼食滞腹胀便溏者，加厚朴、神曲以消滞除痰。

【案二】方某某，男，10岁。因咳嗽8日来诊。

患儿8日前因冒风淋雨而流涕咳嗽，自服强力银翘片3日未效，咳渐加重。经某诊所检查，诊断为"急性咽炎"，予静脉滴注青霉素及鱼腥草注射液4日，咳反增剧。

现症见咳声阵作，夜间为甚，痰白量少，恶寒怕风，虽多穿厚衣而不觉热，头重身痛，喷嚏频作，清涕常流，咽痒微痛，二便自调；舌淡红、苔薄白，脉浮紧。检查其咽稍充血，扁桃体Ⅱ度肿大，双肺听诊未闻啰音。诊断：风寒咳嗽，兼有肺热。治法：疏风散寒，宣肺止咳，兼清内热。拟方：

苏叶8克	制胆南星8克	僵蚕8克	款冬花8克
枳壳8克	法半夏10克	杏仁10克	百部10克
毛冬青20克	防风7克	苍耳子7克	甘草6克

3剂，复煎，分3次温服。嘱停用西药。

二诊：诉服首剂当晚已能安睡，白天咳嗽亦日渐减轻，现头身痛止，不畏风寒，精神爽利，余症均明显减轻，唯觉出汗稍多。询其平素动辄汗出，乃守前方，苏叶减半，去苍耳子，加山萸肉8克、五指毛桃根15克。3剂。服药后诸症愈。

按：患儿恶寒明显，身痛涕清，风寒之象显著。而其咽痛、咽稍红，则为肺热之象，症属"寒包火"，而以风寒为主。前用青霉素及鱼腥草静脉滴注，反致寒邪更盛而其咳益甚、入夜加剧。故治用苏叶、防风疏风散寒，以僵蚕、制胆南星祛除风痰，配款冬花、杏仁、法半夏、百部以加强止咳除痰之效。佐用毛冬青清其肺热。但寒凉之品不宜多用、久用，以免阻遏风寒外透之机。全方重点明确，以祛风散寒、止咳化痰为主，佐用清热，药中病机，风寒迅速减轻，故复诊时，减少温散之苏叶、苍耳子，加用五指毛桃根、山萸肉以益气固表止汗，故得邪祛正安之效。

3. 风痰咳嗽

症候特点：患儿平素脾肺偏虚，常蕴痰浊，感受风邪发病，风痰互结，肺失宣肃而咳。邪实为主，可兼气虚。

辨证要点：咳嗽阵作，痰鸣辘辘，痰稠白或稀白，无明显发热恶寒，咽不红；舌淡红、苔白滑或白腻，脉浮滑。

治法：疏风、宣肺、化痰。

常用方药：用自拟风痰咳嗽方（防风、杏仁、制胆南星、僵蚕、苏子、法半夏、陈皮、茯苓、甘草）。

加减法：兼见面色无华、多汗而脉来无力者，多见于脾肺素虚者，脾运不健，滋生痰湿，遇外邪（风邪）所伤而痰浊益多，此类患儿颇为多见，宜酌加五指毛桃根、白术以健脾固表。防风之类用量宜轻。便溏、腹胀、纳呆者，加厚朴、枳壳以利气消滞。鼻塞、涕多者，加苍耳子、辛夷花。气息较急、唇周偏暗者，易演变为肺炎喘嗽，可及时加麻黄，桃仁以宣肺通络，令其血和气顺，此为防止病情恶化之关键。

【案三】谭某某，女，2岁6个月。因咳嗽痰多2日来诊。

患儿有多次支气管炎病史，每次均以抗生素静脉滴注治疗，而病后往往面色苍白，冷汗不止。故本次发病拟改用中药治疗。现症见咳嗽阵作，痰声辘辘，咳时手按其背部有痰液振动之感，烦躁不安，面色欠华，鼻塞流涕，喷嚏频作，指纹略淡而滞，位于气关；舌淡红，苔白滑腻。查咽不红，双肺满布痰鸣音。诊断：风痰咳嗽。治法：疏风化痰为主，兼以扶助脾肺。拟方：

防风3克	陈皮4克	制胆南星4克	甘草4克
苏子6克	僵蚕6克	法半夏7克	杏仁7克
茯苓15克	桃仁8克	五指毛桃根15克	

2剂，复煎，分3次温服。

二诊：咳嗽减半，痰声减少，精神胃纳好转，鼻塞涕清，苔白略腻，双肺呼吸音粗，可闻少许痰鸣音。药中病机，守上方去桃仁、加苍耳子5克，2剂，服法同前。

三诊：基本无咳，涕止，二便自调，出汗稍多。察其面色略苍白，双肺呼吸音粗，未闻啰音；舌淡红，苔略腻。拟方：

太子参12克	茯苓12克	五指毛桃根15克	龙骨15克
法半夏8克	麦冬8克	款冬花6克	陈皮4克
五味子4克	甘草4克	山萸肉5克	

4剂。服药后患儿精神活泼，诸病悉愈。其家人喜言患儿第一次用中药治疗，不打针能治好支气管炎，确有奇效。

按：患儿平素肺脾不足，既易感受外邪，又易内蕴痰浊。本次发病特点以风、痰兼夹为主，寒、热之象不明显，故重用善于祛除风痰之防风、制胆南星、僵蚕，又配二陈汤、苏子、杏仁以降气除痰，佐用五指毛桃根以顾护脾肺，以免脾虚而痰浊随去随生。痰盛易致气机壅滞，肺主气而朝百脉，气郁易致血瘀，故虽暂无血瘀见证，亦早用祛瘀之桃仁，以防患于未然。且桃仁亦有镇咳作用，可加强杏仁止咳之效。全方抓住重点，标本兼顾，其效甚佳。二诊病愈过半，已无气郁致瘀之虑，故去桃仁，加苍耳子以祛风通窍。三诊病邪已去大半，形成二虚一实之证，故方用六君子汤合生脉散加减，以补土生金，固表止汗为主，兼除风痰。整个治疗过程步步扣紧病机的转化，而收邪去正复之效。

4. 风燥咳嗽

证候特点：多发于秋天干燥季节，患儿以平素阴虚津乏者多见。肺失濡润，宣降失司而咳。实证为主，可兼阴虚或气阴不足见证。

辨证特点：咳嗽阵发，咳而不爽，咳时无痰，或痰少而粘，喉痒声嘶，鼻咽干燥，大便干结；舌淡红而干，苔少或剥苔。

治法：疏风、润燥、止咳。

常用方药：用自拟风燥咳嗽方（防风、杏仁、僵蚕、川贝母、天花粉、麦冬、瓜蒌皮、款冬花、桔梗、甘草）。

加减法：燥而偏热者，症见唇舌红干，咽红咽痛，加青黛、人参叶。声嘶咽干者，加千层纸、石斛。自汗盗汗者，加沙参、山萸肉。大便干结者，加玄参、冬瓜仁。

【案四】刁某某，男，11岁。因咳嗽声嘶5日来诊。

患儿5日前到郊外秋游，归家后恶风、鼻塞、声嘶，继而咳嗽阵作，曾自服强力银翘片及含服银黄含片未效。现症见咳嗽频频，咽痒而咳，痰少而难咯，咳引胸痛，口渴，声嘶，大便3日未解；舌淡红而干，剥苔。平时有盗汗史。诊断：风燥咳嗽，兼肺胃阴虚。治法：祛风止咳，润肺生津。拟方：

防风5克	甘草5克	杏仁8克	僵蚕8克
玄参10克	天花粉10克	川贝母（打）8克	
胖大海10克	沙参15克	麦冬15克	山萸肉7克

2剂，复煎。嘱戒食煎炒油炸食物。

二诊：咳嗽减少，痰稠白，较易咳出，大便日解1次，稍硬，余症均减轻；舌淡红略润，剥苔。药已对症，守前方去胖大海，加玉竹10克。3剂。

三诊：服上药2剂即无咳嗽，服完3剂后已无不适，唯夜间时有盗汗。乃拟玉屏风散合生脉散加减以善其后。

按：患儿病发于秋天，在秋游中感受风燥之邪，进食燥热之干粮，加上平素体质为阴虚内燥之体，内外合邪，故见干咳痰稠、咽痒声嘶、口干便秘之症。治用防风、僵蚕、杏仁以祛风止咳，以沙参、麦冬、川贝母、天花粉润肺化痰，投玄参、胖大海润肠通便，佐用山萸肉补虚敛汗。全方以疏风润燥为主，佐以滋养护正，收散并用，宣通肺气与通降肠腑并施，故能速愈其疾。

四、内伤咳嗽证治

内伤咳嗽病位在肺，可兼涉五脏。不管何脏腑之病变致病，必通过影响肺之气机宣降失常而发病，其中以痰阻气道为最常见之病机，故总的治则以宣肺化痰为主。

久咳者多虚，常用益气化痰或润燥止咳法。然气、阴之虚往往难以截然分开。气虚为主者，用药宜温而勿燥；阴虚为主者，酌用补气之品，可令气复而阴津自生。虚中挟实者，可用攻补兼施法。纲举而目张，可无误治之虞。

1. 痰热咳嗽

症候特点：多发于形体素盛者，因外感风热，咳嗽不愈，久则邪热入于肺脏，炼液为痰；或乳食内伤，酿成痰浊，郁而化热，痰热互结，壅阻气道，气逆而咳。以实热证为主。

辨证要点：发热而不恶风寒，咳嗽气粗，痰黏稠黄，烦躁口渴，面唇红赤，或纳呆便结；舌红、苔黄干或黄腻，脉滑数。

治法：宣肺、清热、化痰。

常用方药：用自拟痰热咳嗽方（毛冬青、蚤休、大青叶、麻黄、杏仁、浙贝母、瓜蒌皮、桔梗、甘草）。

加减法：发热、面赤、苔黄干者，为热象偏盛，选加黄芩、连翘；壮热气粗者加石膏。痰稠黄难咳者，加海蛤粉、天竺黄。痰稀黄量多者，加葶苈子、海浮石。大便干结者，以瓜蒌仁易瓜蒌皮，另加牛蒡子、胖大海。

【**案五**】欧阳某某，女，1岁10个月。因咳嗽5日，发热2日来诊。

患儿5日前流涕，咳嗽，曾服抗生素及抗感冒药未效。前天起发热，咳嗽加剧，在外院拍胸片示急性支气管炎，静脉滴注抗生素2日病情未见明显改善，乃转而求诊于中医。现症：壮热（体温39.4℃），无汗，咳嗽阵作，痰鸣辘辘，无明显气喘，面赤唇红，烦躁，便秘，纳呆，舌红，苔黄干，脉滑数。双肺满布痰鸣音。查血分析无明显异常。诊断：痰热咳嗽。治法：宣肺化痰，清热通腑。拟方：

麻黄4克	杏仁7克	桔梗7克	石膏（先煎）15克
毛冬青15克	蚤休8克	浙贝母8克	瓜蒌仁8克
大青叶10克	胖大海6克	甘草5克	

2剂，复煎。嘱进食白粥，勿吃肉类，停用抗生素。

二诊：服药后微汗出，发热轻（体温37.8℃），咳嗽减，痰声不重，大便偏干；舌红、苔黄稍腻，脉滑略数。听诊双肺音粗，可闻少许痰鸣音。守上方去石膏、胖大海，加牛蒡子8克、板蓝根12克，麻黄减量为3克。续进2剂。

三诊：发热退（体温36.7℃），轻咳，痰声少，出汗稍多，精神胃纳明显好转；舌淡红，苔略黄，脉细略数。双肺听诊呼吸音清，未闻干湿啰音。拟方：

沙参12克	毛冬青12克	连翘10克	大青叶10克
麦冬8克	浙贝母8克	瓜蒌皮8克	桔梗7克
杏仁7克	山萸肉6克	甘草5克	

3剂。经随访，患儿服药后精神活泼，无发热咳嗽，已送返幼儿园。

按：患儿病初为外感发热，虽发热而血常规正常，多为病毒感染所致，故屡用抗生素口服、静脉滴注均无效，病反加重，出现壮热、痰鸣辘辘等痰热内壅之见症。故治法以宣肺清热化痰为主，方拟麻杏石甘汤为主，配毛冬青、蚤休、大青叶加强清肺之功，桔梗、浙贝母、瓜蒌仁以化痰止咳。患儿壮热而便秘，肺与大肠相表里，腑气不通，致肺气壅阻更甚，故以胖大海、瓜蒌仁润肠通便。药后痰热渐清，肺气宣降功能渐复，乃见发热轻而痰咳渐除。药中病机，故二诊仍以前方为主，但热势已挫，可去石膏，减用麻黄。石膏药性大寒，久用易伤肺胃之气；麻黄辛温发散，多用易耗气伤津。此二者虽对痰热壅肺之证常有奇效，但若不知中病即止，每令患儿病后面色苍白，多汗肢冷而久久不能复原，医生宜多加注意。三诊时病去大半，热退咳轻，肺部啰音消失，邪去而正略伤，故治以标本兼顾为法，用沙参、麦冬、山萸肉以润肺敛汗，以毛冬青、大青叶、连翘清解余热，伍以浙贝母、瓜蒌仁、桔梗、杏仁、甘草清化痰浊，令邪去而不伤正，故其能迅速向愈。

2. 寒痰咳嗽

症候特点：多发于素体气弱者，因风寒外袭，久咳入肺而成里证，寒凝湿聚，痰浊内生。或饮食生冷，一方面内伤于脾，滋生痰浊；另一方面上犯于肺，内外合邪，均致肺失宣肃，气逆而咳。寒实证为主，或兼阳气不足。

辨证要点：咳嗽夜甚，痰白清稀而量多，形寒肢冷，或纳呆便溏；舌淡红、苔白滑或白腻，脉滑。

治法：温肺化痰。

常用方药：用自拟寒痰咳嗽方（麻黄、杏仁、苏子、紫菀、款冬花、法半夏、陈皮、茯苓、枳壳、甘草）。

加减法：痰多而怯寒者，加白前、白芥子。咳甚作呕、腹胀苔腻者，加旋覆花、厚朴。遇风而咳甚者，加制胆南星、僵蚕。进食生冷而咳者酌加干姜、吴茱萸以温中祛寒。面色欠华、平素多汗者，加太子参、山萸肉。稍佐护正敛汗之品，无碍寒邪之祛除。

【案六】田某某，男，7岁。因咳嗽3日来诊。

患儿3日前贪食雪糕及冷藏梨子，继而冒风淋雨，当晚畏寒咳嗽，鼻流清涕，次日到医院治疗，诊为急性支气管炎，予服抗生素及感冒灵2日，咳嗽加剧。现症见咳嗽痰多，痰白清稀，咳甚时呕吐痰涎，胸闷腹胀，大便溏而臭轻，无发热恶寒；舌淡红、苔白滑腻，脉滑。双肺听诊闻中水泡音。诊断：寒痰咳嗽。治法：温肺化痰，佐以温中止呕。拟方：

麻黄7克	苏子7克	旋覆花7克	杏仁10克
法半夏10克	干姜3克	紫菀8克	款冬花8克
厚朴8克	陈皮5克	甘草5克	茯苓15克

2剂，复煎，分3次温服。

二诊：咳嗽明显减轻，痰白量少，无胸闷呕吐，腹稍胀，大便略溏；舌苔白腻，脉滑。双肺听诊闻少许痰鸣音。守上方去干姜、旋覆花，麻黄减量为5克，加神曲10克，3剂。

三诊：偶咳，痰少色白，胃纳大增，出汗稍多，大便正常；舌苔白滑，脉细，双肺未闻啰音。邪去而气亦伤，以扶正祛邪法治之。拟方：

五指毛桃根15克	茯苓15克	法半夏10克	紫菀10克
款冬花10克	枳壳8克	山萸肉8克	陈皮5克
甘草5克	神曲10克		

3剂。服药后诸症愈。

按：肺为娇脏，易为内、外之邪所伤。现今儿童多有嗜食冷冻生冷之物的习惯。而肺胃有络脉相通，"其寒饮食入胃，以肺脉上至于肺则肺寒，肺寒则外内合邪因而客之，则为肺咳"（《素问·咳论》）。今患儿多食生冷，复感风寒，内外合邪，致令咳逆不止。病初未得适当治疗，寒痰凝聚于肺脏，而成里寒实证。故治以三拗汤合二陈汤以温肺化痰、宣通肺气，佐紫菀、款冬花、苏子以降气除痰，病因饮食而起，故配厚朴、旋覆花降气消胀止呕，复以干姜温暖中土。俟其阴霾消散，痰浊自能化解。二诊证见寒、痰俱减，乃及时去干姜，以免久用化热化燥；麻黄减量，免致辛散过度；因其腹胀未除，加用神曲以助厚朴消滞除胀。三诊寒、痰已去大半，而见出汗稍多、脉细等肺气略伤之象，故方用五指毛桃根、山萸肉以益气敛汗，继用温肺化痰之品以清除余邪。小儿阴阳稚弱，易虚易实，故方药必须紧随邪、正之进退而转换，方能切合病机之演变而获良效。

3. 气虚痰咳

症候特点：久病失治、误治，肺脾受伤，或素体肺脾两虚，致痰浊内盛，上储于肺，气逆而咳。病程较长，气虚为本，痰盛为标，常兼见气阴两虚或气阳两虚。

辨证要点：咳嗽绵绵不已或反复发病，咳而无力，痰白清稀，面色苍白，少气懒言，常伴多汗，流涎，纳呆便溏；舌淡苔白，脉细无力。

治法：补益脾肺，温化痰湿。

常用方药：用自拟气虚痰咳方（党参、五指毛桃根、防风、法半夏、陈皮、茯苓、紫菀、款冬花、甘草）。

加减法：兼见怯寒肢冷、尿频清长、舌淡胖嫩者，为气阳两虚、久病及肾之象，酌加熟附子或肉桂、补骨脂；更兼气短不续者，加五味子、鹅管石以敛气纳肾。兼见鼻塞、喷嚏者，勿畏于有外感而不敢补气，宜用本方加苍耳子、辛夷花以扶正祛邪。兼夹纳呆、腹胀、作呕、苔白厚腻等食滞之症，加莱菔子、神曲以消食除痰。

【案七】温某某，女，6岁。因咳嗽1个月来诊。

患儿1个月前感冒咳嗽，经服药后感冒愈而咳嗽不止，屡服中药及西药罔效。近查血常规正常，胸片示双肺纹理增粗。现症：咳嗽仍频，以早晨、黄昏为甚，痰多色白，多汗，时时遇寒而鼻塞流涕，胃纳不佳，大便稀溏。察其形体一般，面色苍白，气怯声低；唇舌俱淡、舌苔薄白，脉细而弱。双肺听诊闻痰鸣音。诊断：气虚痰盛咳嗽。治法：健脾补肺，祛风除痰。拟方：

防风4克	甘草4克	陈皮4克	苍耳子6克
辛夷花8克	法半夏8克	山萸肉8克	紫菀10克
款冬花10克	茯苓12克	党参12克	五指毛桃根20克

3剂，复煎，分3次温服。

二诊：服上药2剂后咳嗽即明显减少，昨因进食肥腻食物，咳嗽痰鸣复加剧，腹胀欲呕，鼻塞流涕止；苔白滑。双肺未闻罗音。以上方去党参、苍耳子、辛夷花，加莱菔子6克，神曲10克，枳壳8克。3剂。

三诊：咳嗽大减，仅清晨阵咳1次，日间偶咳，痰白，胃纳二便复常，自汗盗汗；苔白略腻。拟方：

防风4克	炙甘草4克	陈皮4克	法半夏8克
山萸肉8克	款冬花8克	党参12克	茯苓12克
五指毛桃根20克		五味子3克	龙骨15克

4剂。服药后，咳嗽愈，出汗明显减少。随访半年未见复发。

按：患儿久咳不愈，气虚之象昭然。且痰多又屡感外邪，为虚实并重之证。万全《幼科发挥·肺所生病》云："饮食入胃，脾为传化……虚则不能运化精悍之气以成荣卫，其糟粕之清者为饮，浊者为痰，留于胸中，滞于咽嗌，其气相搏，浮涩作痒，介介作声，而发为咳嗽也。故治痰咳，先化其痰，欲化其痰者，先理其气……此治咳之大略也。"黎炳南认为，对此类脾虚痰盛者，补益脾肺，以绝生痰之源，亦不可忽视。故治用五指毛桃根、党参以培土生金，投二陈汤、紫菀、款冬花以理气化痰，配苍耳子、辛夷花祛风通窍，佐用山萸肉敛汗固表，勿使外邪有可乘之机。全方攻补兼施，使正气复、表卫固、痰浊清，而咳嗽自止。二诊时有挟滞之征，食滞则易滋生痰浊，故暂减少补气之品，及时加消食导滞之莱菔子、神曲、枳壳。三诊时食积已消，痰浊渐清，则重在补气、敛汗、固表，续清余邪，以七分补、三分攻之法治之。对气虚久咳患儿，必须把握邪正之进退，及时处理兼夹症，自始至终抓住"痰浊"这一主要的致病因素，方能取得满意的疗效。

4. 阴虚燥咳

症候特点：多发于素体阴虚或嗜食燥热食物患者。燥热之物最易伤阴，若本属肺胃阴虚或肺肾阴虚者，更易致虚火上炎，上灼肺金，肺燥则宣降失调、气逆而咳。病程可长可短，以阴虚为主，或兼气虚。

辨证要点：干咳无痰或痰黏难咯，午后或夜间为甚，咽干作痒，口干声嘶，或见夜间盗汗，午后潮热颧红；舌嫩红而干、苔少或剥苔，脉象细数。

治法：养阴润肺止咳。

常用方药：用自拟阴虚燥咳方（青黛、海蛤粉、沙参、麦冬、五味子、杏仁、百部、知母、天花粉、甘草）。

加减法：咽稍红、舌嫩红者，为虚火上炎之征，加黄柏、人参叶；若更兼痰中带血者，加红丝线10～15克以清肺止血。唇红而面白、四肢不温者，为气阴两虚之象，临床甚为多见，宜加五指毛桃根、太子参益气以生阴。大便干结者，加胖大海、玄参以润肠通便。午后潮热、手足心热者，加白薇、地骨皮。肝热烦躁易怒者，加白芍、栀子。

【**案八**】王某某，女，4岁半。以咳嗽3个月来诊。

患儿3个月前发热咳嗽，经抗生素治疗热退而咳不止。经多种抗生素轮换使用，咳嗽时轻时重。曾验血分析无异常，查血沉、抗"O"正常，胸片示双肺纹理增粗。又疑为结核菌感染，做结核菌素检查，呈弱阳性反应。医者嘱其转诊于中医。

现症见咳嗽无痰，有时呈阵发性痉咳，夜间为甚，咳引胸痛，口渴，咽干，自汗，盗汗，纳呆，大便稍干，无发热流涕。察其面色苍白，精神萎靡，唇红，咽稍红；舌淡红、剥苔，脉细弱。双肺听诊呼吸音粗，未闻干湿啰音。诊断：阴虚燥咳，兼肺脾气虚。治法：益气养阴，润燥止咳。拟方：

青黛3克	细辛3克	沙参15克	五指毛桃根15克
麦冬8克	杏仁8克	玄参8克	山萸肉6克
炙甘草6克	五味子4克	百部10克	海蛤粉（先煎）20克

3剂，复煎。

二诊：咳嗽稍减，大便成形，余症同前。以上方去玄参，加天花粉8克，再进3剂。

三诊：咳嗽明显减轻，无阵发痉咳，仅有时干咳几声，出汗不多，精神胃纳好转；唇舌淡红、少许剥苔，脉细弱。双肺音清，未闻啰音。拟方：

太子参15克	五指毛桃根15克	沙参15克	杏仁8克
天花粉8克	紫菀8克	麦冬10克	川贝母7克
山萸肉7克	五味子4克	炙甘草6克	

4剂。

四诊：基本无咳，出汗少，胃纳二便调，面有血色；舌淡红苔薄白，脉细。以上方去杏仁、紫菀，加石斛8克，女贞子10克，继进4剂，咳愈。随访2个月，无复发。

按：患儿久咳3个月，肺胃阴伤为主，兼脾肺气虚之象。故治用沙参、麦冬、玄参滋养肺胃，以山萸肉、五味子、炙甘草酸甘化阴、敛阴止汗，配青黛、海蛤粉、杏仁、百部、细辛清肺止咳，更以五指毛桃根补气健脾，以促其气复津生。全方攻补兼施、阴阳相济，先后投用6剂，使患儿羸弱之体气阴渐复，肺气宣降复常，咳嗽乃得减其大半。故三诊、四诊逐步减少清肺止咳之品，重在益气养阴，以加速机体的复原。小儿阴阳稚弱，正气易伤而难复，对其久病者必须时时以顾护其正气为念，切勿一味攻邪而重伤其元气。

第五节 百日咳辨治

百日咳是儿科较为难治的一种呼吸道传染病。临床以阵发性痉挛性咳嗽和伴有鸡鸣样的吸气回声为特征。祖国医学称为"顿咳""疫咳""鹭鸶咳"等。黎炳南在治疗本病方面,积累了丰富经验,下面仅就黎炳南对本病的病机分析、分型辨治经验,作一简介。

一、治疗特点

黎炳南治疗百日咳的一个特点:首先是异中寓同,同中有异。所谓异中寓同者,是指抓住本病痉咳频频这一主症,自拟百马汤(百部、马兜铃、炙甘草、大枣)作为治疗本病各期的基本方,随症加减,常获显效。马兜铃味苦而微辛,性寒。苦辛可宣降肺气,寒能清泄肺热,其性轻扬,故能入肺,除热化痰,长于治咳逆连连不止之症。百部甘苦微温,擅于温肺润肺,止咳降逆。近代药理实验证明,二药均有较广的抗菌功效,且马兜铃有舒张支气管和祛痰作用,百部能降低呼吸中枢的兴奋性。两药相配,同为主药,一寒一热,可依临证需要而加味调配,或存其性,或取其用,故各类型百日咳皆可投之,运用得法,于痉咳阵阵之症颇有捷效。炙甘草、大枣既可补中润肺,又能调和诸药。盖因马兜铃味苦难咽,且性寒易伤胃气。而患者咳逆频频,时日迁延,必耗肺气,故两药扶正、调味,于方中独当一面,与主药相伍,相得益彰。临床上不管证属何型,只要阵咳之症尚存,皆可以百马汤为基础,加减施治。

其次是同中有异，即不拘泥于一方一法，而于临证中审证求因，辨证施治。黎炳南认为，把本病分为初咳期、痉咳期和恢复期，可以有助于了解病情的进退。但更重要的，还必须对病因病机作进一步的了解。病位有表里之分，亦有在肺、脾，或者肝、肾之别；病邪可有风、寒、湿、燥、热、痰之异；正气又有强弱之殊，凡此等等，均应细察详审，从而区分不同证型，作为处方用药的依据。

黎炳南治疗本病的另一个特点：是非常强调注意患儿的体质特点。因小儿为脏腑柔嫩之体，本病日久迁延，咳逆不止，肺气易为耗泄，甚则子病及母致脾气虚弱，或金不生水而累及肾脏。而元气亏损，又是本病缠绵难愈的重要原因之一。加之百日咳好发于体弱小儿，因而临床所见，虚实并见者往往较多。故黎炳南喜用标本兼顾之法，如见有虚象存在，随症配以健脾益气或养阴补肺等法，而不局限于何证何期。正不复则邪不去，故曰：对体虚者，能否果断而又恰如其分地治以攻补兼施之法，是速愈本病的关键所在。

最后是黎炳南对药量的轻重、寒热的调配，尤为切当。例如马兜铃性寒而味大苦，婴儿服之往往吐出，故其运用此药，常以轻剂取效，一般用3~4克，并配甘和之品，以调其味。体属虚寒者，更助以温补之品，故药量虽小，而收效则大，常获事半功倍之效。

二、辨证分型及治法

1. 外感风邪，痰热束肺

症候特点：由于小儿脏腑娇嫩，卫外机能未固，易受外邪所袭。肺司呼吸，主皮毛，风寒犯肺，邪毒闭郁，又易化热，致肺气不宣。表现为发热、流涕、咳嗽、痰黄、夜咳较甚等症。

治法：祛风镇咳，清热化痰。

常用方药：百马汤加麻黄、防风、前胡、大青叶、连翘、蚤休。

【案一】金某某，男，2岁。1979年11月2日初诊。

患儿发热2日，体温38℃，鼻流清涕，咳嗽有痰，夜咳较甚，每晚阵咳10次左右，咳时面红流泪；口干唇红、舌苔薄白，脉滑数。有与百日咳患者密切接触史。血常规：白细胞12×10^9/升，淋巴细胞68%，单核细胞+中性粒细胞32%。拟方：

防风6克　　前胡6克　　　百部6克　　　桔梗6克

连翘10克　　大青叶10克　　马兜铃3克　　天花粉8克

甘草5克　　大枣4枚

3剂。

11月5日二诊：热退，咳嗽减，每晚阵咳仅1～2次，口干减，但出汗多，胃纳欠佳。拟方：

马兜铃3克　　百部8克　　　党参15克　　茯苓10克

沙参10克　　白术10克　　炙甘草5克　　法半夏6克

五味子6克　　大枣4枚

服4剂病愈。

按：本例初起类似外感风邪，故佐以疏解清热之品，使邪从外泄。但当热退邪却后，由于素体虚弱，标去而本虚，故即转用健脾养肺之法，以培土生金，令正气恢复，其咳自愈，不宜继用清解。

2. 痰浊互结，肺络受阻

症候特点：痰浊久恋化热，咳嗽不已，肺络受阻，宣降不利。症见咳嗽阵发，连续不断，面红发憋，涕泪俱出，痰液稠黏，不易排出，咳甚呕吐黏痰或伴食物。

治法：宣肺镇咳，化痰通络。

常用方药：百马汤加苏子、葶苈子、鹅管石、沙参、地龙。

【案二】邝某某，男，3岁6个月。1979年11月26日初诊。

患儿咳嗽3个多月，时现气促，近月来咳嗽加剧，表现为阵发性咳嗽，痰多，夜间尤甚，每晚10余次，咳甚欲呕。前用四环素、庆大霉素、异丙嗪止咳合剂等，均未收效。检查：肺呼吸音稍粗，未闻干湿性啰音；苔薄黄，脉细数。血常规：白细胞9.7×10^9/升，淋巴细胞65%，单核细胞+中性粒细胞35%。拟方：

麻黄4克	党参15克	鹅管石15克	白术10克
百部10克	茯苓10克	苏子6克	炙甘草6克
葶苈子6克	马兜铃3克	大枣4枚	

共服7剂。

二诊：咳嗽大减，偶尔晚间阵咳1～2次，且每晚延续时间甚短，痰量减少，胃纳及二便正常；舌苔白，脉细滑。处方以陈夏六君子汤加马兜铃、百部、麦冬、沙参、五味子，以健脾益肺。继进4剂后，数月之咳嗽随之消失，家人喜甚。

按：此例由于久咳未愈，中气大虚，痰浊内停，肺络受阻，宣降不利，故用百马汤治其痉咳，加陈夏六君汤、苏子、葶苈子、鹅管石以温中化痰浊，并用麻黄宣肺化寒，则顽痰除，浊邪消，复其清肃之权，故咳乃愈。

3. 肺阴不足，正虚邪恋

症候特点：病久日延，耗伤肺阴，余热留恋不去，低热不退，咳嗽昼轻夜重。

治法：润肺镇咳，清解余热。

常用方药：百马汤加青黛、海蛤粉、沙参、麦冬、天花粉。

【案三】王某某，女，5岁。1979年3月23日初诊。

患儿反复咳嗽5月余，夜间增剧，为阵咳状，喉中有痰，但不易咯出，咳甚则欲呕，近月来午后低热，体温在37.5℃左右，经中、西药治疗，收效甚微；舌质红、苔白厚，脉细数。拟方：

马兜铃3克　　青黛3克　　百部6克　　海蛤粉15克

沙参15克　　麦冬8克　　法半夏8克　党参10克

陈皮5克　　炙甘草5克　大枣4枚

4剂。

二诊：体温已正常，咳嗽较前减少，胃纳转佳，知药中病机，乃守上方继服7剂而愈。

按：长期反复咳嗽，气阴受损，故咽红口干，痰难咯出，潮热，舌红，治以清金养肺为主。方用百马汤合黛蛤散加沙参、麦冬，又以党参、陈皮、法半夏健脾燥湿，使其寒热相须，清补相益，温润得宜，故顽疴痼疾，乃迎刃而解。

4. 中运不健，肺脾两虚

症候特点：平素体质虚弱或病后正伤，症见面色萎黄，咳嗽无力，痰白清稀，纳呆食少，大便稀溏，自汗盗汗。

治法：健脾补肺，镇咳除痰。

常用方药：百马汤加党参、白术、法半夏、陈皮、鹅管石。

【案四】甄某某，女，3岁，1979年11月19日初诊。

患儿平素体质虚弱，易患感冒。二旬前发热咳嗽，经治疗后热退，但咳嗽延今未愈。来诊时，面色萎黄，形体消瘦，每日阵咳20次左右，夜间尤多，胃纳呆滞，咳时面赤，痰鸣辘辘，汗自出，痰白；唇色淡、苔白，脉细弱。血常规：白细胞3.7×10^9/升，单核细胞+中性粒细胞24%，淋巴细胞76%。拟方：

马兜铃3克　　麻黄5克　　陈皮5克　　甘草5克

法半夏8克　　党参20克　白术10克　茯苓10克

百部10克

4剂。

二诊：咳嗽渐减，胃纳好转，卧睡盗汗，舌脉同前。拟方：

马兜铃3克	百部10克	白术10克	陈皮5克
甘草5克	党参20克	当归8克	法半夏8克
龙骨15克	牡蛎15克	五味子6克	

进服7剂。服后阵咳次数每晚仅1～2次，精神胃纳均较前好，出汗较少，后仍用上方继续调理而愈。

按：形体素虚，中气不运，而致生化无权，加上久咳伤肺，故本证表现气血俱损，肺脾两虚。其痰浊虽盛，但正气大虚，故处理之法，先以马兜铃、百部、麻黄攻其邪，陈夏六君子汤扶其正，继则重用调补气血，健脾益肺，佐以五味子、龙骨、牡蛎固肾纳气，而获显效收功。

第六节　小儿泄泻论治

泄泻一证，在儿科甚为常见，临床以大便次数增多，粪质稀薄或如水样为特征。在小儿，尤其是婴幼儿中的发病率很高，四季均可发生，其中以夏、秋季发病最多。

早在春秋战国时期，《黄帝内经》即对本病有详细论述，如《素问·阴阳应象大论》已有"春伤于风，夏生飧泄"的病因论述，并根据大便的性状，把泄泻分为"濡泻""飧泻""鹜泻"等各种类型，其中很多论点一直沿用至今。此后，历代医家对泄泻的病因病机、辨证论治等方面的认识多有发展和扩充，形成了中医药对泄泻辨治的宝贵经验。

本病常见于西医之急、慢性肠炎，消化不良，秋季腹泻，肠功能紊乱，乳糖不耐受性腹泻等疾病。西药对本病治疗多有良效，但是对于部分耐药性菌群所致的腹泻，以及部分病毒感染性或非感染性腹泻，则时感束手，往往转而寻求中医药治疗或中西医结合治疗。

黎炳南临床数十年，对本病的辨治有较深的造诣。临床上，对于一些难治性腹泻，通过其独特的病因病机分析，精要准确的用药，每获捷效。他认为，泄泻一证，成人与小儿均可得之，然唯因小儿脏腑娇嫩，"成而未全，全而未壮"，在罹患泄泻后，寒、热、虚、实往往容易互变。若素禀脾胃不足，泄泻发生后，更易伤损脾胃，令病情缠绵难愈，甚或演成疳疾或慢惊之变；若泻下急暴，气阴暴失，又可成阴竭阳脱之急危重症；寒热虚实之间又常互为兼夹，故小儿泄泻的辨治往往较成人更为复杂多变，且急危重症的发生率亦较成人为高。因此，能否对本病进行准确辨证，以及及时、准确地用药，是减少本病并发症及危重症发生的首要条件，又是儿科医生的基本功之一。在对小儿泄泻的辨治中，切勿忽略以上的发病特点，亦不可套用某些固定成方，以免造成治疗上的失误。现分别就黎炳南对本病的病因病机分析、辨证要点、治疗要则及分型证治等方面详述如下。

一、湿为主邪，脾为主脏

传统教材对泄泻的分型，实证总因风寒、湿热、伤食；虚证则分脾虚及脾肾阳虚，此种分型方法重于病因分类，可为初学者熟记本病的病因病机提供方便。而对于小儿泄泻的本质，黎炳南认为，无论何种病因致泻，最终均须通过"脾运失健，湿浊内停"此病机之关键而导致疾病发生，其中湿邪是致病的主要病邪。对此，《杂病源流犀烛·泄泻源流》有精辟的论述："湿胜则飧泄，乃独由于湿耳。不知风寒热虚，虽皆能为病，苟脾强无湿，四者均不得而干之，何自成泄？是泄虽有风寒热之不同，要未有不原于湿者也。"鉴于此，黎炳南主张把泄泻分为风寒挟湿型、湿热型、伤食挟湿型、脾虚挟湿型、脾肾阳虚型等5种证型，以强调湿邪在泄泻发病中的重要作用。

对于本病的病位，黎炳南认为，主要病位应在于脾。因湿邪为致病的主要因素，而脾主运化水湿，倘脾强健运，内外因素均不可致病。然若脾不健运，则湿浊内生，致生泄泻。大便乃饮食所化，饮食入胃，通过脾的运化、小肠的泌别清浊。其清者上归于肺，通过肺气宣发，散精于全身；其糟粕者则下输大肠，成为大便。其中，脾在大便的形成中起到关键的作用。若脾运失司，清浊升降失常，水反为湿，谷反为滞，合污而下，并走大肠，则成为泄泻。其中，湿为主邪，脾为生湿之源，故为发病之主脏。《景岳全书·泄泻》亦指出："泄泻之本，无不由于脾胃。"小儿（尤其是婴幼儿）脾常不足，且饮食不知自制，故更容易为外邪、饮食等因素影响而罹患泄泻之疾。

二、全面辨证，细察大便

对于本病的辨证，黎炳南强调应根据大便的性状以辨别寒、热、虚、实。由于小儿或其家长不懂表达或表达不详，常常影响辨证的准确性，因此，临床医生应尽可能亲察患儿的大便，切不可因其秽臭而弃之不察。

一般认为，若大便色黄臭秽，泻下急迫或泻而不爽，或夹黏液脓血者，多属湿热为患；若泻下清稀带泡，甚如水样，臭味不大者，多属风寒泻；若大便稀烂夹有乳片或食物残渣，气味酸臭或臭如败卵，脘腹胀痛，泻后痛减者，则属伤食；若大便溏烂无臭，水谷不化，或食入即泻者，则属脾虚泻；若五更泄泻，症见大便清冷无臭者，属脾肾阳虚泻。其中，大便臭味的大小可反映胃火的盛衰，对泄泻病性的辨别尤为重要。若其臭味大者，性多属热；若其臭味小或无臭者，性多属寒。但亦须结合其他病症进行辨别。如泻下急迫者，未必属火，某些风寒泄泻，因风寒与水湿相击，迫津下泄，亦可出现泻下如注之症；大便夹乳片或食物残渣者，未必属伤食，脾虚或脾肾阳虚，胃寒无火，不能消谷者亦可出现。又如大便色青者，一般谓之挟惊，然于临证中，每多属脾虚有寒之象，如《活幼口议·小儿泄泻》谓："凡小儿泻，粪出青色者，盖脾受肝经所制，肝属乙木，能克己土，所胜之功，故现本质。由其脏之虚寒，非谓惊也。"如此种种，均对临床辨证有较大意义，须加注意。

除了对大便进行辨证，尚应对兼证进行辨别。若因湿热为患者，临证每兼发热，口干苦，多饮，小便黄短，舌红苔黄腻，脉濡滑数等症；风寒致泻者，多兼恶寒发热，鼻塞头痛，腹痛肠鸣等；伤食者，多兼脘腹胀满，嗳腐酸臭，不思饮食，呕吐，舌苔厚腻，脉滑等；脾虚者，每兼面色萎黄，肢倦乏力，脘腹胀闷，舌淡有齿印，苔白，脉细等症；脾肾阳虚者，多兼面色㿠白，形寒肢冷，精神疲倦，睡时露睛等。而对于某些症状的辨别，必须参合于整体进行判断。如口渴者，未必属热，其可见于阴伤之证，或脾虚不能化津上承者；口不渴未必属寒，可见于湿热泄泻中湿重热轻或部分伤食患者；小便黄短者，未必属热，可见于诸泻而伤及阴分者。张介宾在《景岳全书·小儿则（下）·论泻痢粪尿色》中指出："小水之色，凡大便泻痢者，清浊既不分，小水必不利，小水不利，其色必变。即清者亦常有之，然黄者十居八九，此因泻亡阴，阴亡则气不化，气不化则水涸，水涸则色黄不清，此自然之理也。使非有淋热痛涩之证，而但以黄色便作火治者，亦大误也。"可见在临证中，我们既应掌握大法，亦不能拘泥于成法，灵活辨证，方不致误。

以上是泄泻的辨证要点。对于小儿，由于脏腑娇嫩，发病后传变迅速，"易虚易实，易寒易热"，因此临证每非只见单一证型，而常见寒热虚实互为兼夹，如初因湿热泻或寒湿泻，由于泻下急暴，伤及阴分，则可兼见伤阴证候；若泻下日久，伤及脾气，甚或伤及脾肾阳气，则可兼有脾气不足或脾肾阳虚之证；若初为寒湿泻或脾虚挟湿泻，湿邪久郁化热，又可在原证的基础上兼见湿热见证。凡此种种，必须细辨，治疗必须紧抓时机，权衡寒、热、虚、实之轻重缓急而对因治疗，否则病情瞬变，容易衍生他疾，甚至危及生命。

三、"胜湿理脾"为治疗总则

基于本病以"脾运失健，湿浊内停"为主要病机，相应地确立以"胜湿理脾"为治疗之总则。其中，"胜湿"者，指祛除湿邪的治法，根据泄泻发病中湿邪所在部位的不同，可分为芳香化湿、清热燥湿、淡渗利湿等法；"理脾"者，则指各种恢复脾胃健运的治法，可分为运脾法、健脾补气法等。概言之，在泄泻病的治疗中，常用的治法有以下几种。

1. 芳香化湿法

此法是指以芳香辟浊，具有化湿运脾功效的药物治疗湿浊困阻中焦、脾运失常证的治法。黎炳南认为，在泄泻发病中，由于脾运失健，湿浊内停为病机关键，因此，治疗当以除湿、运脾为要。其中，湿邪属阴，当用"阳药"化之。脾喜温，得阳始运，而此类药物芳香温燥能助脾运、除湿浊，切合本病病机，故成为泄泻治疗中的主要治法，不必惮于其温燥而不敢用之。黎炳南认为，只要配伍得当，即使于湿热泄泻的患者，用之亦无妨，此在"分型论治"将有详述。

2. 利水渗湿法

此法是指以淡渗利湿的药物治疗下焦湿盛病症的治法。"治湿不利小便，非其治也""利小便以实大便"，故此治法是治疗泄泻的重要方法。由于本类药物药性多寒，常宜用治湿热泄泻。

3. 清热燥湿法

此法是指用寒凉清热兼能燥湿的药物，治疗湿热内蕴或湿邪化热证的治法。由于本类药物性多寒凉，易伤脾胃，故在小儿泄泻治疗中用量宜慎，且不宜久用。

4. 消食导滞法

此法是指以消食开胃的药物治疗饮食积滞，是治疗伤食泄泻的主要治法。但本类药物容易伤耗脾气，故不宜多用久用，若兼脾虚者，应适当配伍补脾益气之品。

5. 补涩法

此法是指以补脾益肾药物配合收敛固涩之品，治疗脾气不足或脾肾阳虚而致泻下无度、滑脱不禁病症的治法。幼儿胃气未全，肾气未充，若泄泻频频，初则脾胃受伤，继而肾气不固，乃成滑脱不禁。与其"滑者涩之"，何不未雨绸缪，防患于未然？故泄泻气虚，不妨早用补涩，不必至洞泄已成，方匆匆投用。补者，治本也。脾虚欲陷者，重用党参、白术、黄芪，加葛根以助其升阳举陷。肾气不固者，选用补骨脂、巴戟天、肉桂，以固其关门。涩者，治标也。泻下不止，补之未见速效，气液已随泻日耗，当涩肠以存气阴，而后正气方易渐复。涩肠之品，轻者用乌梅、山楂炭，重者用五味子加龙骨。黎炳南喜用酸收之品，取其涩肠之外，尚可合甘药以酸甘化阴。肾虚者加用益智仁，效果尤佳。虚实夹杂者，甚为多见，早用补涩，每令人视为畏途。其实，药物为祛邪之手段，正气方为祛邪之主导。若气馁于内而专于攻邪，则邪恋未去而先伤正气，反致迁延难愈。故泻频而兼虚者，可于祛邪中并用补涩，冀涩肠以存正、补气以复正。正气回复，其邪易去。此不碍祛邪，实有助于祛邪。

6. 益气养阴法

此法是指以甘润养阴益气的药物治疗气阴两虚病症的治法，用于泄泻而兼气阴受伤为主的病证。但注意湿邪较盛时慎用之，以免助湿为患。虚实并重者，以本法合化湿法同施。

7. 行气法

由于本病以湿邪困阻为重要病机，湿郁必兼气滞，故必须配合使用行气药物，令气行而湿化。

此外，尚可根据病邪的兼夹而选用多种治法，如风寒外袭所致的泄泻，可加用祛风散寒之品等。至若病情危殆，出现阴竭阳脱者，则应留人治病，急以益气回阳固脱为治。

四、分型论治

1. 常证

（1）湿热泻

辨证要点：大便水样或糊状，或如蛋花样，泻下急迫或黏腻不爽，量多，其气味必臭秽，纳差食少，烦渴引饮，或伴泛恶，发热或不发热，小便短黄；舌红、苔黄厚腻，脉濡滑数。

症候特点：湿热外感或湿郁化热，脾胃受困，运化失司，清浊升降失常，合污下降，下注大肠，故出现大便水样或糊状，气味臭秽。若热重于湿，则可见发热；热性急迫，湿热交蒸，壅遏胃肠气机，故泻下急迫，量多；热盛伤络，可见大便带血；热盛伤阴，则口干引饮，尿少黄短；热扰心神则见烦躁。若湿重于热，则不发热或低热；湿性重浊黏腻，湿邪下趋，故见大便糊状，黏腻不爽，或夹黏液；湿浊中阻，浊气犯胃，故见呕恶纳差，饮食减少。舌红、苔黄厚腻，脉濡滑数均为湿热困阻之征。

治法：清热除湿。

治疗要点：对于湿热泄泻，一般多施清热利湿法，并以葛根黄芩黄连汤统治之。此似有可商榷之处。因湿邪属阴，热邪属阳。其性不同，用药迥异。用清用温，各有所宜，当权衡湿、热之偏重而用之。热重于湿者，自当以清利为主，辅以除湿。然若证属湿重于热者，则非单用清利所能胜任。湿为阴邪，非温药而不易化，须用芳香温通之品化其湿浊，兼以清热燥湿、淡渗利湿之法，使湿热分途而去，获效每捷。除湿法包括利湿、燥湿、化湿，比单纯利湿更能有效祛除湿浊之邪。须注意者，在本证型的常用药物中，部分清热药性味苦寒，易伤脾胃，故体虚羸弱者，以及秋冬寒冷之时，黄芩、黄连等苦寒之品切勿滥用，且其味苦难咽，于婴幼儿亦非所宜，以选用性味平和者为宜。

常用方药：自拟湿热泻方。

藿香10克、佩兰8克、葛根15克、连翘8克、地榆8克、茯苓15克、火炭母12克、独脚金6克、甘草6克。此方剂量适用于2～3岁小儿。以水1碗半，煎至半碗，复煎，温分3服。

方中葛根甘能生津、升发清阳之气；连翘、火炭母、地榆清解肠热，且性味平和，不易伤正，其中地榆并能凉血止血；藿香、佩兰芳香化湿，和中止呕；茯苓淡渗利湿，健脾和中；独脚金消食而兼利水湿。全方既清肠热，又能化湿、利湿。肠热清，湿浊除，泄泻可止。

加减法：热重于湿者，加凤尾草、滑石、白花蛇舌草；热盛体壮者，酌用黄芩、黄连；热盛伤络而见便血者，加槐花。湿重于热者，重用芳香化湿之品，加砂仁、白豆蔻、苍术等，佐以薏苡仁、车前子等分利水湿。呕恶甚者，选加陈皮、法半夏、竹茹等降逆止呕。腹痛剧者，加木香、白芍等。兼食滞者，加神曲、麦芽等。

【案一】黄某某，男，6岁。因"腹泻伴发热3日"于1996年7月16日来诊。

患儿3日前外出饮食归来后开始出现腹痛、腹泻，大便日解3～4次，色黄糊状，气味臭秽，伴发热，体温38.5℃，纳差。曾到外院求治，诊为急性肠炎，予先锋霉素5号、双黄连等静脉滴注2日，效果欠佳，遂转诊黎炳南。来诊时症见：中度发热（体温38.1℃），精神疲倦，纳差，大便日解4～5次，糊状，黏腻不爽，色黄褐，量中，臭味较大，夹黏液，口干；舌红、苔厚微黄，脉滑略数。诊断：湿热泻，证属湿重热轻型。拟方：

藿香15克	佩兰15克	葛根15克	火炭母15克
连翘12克	柴胡12克	车前子12克	薏苡仁20克
茯苓20克	独脚金6克	甘草6克	

2剂。上药以水2碗多，煎取大半碗，复煎。

7月18日二诊：诉热退，大便次数减少，日解2次，质稠，无黏液，胃纳增加。遂于上方去柴胡、葛根，继进2剂告愈。

按：患儿外出饮食不慎，湿热内生，下注大肠。其大便黄褐臭秽，但黏腻不爽，夹带黏液，精神疲倦，虽有发热，然热势不高，伴口干；舌红、苔厚而微黄，脉滑略数，为湿重热轻之证。故治法重用芳香化湿，佐用清利以除湿邪。拟方在湿热泻方的基础上，加大藿香、佩兰的用量，并以车前子分利水湿，加用柴胡透解热邪，药证相合，泄泻自止。

（2）风寒挟湿泻

辨证要点：大便稀烂，色淡夹泡沫，臭味不甚，腹痛肠鸣，可伴鼻塞，流清涕，恶风寒，咽痒等，口不渴；舌淡苔白滑，脉浮。

症候特点：风寒外袭，或饮食生冷、寒邪直犯脾胃，均可导致脾运失健，湿邪内生，水谷不分，合污而下，故见大便稀烂，色淡无臭；风邪与水湿互相搏结，气机不通，故见腹痛肠鸣，大便带泡。

治法：疏风散寒，胜湿止泻。

治疗要点：由于本型泄泻由风、寒、湿三邪共同致病，其中寒邪属阴，容易凝滞气机，故常兼见气滞之证，如腹部胀大，肠鸣辘辘等。因此，在治疗中应配合使用行气药物，令气行湿化，且行气药物性多温运，于散寒除湿亦宜。寒湿属阴，易伤阳气，且病常发于脾虚者，故风寒湿郁日久，可伤及脾胃，而脾气不足，又可化生湿浊，如此相因而至，令病情缠绵。因此临证必须密切注意脾气的盛衰，一旦出现中气内馁之征，即应配合益气扶中之品，冀正气复而助祛邪，莫等伤损已成，方匆匆投用。

常用方药：自拟风寒湿泻方。藿香12克、佩兰10克、砂仁（后下）3克、防风5克、陈皮4克、茯苓15克、枳壳6克、苏叶5克、薏苡仁15克、甘草6克。

上方剂量适用于2～3岁小儿。上药以水1碗半，煎至半碗，复煎，温分3服。

方中以藿香、佩兰芳香化湿；砂仁行气化湿；防风、苏叶疏风解表，后者并可行气宽中；陈皮行气除湿；枳壳行气宽中除胀；茯苓、薏苡仁淡渗利湿，兼以健脾。全方奏疏风散寒，除湿止泻，兼以行气健脾之效。

加减法：便稀量多者，加苍术、乌梅。腹痛剧者，加木香、延胡索。脾虚甚者，加白术、山药、扁豆健脾除湿。腹胀甚者，可加厚朴。

【**案二**】丁某，女，6个月。因腹泻2日于1997年10月18日来诊。

患儿2日前因进食生冷后开始出现腹泻，日解4～5次，肠鸣则泻，大便水样带泡，色淡黄，臭味不甚，无发热，小便如常。曾在外院诊治，予双黄连、穿琥宁等药物静脉滴注2日后，症状无明显改善，大便次数反增加，日解7～8次，遂求治于黎炳南。来诊时症见：精神稍倦，大便日解7～8次，水样带泡，色黄无臭，无发热，小便如常。察其面色稍黄，腹胀，肠鸣音活跃，前囟、眼眶无明显凹陷，皮肤弹性可，指纹浮红于风关；舌淡、苔白滑。诊为：泄泻（风寒挟湿型），拟方：

藿香8克	佩兰8克	苏叶3克	陈皮3克
茯苓12克	扁豆12克	薏苡仁12克	砂仁2克
白术4克	甘草4克		

2剂。上药以水1碗，煎至半碗，复煎，温分3服。

10月20日二诊，大便次数明显减少，日解2～3次，糊状，胃纳增加。上药去苏叶，加山药8克再进2剂而告愈。

按：该病本因寒邪直犯脾胃，脾运失健，湿浊内生，合污下降所致，前医却用清热解毒之中药针剂静脉滴注，以寒益寒，更伤脾胃，故腹泻不见好转，来诊时仍一派风寒挟湿的证候，而且还初现脾胃气虚的征象，因此治以疏风散寒，芳香化湿为主，佐健脾益气为法。方中藿香、佩兰、砂仁芳香化湿；苏叶疏风散寒；扁豆、薏苡仁、茯苓利水渗湿，兼以健脾；白术健脾益气燥湿；湿郁气滞，故以陈皮理气化湿。辨证准确，用药得当，故大便次数明显减少。再诊去解表之苏叶，加山药以加强健脾之功而收效。

（3）伤食挟湿泻

辩证要点：脘腹胀满，腹部作痛，痛则欲泻，泻后痛减，大便酸臭，或如败卵，嗳气酸馊，或恶心呕吐，不思饮食，夜卧不安；舌苔厚腻，脉滑。

证候特点：饮食不节，或脾运失常，导致乳食停积胃肠不化，与湿浊互结，合注大肠，故见腹泻；饮食停积，气机壅滞不畅，则见脘腹胀满；不通则痛，故腹痛，痛则欲泻，泻后积滞减轻，气机暂得舒缓，故泻后痛减；饮食停胃，故不思饮食；气逆上冲，则见嗳气酸馊，恶心呕吐；"胃不和则卧不安"，故夜卧不宁。

治法： 消食导滞，化湿和中。

治疗要点： 本型泄泻，由于饮食与湿滞停积中焦，气机为之壅遏不通，故常见腹痛腹胀之症。因此，治疗中必须配合行气药物的使用，使气机畅行，通则不痛，同时，气行有助消食化湿。若湿食停滞胃腑，胃气上逆者，则须加用降逆止呕之品。须注意，消导药物容易损伤脾胃，故不宜多用久用。若已兼脾虚见证，则以消补并用法治之。

常用方药： 自拟伤食挟湿泻方。藿香12克、佩兰10克、连翘8克、神曲10克、麦芽12克、枳壳6克、鸡内金6克、茯苓15克、薏苡仁15克、甘草5克。

上方剂量适用于2～3岁小儿。上药以水1碗半，煎至半碗，复煎，温分3服。

上方藿香、佩兰芳香化湿止呕；神曲、麦芽消食化积；连翘清热；枳壳行气宽中除胀；茯苓、薏苡仁利湿健脾；鸡内金运脾消积。合奏消食化湿，理气健脾之效。

加减法： 湿食久郁化热者，加葛根、火炭母以兼清郁热。呕吐较频者，加法半夏、竹茹以降逆止呕。腹痛剧者，加延胡索、救必应、木香。腹胀甚者，加厚朴等。脾胃气虚者，加白术、山药、扁豆、五指毛桃根以益气健脾。

【案三】 苏某某，女，1岁。因"突发腹泻、哭闹不安1日"来诊。

患儿1日前外出饮食归来后，突然出现腹泻、哭闹，大便2～3次，糊状，伴恶心欲呕，遂抱来求诊。症见：面色青白，四肢不温，哭闹不安，哭则欲大便，便后哭闹稍缓，大便糊状，色黄褐、酸臭、夹乳片，恶心欲呕，不思乳食，喜俯卧，无发热。腹部胀满，拒按，肠鸣音稍活跃，指纹略滞；舌淡红，舌苔中部白浊。诊断：泄泻（伤食挟湿型）。拟方：

藿香10克	佩兰10克	神曲10克	麦芽10克
法半夏4克	木香4克	白芍4克	连翘6克

　　枳壳6克　　　鸡内金8克　　　薏苡仁12克　　　茯苓12克

2剂。复煎。

　　2日后二诊，患儿面色稍红润，无哭闹，大便次数减少，日解2次，质稍烂，酸臭减轻，无恶心，胃纳增加，腹胀减轻；舌淡，苔白略厚。遂在上方基础上，去木香、白芍、枳壳、法半夏，加白术4克，太子参6克善后。

　　按：本患儿有明显的伤食病史，来诊时一派伤食挟湿的症候表现。由于湿食互阻，气机不通而出现腹痛，故哭闹不安，泻后湿滞减轻，腹痛暂缓，故哭闹稍减；气机郁滞不通，阳气不达，故面色青白，四肢不温；舌淡苔白浊者，示湿浊宿食未化热，但已兼脾虚不运之象。故治疗应以消食化湿，行气降逆止痛为主，兼以健脾为治。方中藿香、佩兰、神曲、麦芽、鸡内金消食化湿；法半夏降逆止呕；枳壳、木香行气止痛；白芍缓急止痛；薏苡仁、茯苓淡渗利湿兼以健脾。药证相合，故泄泻、腹痛速止。湿浊宿食化解，气机畅通，已无呕吐、腹痛，故后继治疗去行气止痛降逆之品，加健脾化湿之品以收效。

　　（4）脾虚挟湿泻

　　辨证要点：大便稀溏，多于食后作泻，色淡不臭，或夹不消化之乳食，面色萎黄或黄白，形体消瘦或虚胖，神疲倦怠；舌淡边有齿印、苔白滑，脉细濡滑。

　　症候特点：素体脾气虚弱，或久泻伤及脾胃，健运失司，清阳不升，水反为湿，谷反为滞，合污下降，并走大肠，故发为泄泻；脾虚不运，饮食不化，故大便色淡不臭，夹带不消化之乳食；食后脾胃虚弱不能运化，合注大肠，故食后作泻。

　　治法：健脾益气，化湿止泻。

　　治疗要点：脾虚不能健运，易化生湿邪；湿邪久居不去，则反伤脾气，二者相因为病，故治疗应补脾与化湿同施，令脾气健旺以化湿，湿邪祛除而脾复健运。然单纯补脾，容易助湿，故必须候邪正之轻重而权衡攻补之主次，否则湿盛而过用补药，则令湿邪壅盛，病必难除。本证湿邪主要在中焦，除湿当以芳化为主。即使湿邪不盛，由于脾为阴土，得阳始运，故在用补时，亦应适当加用化湿温运之品，令补而不滞。若脾虚甚而不能固敛时，则可出现脾气下陷，临证表现为大便滑脱不禁、甚则脱肛等证，应加用补气升提及收敛固涩之品。

常用方药：自拟脾虚湿泻方。太子参12克、白术4克、茯苓12克、砂仁（后下）3克、扁豆15克、葛根12克、山药12克、乌梅2克、藿香10克、佩兰10克、甘草6克。

上方剂量适用于2～3岁小儿。以水1碗半，煎至半碗，复煎，温分3服。

上方太子参、山药、扁豆、白术补气健脾，且扁豆、白术者兼能化湿利水；藿香、佩兰、砂仁芳香化湿；茯苓淡渗利湿兼能健脾；葛根生津兼能升发清阳之气；乌梅涩肠止泻，合甘草以酸甘化阴。全方合用共奏健脾益气，芳香除湿之效。脾旺湿除，泄泻自止。

加减法：脾虚甚者，可加红参或参须另炖，兼烦渴多饮或处暑热之时，用西洋参炖服效果更佳。兼脾阳不足者，可加干姜、肉豆蔻。久泻不止，脾虚不固，当加用收涩之品，轻者加用山楂炭，重者用五味子、龙骨。脾虚欲陷者，重用党参、黄芪以益气升提，加柴胡、升麻以助其升阳举陷。

【案四】曲某，女，2岁。因"反复腹泻1个月"于1997年12月3日来诊。

患儿1个月前无明显诱因而出现腹泻，大便日解3～4次，糊状，无臭。在当地医院诊治，诊为急性肠炎，予先锋霉素、双黄连等药物静脉滴注，并予思密达等口服。经治后，患儿泄泻稍减轻，但停服十六角蒙脱石后，泄泻如故。曾在多间医院求治，效果欠佳，乃求治于黎炳南。来诊时症见：形体肥胖，肌肉不实，面白神疲，大便日解4～5次，水样，色淡黄无臭，夹有未消化之乳食，纳呆，口干索饮，指纹淡红略滞；舌淡、边有齿印。诊为：泄泻（脾虚挟湿型）。拟方：

太子参15克	山药15克	茯苓15克	扁豆（炒）15克
薏苡仁15克	白术5克	藿香10克	佩兰10克
砂仁（后下）3克		乌梅3克	升麻4克

上药以水1碗半，煎至半碗，复煎，温分3服。另以参须3克炖服。药进4剂。

12月7日复诊，患儿精神好转，泄泻次数明显减少，日解2次，质稠，胃纳增加，无口干。后再以上方去乌梅、升麻调理1周后告愈。

按：本例患儿本非"湿热泄泻"，此以"大便无臭"可知。然前医却以苦寒燥湿之品治疗，以寒治寒，不仅无效，反伤脾胃，更加重泄泻。泄泻迁延不愈，又加重脾虚，二者相因而致，故泄泻一月未愈。至来诊时已一派脾虚湿困之象，其中，纳呆而大便夹不消化食物者，非因于伤食，乃脾虚不运，湿邪困阻之征；口干者，非因于伤阴，乃因脾虚不能上乘津液以濡润也；体形虽胖，但肌肉不实，面白神疲，舌淡边有齿印，指纹淡红略滞者，均为脾虚挟湿之象。因此，治疗以健脾益气为主，佐以芳香化湿为法。处方在脾虚湿泻方的基础上，加参须炖服加强益气补脾之功，扁豆炒用加强健脾止泻之力。久泻不愈，已有滑脱之势，故用乌梅酸敛止泻，升麻升阳。经治疗，脾虚得复，湿浊得化，故泄泻自止。

（5）脾肾阳虚泻

辨证要点：久泻不愈，大便清稀无臭，食入即泻或完谷不化，或伴脱肛，形寒肢冷，面色㿠白，或目眶黯黑，精神萎靡，睡时露睛；舌淡苔白，脉沉细。

症候特点：素体脾肾不足，或久泻不止，伤及脾肾，由气及阳，命火不足，不能温煦脾土，脾胃无火，故大便清稀无臭，食入即泻或完谷不化；脾虚气陷，故见脱肛；命门火衰，阳不温布，阴寒内生，故形寒肢冷，面色㿠白，精神萎靡；目眶黯黑，睡时露睛；舌淡苔白，脉沉细，均为脾肾阳虚之象。

治法：补脾温肾，固涩止泻。

治疗要点：久泻不止，病及脾肾，此时病情较重，已属虚多实少之证。故治疗应以温补脾肾为要。脾摄纳，肾主开合，若脾肾亏虚，摄纳无权，开合失司，则关门不固，泻下不止，气液亦随之日耗，久之更加重脾肾亏虚，此时补之未见速效，当急以涩肠以存气阴，令泻止而后正气方易渐复，故在本型治疗中常兼用固涩收敛之法。与其待脾肾不固而成消脱不禁才用"谓者涩之"，不如早用补涩，以防患于未然。涩肠之品，黎炳南喜用酸收之品，取其涩肠之外，尚可合甘药以酸甘化阴。

常用方药： 自拟脾肾阳虚泻方。补骨脂8克、党参12克、白术4克、益智仁6克、山药12克、肉豆蔻4克、乌梅4克、茯苓12克、藿香10克、扁豆12克、甘草4克。

上方剂量适用于2～3岁小儿。上药以水1碗半，煎至半碗，复煎，温分3服。

方中四君子汤合扁豆益气健脾，兼以除湿；补骨脂、益智仁补肾温脾止泻；山药补脾肾、益气阴；肉豆蔻温中行气，合乌梅涩肠止泻，同时，乌梅合甘草酸甘化阴。

加减法： 脾虚甚者，可加红参或参须另炖，加干姜以温补脾阳。脾虚欲陷者，重用党参、白术，加黄芪以益气升提，加葛根、升麻助其升阳举陷。肾气不固、泻下清稀量多者，加用巴戟天、肉桂，以固其关门。久泻不止，加用收涩之品，可用山楂炭、五味子加龙骨等。

【案五】方某，男，3个月。

患儿出生1个多月时出现泄泻，即在某大医院住院治疗。其祖母为该院儿科主任，曾选用各种抗生素及中药参须、焦三仙、石榴皮等，输血浆数次，未效。请数所医院专家会诊，均未见显效，乃诊为难治性消化不良。1983年4月29日邀黎炳南会诊。其时患儿泄泻已月余，大便稀溏，时如蛋花汤样，日解6～7次，间有肠鸣。虽体重略减，但形体仍未消瘦，体温正常，乳食尚可，口干饮少，囟门、目眶不陷；舌略淡，苔薄白。诊为：泄泻（脾肾阳虚型）。拟方：

补骨脂6克	益智仁4克	地榆4克	党参15克
白术5克	藿香5克	火炭母5克	山药8克
葛根10克	炙甘草3克	乌梅1枚	

3剂，每日1剂。并嘱暂减乳食，另予腊鸭肫（切碎）1个、山药15克、大米适量，煮粥水代作饮料。

服药后，大便逐日减少，3日之后，日解1次。因自加牛奶、橙汁之类，5月4

日解便4次，乃再来求方。虑其元气初复，又为乳食所伤，故于前方中去乌梅、葛根、火炭母、地榆，加肉豆蔻、鸡内金各5克，五味子、木香各8克，边条参（另炖）5克，以加强健脾止泻、行气消食之功。如法调理，其疾乃愈。

按： 此证外形虚象虽不甚显，但泄泻月余未止，脾胃已伤；久病及肾，关门不固，则易滑而不收。细察其面色略黄少华，唇舌稍淡，虚象已见端倪。证属脾肾气虚、湿多热少。其运化无力、虚失固摄为病之本，故前用消食、固涩之品罔效。虽曾用参须，而火不暖土，单用补土亦难以为功。故治以温肾固涩、健脾化湿为主，少佐清肠之品。拟方在脾肾阳虚泻方的基础上，去肉豆蔻，加地榆、火炭母兼清肠热，葛根升阳止泻。全方以温补脾肾，固肠止泻为主，兼以化湿清肠为法。药证相合，配合健脾益气之食疗，泄泻乃止。后因元气未复，又为饮食所伤，泄泻反复，故在补脾肾的基础上，去清肠止泻之品，兼以温中行气消食为法，病得速愈。

变证：常见气阴两伤型，阴竭阳脱者现较少见。

（6）气阴两伤型

辨证要点： 泻下无度，精神萎靡不振，倦怠乏力，目眶及前囟凹陷，口渴引饮，小便短赤或无尿，甚则皮肤干燥或枯瘪，腹凹如舟，啼哭无泪，烦躁不安，唇红而干；舌绛无津、苔少或无苔，脉细数。

症候特点： 泻下暴急，或久泻不愈，气液随大便外泄，而致气阴两伤之证。气虚不能充养头目四肢，故精神萎靡，倦怠乏力；津液受伤，故见目眶、前囟凹陷，口渴引饮，唇舌干燥无津，苔少或无苔，小便黄短或无尿，甚或皮肤干燥或枯瘪，啼哭无泪。

治法： 益气养阴，收敛止泻。

治疗要点： 暴泻伤阴，久泻伤阳，泻下无度，气阴随之耗伤，故治应以益气养阴为法。然气阴之伤，乃因泄泻不止所致，若仅予补益而忽略止泻，则气阴随补随泄。故在本型治疗中，常兼用收涩止泻之品，令泻止而气阴易复。必须注意的是，补气温阳之品，容易伤阴；养阴之品，又性属滋腻而容易助湿。故在补气养阴时，必须权衡气、阴所伤之轻重，对证用药，方不致误。若气阴大伤，气随津脱，则可演成阴竭阳脱之证，此时应急以回阳救逆为法。

常用方药： 自拟补气益阴止泻方。党参10克、麦冬8克、五味子4克、茯苓10克、白术4克、山药12克、扁豆（炒）12克、乌梅3克、甘草4克。

上方剂量适用于2～3岁小儿。上药以水1碗半，煎至半碗，复煎，温分3服。

上方四君子汤合炒扁豆益气健脾，兼以除湿，生脉饮益气养阴敛阴，山药补脾养阴；乌梅、五味子酸敛止泻，合甘补之品以酸甘化阴。全方合用共奏益气养阴，敛阴止泻之效。

加减法： 阴虚明显时，党参改为西洋参以加强益气生津之效，并可酌加沙参、石斛等以养阴。若气虚明显者，则党参改为红参另炖；兼有脾阳不足者，加用干姜以温补脾阳；脾虚欲陷者，重用党参、白术、黄芪以益气升提，加葛根、升麻以助其升阳举陷。若泻下不止，当加强收敛固涩之力，予煅龙骨、山楂炭、肉豆蔻收涩止泻。若阴竭阳脱者，症见泻下不止，频而量多，精神萎靡不振，表情淡漠，面色青灰或苍白，四肢厥冷，多汗，气息低微；舌淡，苔薄白，脉沉细欲绝。则应以人参、熟附子以回阳救逆。

【案六】 张某，男，3岁。因"腹泻2日，伴目眶凹陷，尿少半日"于1998年9月19日来诊。

患儿2日前因进食生冷后开始出现腹泻，日解7～8次，水样，量多，色黄无臭，自予黄连素、腹可安等药物治疗，泄泻反加重，日解达10余次，量多，并伴目眶凹陷，尿少，精神不振，遂急来诊。就诊时症见：精神萎靡不振，面色萎黄，少气懒言，目眶凹陷，啼哭无泪，口唇干红，小便极少，色黄，指纹淡滞；舌淡红、苔少。诊为：泄泻（气阴两伤型）。拟方：

参须（另炖）5克	白术5克	山药12克	扁豆（炒）12克
五味子5克	乌梅5克	甘草5克	莲子12克

葛根12克　　　　黄芪10克

3剂。以水1碗半，煎至半碗，复煎，分3次温服。

药进3剂，患儿大便次数逐渐减少。9月22日二诊，大便日解2次，质稠，精神明显好转，目眶无凹陷，尿量增多，但面色仍稍萎黄；唇舌淡红，苔少。考虑乃气阴未复之象，故在原方基础上，去乌梅、葛根，继服3剂后告愈。

按：本证原属寒湿型泄泻，家人却自予苦寒燥湿之品治疗，反伤脾胃。中气一伤，摄纳无权，湿邪更易内蕴，故泻下无度；泄泻不止，气液随之外泄而耗伤，故出现一派气阴两伤之症；面色萎黄、唇舌淡红、指纹淡滞等均示气虚甚于阴虚，故治疗以补脾益气为主，处方在补气益阴止泻方的基础上加黄芪益气升提，合葛根升阳生津；莲子补脾生津。全方合用，补气升阳，养阴敛阴，故泄泻立止。然气阴不能骤复，故再以益气育阴之品善后。

五、其他疗法

1. 补液疗法

若湿热泻中热邪偏重者，可加双黄连静脉滴注以清热解毒；若风寒湿泻中寒湿困阻、气血淤滞者，可加香丹注射液以活血行气；若脾气不足者，加用黄芪注射液静脉滴注以益气健脾；若脾肾阳虚及阴竭阳脱者，可加参附针以益气回阳救逆；若气阴两伤者，可加生脉针以益气养阴，敛阴止泻。

2. 穴位注射法

若脾气虚弱明显，久泻不止者，可用黄芪注射液2毫升穴注双侧足三里穴。足三里穴属足阳明经穴，功效补中益气，配合黄芪针补气健脾，可达到益气止泻之效。

3. 捏脊疗法

可用于脾虚、脾肾阳虚泄泻及病后出现脾气不足者。其通过对督脉和膀胱经的捏拿，达到调整阴阳，调和气血，恢复脏腑功能的目的。

4. 敷脐法

用于脾胃虚寒者。以暖脐膏（丁香、肉桂、白胡椒）敷贴脐部，可温中散寒、止痛止泻。

第七节　小儿秋季腹泻辨治

小儿秋季腹泻是儿童常见的急性消化系统疾病，属于小儿腹泻病的一种，好发于秋季，尤其秋冬之间，故名。在南方，由于寒凉天气来得较晚，故秋泻发病的高峰期可延至冬季。本病好发于婴幼儿，尤以6个月至2岁的小儿为多见。临床以大便次数增多，粪质稀薄如水样或蛋花样为特征。黎炳南从医60余年，善治小儿腹泻，尤对小儿秋季腹泻的辨治有独到之处。黎炳南认为小儿秋季腹泻虽非危疾，但辨治与成人有异；小儿脾常不足，若失治误治易有伤阴伤阳之变，令病情缠绵，甚则危及生命。因此，详辨小儿秋季腹泻实属必要。

一、寒湿困脾，脾运失健是病机根本

黎炳南认为，本病的发生，乃因秋冬之间，寒邪渐生，早晚凉热多变；小儿脾胃常不足，若寒温调摄失宜或贪凉饮冷，风寒之邪每易直犯脾胃。脾主运化水湿，喜温运而恶寒凝，风寒袭脾，气机凝滞，运化失司，水反为湿，谷反为滞，合污而下，并走大肠，则成泄泻之疾，因此寒湿困脾为本病的基本病机。寒者，风寒外袭也，为发病之外因；湿者，脾失健运而生湿也，为发病之重要病机。其中总以脾胃调节功能不完善为发病之根本，是故本病多发于"脾胃常不足"之婴幼儿。然临证上，时有医者为西医之"病毒感染论"所惑，或囿于岭南之地"多热多湿"之说，常概以秋泻乃湿热所致，处方投以大量清热利湿之品，结果泄泻缠绵难愈甚则洞泻不止。黎炳南认为此乃辨证失妥所致。中医精髓，贵乎辨证施治，即使"病毒感染"，亦未必属"热"，临证属虚属寒者亦不少见。临床上多见大便清稀带泡，水样或蛋花样，或夹不消化之食物，量多而不臭，面色不华，指纹浮红略滞等；舌淡或淡红，苔白腻。皆乃风寒外袭，寒湿困脾，脾运失健之明证。虽初起病时或可伴见大便臭秽、发热、口干等类似"湿热泄泻"之症，但毕竟与湿热泻有别，须加详辨。其大便臭秽者，每因患儿素有宿食不化、湿热内蕴，感寒腹泻时湿热合注大肠使然。其特点为随泄泻次数增多，大便臭秽即减轻或消失，转而见大便清稀、量多、无臭之症，此乃邪有出路，湿热积滞随大便排出，而寒湿困脾之证方突显故也。此与"湿热泄泻"之大便夹黏液脓血，湿热未除则臭秽不解有异。本病虽可见发热，然多为低热，且面色不红、舌淡苔白，与湿热内蕴之壮热、面赤、舌红、苔黄有别。至于"口干"，非热证所独有，寒湿泄泻者，亦常有口干见症。口干有欲饮与不欲饮之分。口干而欲饮者，多因泻下急暴，大量津液从大便排出，阴分受伤所致，故临证每兼阴伤之证，如目眶、前囟凹陷、哭时无泪、小便短少等，而无明显热象，与"热盛伤阴"之高热、面赤、大便黏腻臭秽等有别；口干而不欲多饮者，乃因脾虚湿困不能升发津液以上承所致，与"热盛伤阴"之"口干多饮"迥异。若以寒为热，反投以苦寒清利之品，则愈治而泻痢愈甚矣。

小儿秋季腹泻在总的病机上以寒湿困脾，脾运失健为主，临证又因小儿禀赋各异，感邪轻重不一，发病后寒热虚实互变而可有不同之兼证、变证。若体质壮实，感受寒湿后可从阳化热，或寒湿久郁亦可化热，临证出现大便臭秽、黏腻不爽，发热，舌红苔黄腻等湿热内蕴之证；若患儿素有宿食积滞，起病后寒湿、食滞互结，更妨碍脾胃运化，则可兼见恶心呕吐，嗳腐吞酸，纳呆，舌淡苔厚腻等食积内蕴之证；若患儿泻下无度，暴泻伤阴，可兼见口干多饮，目眶凹陷，尿少，甚则肌肤干瘪，啼哭无泪等阴伤之证；若小儿素禀脾胃不足，久泻或寒湿困遏日久，或误投苦寒之品，均可伤伐脾阳，日久更损及肾阳，则可致洞泻不止、大便清冷、完谷不化、四肢不温、小便清长或遗尿等脾肾阳虚之证。凡此种种，均须详辨清楚。

二、温化寒湿，健运脾胃是治疗关键

针对本病病机，黎炳南提出以温化寒湿、健运脾胃为主的治疗原则，并自拟黎氏秋泻方以治之。

组方：藿香6克、砂仁（后下）3克、乌梅3克、葛根10克、火炭母8克、太子参12克、白术4克、茯苓10克、甘草3克。

本方剂量适于6个月至2岁婴幼儿。

方中藿香、砂仁温化寒湿，太子参、白术健脾燥湿，葛根升清止泻、生津止渴，火炭母兼清大肠湿热，乌梅酸敛止泻，合四君子汤可酸甘化阴。全方共奏温化寒湿、健脾敛阴、清化肠热之功，令寒湿化，脾胃健，泄泻止而阴津复。全方药味简单，但熔清温并进、攻补兼施、散收结合于一炉，体现了黎炳南"间者并行"的灵活辨治思想。其中遣药组方有以下特点。

1. 强调温运，擅用芳香化湿之品

本病发生，主要因寒湿困遏，脾运失健。其中，寒湿属阴邪，非阳药不可化之；脾喜燥而恶湿，得阳始运。故黎炳南常言："阴处积水，非旭日不可蒸化。"又寒主收引，湿性黏腻，寒湿交困，每致气机阻滞，气滞又加重湿郁，二者互为因果。若误投苦寒之品，每致加重气机困遏。因此治疗应以温化为主，兼气滞者，配合行气药的运用，令气行湿化。临证常喜用既可芳香化湿，又兼理气机之品，如藿香、佩兰、砂仁、陈皮之属；气滞甚者，每见腹胀大，叩之如鼓，更可加枳壳、厚朴等以理气消胀。传统认为，南方人多湿热，用药应避免使用温燥之品，但就临床所见，南方人气虚挟湿者不少，一者因于气候炎热，汗多气耗；二者其人常贪饮冷饮，或常自服苦寒凉茶，均可伤伐脾阳，脾虚不能运化水

湿，故临证属脾虚挟湿体质者不在少数。临证既应谨守"天人相应"之理论，亦应灵活变通，结合现代人之生活环境及习性，参合于秋季腹泻辨治中。否则过用苦寒，令脾胃更伤，湿邪随去随生，甚或伤及肾阳，可成洞泻之危疾。临证即便兼有湿热之证，黎炳南亦主张在芳香化湿的基础上配合使用清热利湿之品。在腹泻病中，湿为主邪，"湿胜则濡泄"。寒热易祛，唯湿性黏难除，若过用苦寒，反加重湿邪，令病情缠绵，故治泻总不离治湿。治湿者，"当以温药和之"，故应以芳化为主，挟热者配合清利之品，令脾湿化，肠热清，湿热二邪分途而去，泄泻可止。黎氏秋泻方在大量芳化之品中加入葛根、火炭母等清肠热之品，即寓清温并进之意。

2. 及时用补涩，处处顾护脾胃为本

秋季腹泻一病，虽以寒湿困脾为基本病机，但总以脾胃不足为发病的根本。所谓"正气存内，邪不可干；邪之所凑，其气必虚"。且寒湿久郁，亦可更伤脾阳，因此脾胃不足贯穿于本病的始终。在治疗中，黎炳南十分注重扶助脾胃之气，如黎氏秋泻方中合用四君子汤即含此意。若患儿出现泄泻不止，甚则有滑脱之势者，则加用五味子、乌梅、益智仁、柯子等以收涩止泻。或曰：早用补涩之品，岂非有助湿敛邪之弊？答曰：非也。一者，本病发生确有气虚一证，且泄泻日久也可耗气伤阴。祛邪仅为治疗之一手段，然必俟正气畅旺，方可达邪外出。若气馁于内，无力驱邪于外，或因气虚而致湿邪随去随生，病必难愈。故祛邪同时配合扶正，补脾所以化湿，扶正所以达邪，令正复邪祛，事半功倍，此为攻补兼施之意。二者，若患儿洞泻不止，必令阴津大伤，气随津脱。正气易伤难复，与其坐等伤损已成，何不于未成之时涩而敛之，以保全正气，此亦为扶正之一意。同时配合芳化散邪之品，此散收结合也。至于补涩的时机，黎炳南认为不必拘于病程之长短，但症见脾气不足者，补之可也；有滑脱不禁之势者，涩之可也。然临证如何把握"虚"证？黎炳南强调小儿"无实便为虚"，即无明显实证

（如高热，面赤，腹胀实，大便溏臭、夹黏液脓血；舌红、苔厚腻，脉滑等），而临证见大便清稀无臭，面白神疲，气短懒言，肌肉不实，自汗盗汗；舌淡胖，脉细弱者，皆脾虚之证也。虚实夹杂者，可视邪盛正虚之轻重，或三分补七分攻，或七分补三分攻，临证常用四君子汤加五指毛桃根、黄芪等；若小儿有滑脱不禁之势，症见大便泻下如注、完谷不化，或大便次数较频，甚或小便时亦见大便排出，而粪质清稀无臭者，即可涩而敛之。若暴泻伤阴，出现阴伤之证，则可配合养阴之品。如黎氏秋泻方中之乌梅配葛根、四君子汤酸甘化阴即是，甚者可加五味子、柯子、石斛等品，一者敛阴复阴，二者可制约芳化之品燥烈之性，刚柔结合，令脾湿化，泄泻止，阴津复。

三、验案举隅

【案】何某某，男，10个月。因"腹泻3天，发热半天"于1999年10月7日来诊。

曾在外院求治，诊为"婴幼儿秋季腹泻"，予双黄连、穿琥宁补液治疗2日，效果欠佳。现腹泻次数反增多，日解10余次，泻下如注，伴神疲、尿少、眼眶凹陷，遂来我院求治。代诉：大便量多不臭，色黄带泡，夹少许黏液，小便时亦见大便排出，低热（体温37.8℃），尿少。察其神疲无力，面色萎黄，前囟、眼眶轻度凹陷，哭时无泪，唇干稍红，指纹浮红现于风关；舌淡、苔白滑。腹部检查：腹胀，肠鸣音活跃。血分析：白细胞6.3×10^9/升，中性粒细胞18%，淋巴细胞78%。血生化：血钾、钠均属正常，血氯114毫摩/升，二氧化碳结合力12.7毫摩/升。中医诊断：泄泻（寒湿困脾，气阴两伤）；西医诊断：小儿秋季腹泻伴轻度失水。即予生脉针静脉滴注，并拟中药方如下：

藿香6克	陈皮2克	乌梅4克	砂仁（后下）2克
葛根10克	火炭母5克	防风3克	太子参12克

白术4克　　　　茯苓10克　　　甘草4克　　　车前子6克

2剂。上方以水1碗半煎至半碗，复煎，分多次温服。饮食上，嘱尽量用母乳喂养，若用奶粉，应把奶调稀。

经上述治疗1日后，患儿精神好转，热退，腹泻次数明显减少，日解4～5次，糊状便，尿量增多。但哭闹欲觅食，考虑肠胃初复，嘱仍控制给奶量，代之以腊鸭肫半个，扁豆、薏苡仁各15克，炒香后一同煲粥喂食。中药仍守上方继进2日，如此调理后，患儿腹泻止，大便成形，日解1～2次，胃纳大进，嘱逐渐增加食量，防暴饮暴食。中药再以健脾益气之品调理2日后告愈。

按：本病原属寒湿泄泻，前医反投以寒凉针剂静脉滴注，故来诊时出现脾胃气虚、阴津已伤之证。虽有发热，然热势不高，实热征象不显，故可予生脉针益气养阴，兼收敛止泻。寒湿困阻，肠胃气血郁滞，加用香丹针以行气活血，令气行湿化。中药则在黎氏秋泻方基础上加减，腹胀肠鸣者，乃风寒湿郁，气机阻滞，风水相击所致，加防风、陈皮祛风，散寒，理气，此亦即"痛泻要方"之意；车前子利尿行水，取"利小便以实大便"之意。配合饮食调摄，令小儿保持"三分饥"状态，防止暴饮暴食进一步加重脾胃损伤，并以大米、腊鸭肫养胃生津；扁豆、薏苡仁炒香加强健脾利湿之效。如此药食结合，事半而功倍，故泄泻速止，气阴恢复。

第八节　小儿厌食症病因病机及治法探讨

小儿厌食症是指在较长时期内以食欲不振，甚至拒食为主症的一种常见病。多发于6岁以下小儿。由于人们生活水平提高，独生子女比率增多，过分娇生惯养的现象普遍存在，因而发病率呈上升趋势，所以有人称小儿厌食症为"时代病"。此症如不积极防治，会影响小儿的身心发育，久则可酿成疳证。黎炳南在多年的临证生涯中，积累了极其丰富的经验，通过对本病病机、治法的探讨，自拟厌食基本方治之，取得较好的疗效。

一、诊断标准

小儿厌食症在目前虽已成为一种常见病，但全国尚缺乏统一的诊断标准，各地的认识往往不一致。我们认为凡具下列条件的，方属厌食症范围。

（1）长期食欲不振，食量较同龄儿童明显减少者。

（2）厌食病程在2个月以上，年龄在14岁以下的患者。

（3）经检查排除肝脏、肾脏、结核、佝偻病、寄生虫病等慢性疾病。

（4）形体消瘦或虚胖，面色少华，体重增加缓慢或不增，但精神往往如常。

在现代医学实验方面，国内多家医院的实验测定，厌食症患者尿中D-木糖排泄率及尿淀粉酶数值，均较正常儿童显著降低。所以，尿D-木糖排泄率和尿淀粉酶含量可作为本病客观指标之一，在有条件的医院可进行此项检查。身体中锌元素的含量与厌食也有密切关系，血锌测定可作为诊断之参考。部分医院采用头发锌测定，由于头发锌受到多种因素影响，不能准确反映体内锌的含量，因而不能作为诊断的依据。

二、病因病机

小儿厌食症的病因病机，归纳有如下几点。

1. 喂养不当

小儿有"饮食不能自调，饥饱不知自节"的特点，有些家长，特别是年轻家长，缺乏育儿知识，片面强调给予高营养的滋补食物，而造成过食肥甘、膏粱厚味之品，超越脾胃正常的运化能力而致厌食。另外，家长投其所好，乱给杂食，而养成挑食、偏食的习惯。再则，由于父母工作忙而使进食不应时，生活无规律，以及过食冰冻生冷之物等，均能损伤脾胃，致运化失常，造成食欲不振，食而无味，终为厌食。

2. 脾胃虚弱

脾阳不运，胃阴不足，是本病之根本所在。脾主运化而胃主受纳，"脾不和则食不化，胃不和则不思食，脾胃不和则不思而且不化"（《杂病广要》）。小儿的生理病理特点常表现为"脾常不足"，如体质虚弱，患其他疾病后，脾胃功能受损，饮食稍有不慎，极易致受纳、运化功能低下，而成厌食。胃为水谷之海，主受纳和腐熟水谷，胃阴充足，食物易化，供脾气散精，营养周身。若素体阴亏，或热病后伤津，或平素过食香燥食物，胃的津液受灼，则表现为胃阴不足，食物难以腐熟，津液来源缺乏，故成本病。此外，滥用抗生素、感冒药，嗜饮凉茶等，均可削伐胃气，亦为近年发病的重要原因。

3. 精神因素

小儿虽较少受情志因素的影响，但较大的儿童，如因被训斥打骂、学习压力过大，或所求不得等多方面的因素影响，亦常可表现为闷闷不乐，喜卧懒言，精神不爽等肝气郁结的表现。由于肝气失于疏泄，横逆犯胃，导致胃失和降、纳食不进的症状。

三、辨证治疗

黎炳南认为脾胃虚弱，气阴不足是小儿厌食症之本，治疗上应重在脾胃，补其气阴为要。因本证多发于久病或重病之后，或因用药失误，病后失调所致，以致中气怯弱，脾胃受纳运化功能失常。乃见食欲不振、饮食不化，甚则五脏失于濡养、气阴不能化生而见面色萎黄或苍白，体瘦神疲，自汗盗汗，口干唇燥，大便溏泄或秘结，舌淡脉弱。临床上，本证患儿常有以上诸症并见者，而非单纯伤食者可比。既然脾胃虚弱、气阴不足为其病之本，则专以消导、运脾、温中或清热等恐难以根治。因此治疗应以健脾胃，益气阴为主，佐用消导运脾或平肝之品。乃自拟厌食基本方调治，疗效甚著。其方组成为：党参10克，麦冬、龙骨各10克，五味子、鸡内金、白术各5克，陈皮3克，白芍8克，独脚金6克（2～5岁小儿用量，余可酌情加减）。

脾胃乃后天之本，生化之源，长期厌食则生化乏源。而脾升胃降要靠气阴推动，所以方中以生脉散益气健脾，生津养阴，使体内生化有源，纳食自胜。白术有健脾燥湿、温运脾阳、固表止汗之功，治消化不良，纳差腹胀，汗多诸症甚验。龙骨和胃涩肠，能收敛浮越之气，固涩止汗，使汗止而气阴不泄。白芍平肝柔肝，有安脾经、和胃气之效，小儿病变特点"肝常有余"，每现烦躁不安、夜寐不宁等症，加入本品，毋令肝木乘脾，使肝平而胃气自和。陈皮运脾助运，使补而不滞。独脚金清肝和胃，消食去积，能治伤食、疳积，且其性味甘和平淡，易为小儿接受服食，故广东民间常有以本品煮瘦猪肉或猪肝治小儿不思饮食、烦躁不安等症的习惯。鸡内金消积滞，健脾胃，在本方中起辅佐作用。小儿为稚阴稚阳之体，立方之意，既重视维护胃阴，也注意温运脾阳，使脾升胃降相得益彰，这样更易恢复胃气。所以本方的特点是消中有补，补中含攻，温而不燥，清而不寒，对厌食症患儿每获显效。

在临床中要注意避免出现以下倾向：一是滥补，多用峻补阳气或滋腻之品，可使胃气呆滞，运化失调，甚至胃纳未开，反见腹胀欲呕。二是急于求成，多用久用消导之品。须知神曲、山楂、麦芽之类，虽药性平和，但毕竟仅是消导之品，久用反削伐胃气，此为欲速而不达。故黎炳南强调要平补、缓补，且须消补结合，缓图其功，其效更好。

加减法：兼伤食积滞者，出现便溏、腹胀、舌苔厚腻，原方加厚朴、神曲各10克，布渣叶8克，砂仁5克。胃阴不足者，表现为口干多饮，皮肤干燥，大便干结，小便短少；舌红少津、苔多光剥，脉细数。原方去五味子、白术，加石斛10克，玉竹8克，乌梅4克，以酸甘化阴、养胃生津。热象明显，手足心热，夜寐不宁者，去白术，加胡黄连、莲子心各5克，牡丹皮8克。大便秘结者，每致胃纳不佳，以胃肠虚实交替失序故也，可去五味子、龙骨，加胖大海、枳实各6克，冬瓜仁10克以降气润肠通便。肝郁脾虚的患儿，多有精神因素影响，如强烈的惊吓史、环境的改变、所求不得等，表现为闷闷不乐，孤独寡言，或烦躁失眠，对其应从精神上多方开导，上方亦可酌加柴胡8克，钩藤10克，蝉蜕5克。

此外，饮食辅助疗法也很重要，可用腊鸭肫或鲜品（连衣）一个切碎，加山药、薏苡仁各10克，大米适量，文火煮稀粥。有健脾开胃，益气生津之功，夏天烦渴者，服之尤佳。如无鸭肫，改用鸡肫也可。

本证与患儿之情绪、饮食习惯关系密切，尚须注意调理，改变不良习惯，方可冀望十全之效。其不思饮食，每令父母焦虑不安而或打骂加之，反致患儿食欲全无，故不宜强令进食，而须谆谆诱导；甘肥过度每致停聚生湿，生冷寒凉可令胃气凝滞，均非所宜；食贵有时、有节，勿使多进零食。鼓励其多运动，有助于精神开朗、食欲增加。凡此种种，须令家人与患儿密切配合，而后则其效可期。

四、医案举例

【案一】李某某，女，2岁8个月。1991年6月5日初诊。

患儿于年初开始，饮食逐渐减少，近2个多月来每每拒食，左右哄骗，也只能吃一二口，其间曾经多处治疗，仍未见好转。就诊时除不思饭食和夜间出汗外，无其他阳性体征，体重10.5千克，身高90厘米，身体较瘦，但精神尚可，指纹淡紫；舌淡、苔薄白。诊断：厌食症，属脾胃虚弱，气阴不足。治法：健脾养胃，佐以消导、敛汗。拟方：

| 党参10克 | 独脚金10克 | 麦冬6克 | 五味子5克 |
| 炙甘草5克 | 白术8克 | 白芍8克 | 鸡内金8克 |
| 龙骨15克 |

4剂，嘱复煎温服。

6月9日二诊：服药后症状有所改善，但食量仍不大。遂改党参为吉林参（另炖）5克，加布渣叶10克，枳壳8克。7剂。

6月16日三诊：饭量大为改观，每餐能进食1碗左右。嘱其家长正确调理饮食结构，尽量少给零食，并以前方加减调理（去吉林参，加党参12克）。

4个月后复查，体重增加至12千克，精神好，入托儿所后与同班儿童饭量无异，追访至1992年2月，未再现厌食现象。

【案二】陈某某，男，3岁半。1991年4月8日初诊。

患儿近半年来不思饮食，口干喜饮，大便干结，常3～4日一行，身体较前消瘦，经多家医院检查，未发现有肝、肺、肾的病变，虽经治疗，但饭量始终不理想，夜寐较差，稍有烦躁；舌红、苔薄白，脉细数。查尿D-木糖排泄率为12.5%。诊断：厌食症，属脾胃虚弱，胃阴不足为主。治法：健脾养阴，佐以润肠通便。拟方：

太子参10克　　石斛10克　　麦冬10克　　白芍10克

冬瓜仁10克　　独脚金15克　　白术8克　　鸡内金8克

胖大海6克　　五味子6克　　炙甘草5克

7剂，复煎温服。

4月15日二诊：服上药后，胃纳、口干均有好转，夜寐稍安，大便基本保持每日一行。遂去冬瓜仁、胖大海，加山萸肉6克，龙骨15克。7剂。

按上方加减调治3周后，饭量与同龄儿童无异，口干除，复查尿D-木糖排泄率为21.6%，体重增加，生活正常，随访半年未复发。

第九节　疳证治法之管见

疳证古称儿科四大证（痧、痘、惊、疳）之一，为历代医家所重视。早在《颅囟经·病证》中即对之有较详细的论述，将其分为七种证型。至宋代钱乙《小儿药证直诀·脉证治法》指出"疳皆脾胃病，亡津液之所作也"，医者皆从脾胃论治疳证。但论者众多，对其病证分类纷繁，不下数十种之多，初学者难于掌握。

近年多将疳证分为疳气、疳积、干疳三大证候，有执简驭繁的作用。且将本证与现代医学之"小儿营养不良"归为同一范畴，有利于中西医互参。"小儿营养不良"按病情分为三度，主要根据是体重的减少，若体重比同龄健康儿童减少15%～25%者，为轻度；减少25%～40%者，为中度；减少40%以上者，为重度。现多指疳气者"形体消瘦"，疳积者"明显消瘦"，干疳者"极度消瘦"，可见是指疳气和疳积分别相当于轻度和中度营养不良，似乎是先有疳气而后致疳积。但前人指出"食久成积，积久成疳""积为疳之母"（《幼幼集成·诸疳证治》），可知疳证挟积者，往往出现于病之早期（轻度）。而病之中期（中度）脾虚不运，稍有饮食不慎亦常导致伤食积滞的发生。故除了"干疳"患儿因不思食而少有挟积外，疳证不论发病之新久，病情之轻重，皆可能出现挟积之症，临床宜加注意。

疳证之治，自古医方繁多。而疳皆脾胃病，只要掌握主要病机，可制定基本方治之。如万全指出"凡治疳证，不必细分五疳"，各种治法，"不出集圣丸加减用之，屡试屡验"（《万氏秘传片玉心书·疳症门》）。疳证病机，主要在于脾胃受损，气阴耗伤，甚至五脏失养。治疗的主要目的，在于健脾养胃，使气复津生，令五脏生化有源。疳证虽为"亡津液之所作"，但阴津之所生，皆赖脾气之恢复与健运，故治宜益气助运为主，助以生津。若食积已成，则气机壅滞，水谷不能化为精微，故有积者，必兼以消积。此外，小儿脾常不足、肝常有余，脾虚者肝木常乘之，故治方多可佐用平肝之品。据此健脾助运、消积平肝之法，拟疳证基本方：党参、太子参、麦冬、枳壳、陈皮、白芍、茯苓、鸡内金、神曲、甘草。除干疳者外，其余诸疳可据此加减调治。

据临床观察，本证初期、中期常见证型如下。

一、脾虚不运

病机以脾气虚弱、运化不健为主，症见形体消瘦，甚则瘦削，发枯，面色萎黄，精神不振，或虚烦不安，食欲不佳，便溏或便秘，腹不胀；舌淡，脉弱。治以健脾助运为主。治方用上述基本方加减。脾虚明显者，加白术、山药以加强健脾益气；多汗、易感者，加黄芪及少量防风以益气固表；便溏者，加芡实、莲子以实大便，其中兼见尿频或遗尿者，加益智仁；大便干结者，加决明子、郁李仁以润肠通便。

二、脾虚肝旺

病机以脾虚津亏、肝阳亢盛为主。症见形体消瘦，甚或瘦削，发枯，面色萎黄或时见颧红，烦躁易怒，或时有低热，手足心热，盗汗，口干，便结；唇舌略红，苔少或剥苔，脉细弦。治以健脾、平肝、助运为主。处方以基本方去陈皮、神曲，加山萸肉、独脚金。独脚金甘淡、微寒，善清肝热以消疳积，常用量5～8克。兼烦躁多动、揉眉龂齿、夜睡不宁者，方中白芍用量宜大，并加珍珠母、石决明以平肝安神；时有低热者，加胡黄连、地骨皮以退虚热；纳呆而唇红、咽红者，加六角英（孩儿草）8～12克，本品甘而微寒，有清热消疳及清解热毒之功，常配独脚金同用以治疳热，颇有良效。口干烦渴者，加石斛、天花粉以养阴生津；便秘者，加玄参、生地黄以增液行舟。

三、脾虚挟积（疳积）

病机以脾胃虚弱，食积内停为主。可发生于本证的初期或中期。其症状表现为：有上述脾虚不运或脾虚肝旺见症，兼见肚腹鼓胀，扣之如鼓，甚至青筋暴露，或伴嗳气、恶心、腹痛，苔白或腻。治法在健脾助运或兼平肝的基础上，加用消积法。脾虚不运挟积者，以上述脾虚不运处方去枳壳、神曲，加枳实、厚朴以降气通腑，顽固便秘者酌加大黄下之。脾虚肝旺挟积者，以脾虚肝旺处方去枳壳、独脚金，加枳实、莱菔子、胖大海以降气消积，润肠通便；顽固便秘者亦加大黄下之。疳积患儿当注意消积，但必先审其正气之强弱。体虚不甚者，可重在消积，兼以护正；体质较弱者，宜攻补兼施；体虚羸弱者，应先补后攻，总以顾护脾胃为主。若因虫积而须驱虫消积者，亦以此为原则。

干疳者，气液干涸，虚羸至极，宜重于益脾肾，补气血，以八珍汤合参苓白术散加减调治。但须注意平补、缓补，使积弱之体渐趋康复。若滥施峻补、急补，脾胃虚不受补，反生他变。

第十节　防治佝偻病经验

佝偻病是婴幼儿时期常见的慢性营养缺乏性疾病，以多汗、夜啼、烦躁、枕秃、肌肉松弛、囟门迟闭，甚至鸡胸肋翻、下肢弯曲等为特征，而以骨骼畸形为最主要的病理改变。本文所指佝偻病主要是现代医学之"维生素D缺乏性佝偻病"，其发病是各种原因导致体内维生素D缺乏，以致钙、磷代谢失调，使骨质软化，骨样组织增殖、骨发育障碍，同时可影响神经系统失调而出现多汗、烦躁、夜啼，或导致肌肉松弛，贫血，甚至免疫功能下降。中医古籍无佝偻病这一病名记载，亦无关于此病的系统论述，仅在"五迟""五软""龟背""龟胸"等记载中，论及某些类似的症状。

钱乙《小儿药证直诀·龟背龟胸》曰："肺热胀满，攻于胸膈，即成龟胸，又乳母多食五辛亦成。儿生下客风入脊，逐于骨髓，即成龟背。"指出龟胸龟背的成因与肺热胀满、客风入脊有关。历代医家对本病的认识不断深化。至清代陈复正强调禀赋不足，元阳亏损为发病的主要原因，其曰："此证盖由禀父母精髓不足，元阳亏损者多有之。"（《幼幼集成·龟胸龟背证治》）

本病发病率高，是我国儿童的常见病，对小儿生长发育危害较大。卫生部在20世纪80年代专门颁布佝偻病防治方案，足见该病在儿科疾病中的重要性。随后该病被收入中医儿科学教材，促进了中医界对该病的研究。

黎炳南认为从该病的一系列症状来看，以骨骼畸形为主要的症状，从发病初期的乒乓头（颅骨软化）、囟门不闭、牙齿迟出，到活动期的方颅、肋串珠、肋外翻、肋软骨沟、手镯、鸡胸、漏斗胸、"O"形或"X"形腿、脊柱后突或侧弯等，均为骨质软化、畸形改变的结果。而主骨者为肾，孕妇营养失调或孕期抱恙，可致小儿胎元失养，肾气虚弱；小儿生后调养不当、疾病久延，亦可伤及肾气，故治疗之要，不离补肾壮骨。此外，患儿常见于肥胖儿，但多兼面色苍白、肌肉松弛、纳呆便溏、自汗盗汗，此为脾虚气弱之征。脾为后天之本，生化乏源，可使肾虚难以恢复，甚至加重；脏腑失养，又可令肺虚而卫外不固、外感之证频发，或心、肝阴血不足，虚火上炎而见烦躁惊啼，甚至语言迟发，手足搐搦。故本病之治，须着眼先天、后天之本，以补肾健脾为主，兼顾肺、心、肝之虚。

鉴于本病有共同的病理基础，黎炳南自拟"佝偻病基本方"作为辨证论治的基础，临床依证候变化而加减调治。其组方为：补骨脂、制首乌、五指毛桃根、苍术、五味子、龙骨、牡蛎、炙甘草。方中补骨脂补肾壮骨，制首乌补肝肾、健筋骨，是为主药。五指毛桃根健脾强肌，苍术燥湿健脾，均属治脾要药。其中苍术治佝偻病颇有捷效，早已引起医界瞩目。1980年出版的西医高校教材《小儿内科学》上册称"中药苍术均含维生素D_2"。近年研究表明苍术并不含维生素D，但具有维生素D同样的功效。此外，方中五味子、龙骨、牡蛎有镇惊，安神，敛汗之功，其中龙骨、牡蛎富含钙、磷，对治疗本病颇有裨益。另以炙甘草甘温补气，调和诸药，全方合奏补肾壮骨、健脾强肌、宁神敛汗之效。

加减法：肾阳虚者，加巴戟天、紫河车；肾阴虚者，加熟地黄、菟丝子；脾虚较甚者，加党参、太子参；脾虚易感者，加黄芪及少量防风；自汗盗汗明显者，加山萸肉、糯稻根；烦躁惊啼者，加白芍、珍珠母。

西医治疗本病，以口服或肌内注射维生素D为主，辅以补充钙剂。此法简单、有效，已广为推广。但其法比较单一，对部分患者效果欠佳，特别是营养不良、身体虚弱者，疗效较差。中医治疗本病，注意从整体着眼，调理各脏腑功能，更能促进患儿对营养的吸收及各方面的正常发育，故对某些用西药效果不好而改用中医治疗者，往往能收到意想不到的效果。如治司徒某某，男，1岁半，因出齿迟缓来诊。患儿10个半月时才开始出乳牙，此后出牙缓慢，长期服用鱼肝油及活性钙冲剂效果不佳，至1岁3个月时共出牙4颗，经肌内注射维生素D后半月，再出乳牙2颗，而此后迄今已有2个半月，均未见新牙长出，乃转请黎炳南治疗。现患儿共出乳牙6颗，平时胃纳不佳，行走不稳，烦躁多啼，夜睡惕动，自汗盗汗，大便溏而不臭，察其体胖而面色苍白，肌肉不实，前囟未闭，约1厘米×1厘米，方颅，头发稀黄，枕部脱发区约8厘米×6厘米，肋缘外翻，可见明显肋软骨沟，指纹淡；舌淡红，苔薄白。此为脾肾两虚，心肝火旺之佝偻病。治以健脾补肾为主，佐以平肝安神、固表止汗。拟方：补骨脂、制首乌、紫河车各6克，五指毛桃根12克，蝉蜕、山萸肉、苍术各5克，白芍8克，龙骨、牡蛎各15克（均先煎），炙甘草4克。7剂，复煎，分多次服。1周后复诊，患儿出汗减少，神志较安定，夜眠无惕动，胃纳二便均佳，乃守方再进7剂。三诊时已见1颗乳牙开始萌出，病情稳定，乃以前方去紫河车、蝉蜕，加女贞子、菟丝子各10克，继进半月后，又见1颗乳牙萌出，行走平稳，出汗不多，无明显烦躁，察其面有血色，前囟已闭，头发较前稠密。此为脾肾之气渐旺之象，仍守上方加减，嘱隔日服1剂，以巩固疗效。

黎炳南指出，佝偻病除服药治疗外，预防、调护亦极重要。本病预防，须从孕期做起。尤其部分孕妇妊娠恶阻严重，呕吐食少，手足麻痹甚至抽筋，此为低钙血症表现，必影响胎儿骨骼发育。可以用五指毛桃根20克，陈皮5克，加猪排骨适量，煲汤服食。小儿出生后，尽量以母乳喂养，缺乳者代以奶粉，万不可过早进食米粉、粥饭。4个月起应逐步添加鸡蛋黄、肝末等辅食。冬季除按预防量服鱼肝油外，应注意多晒太阳。尤其是城市儿童，很少到户外活动，其佝偻病的发病率远高于农村儿童，应多到户外晒太阳，且要让手足、面部皮肤直接暴露于阳光之下，方有效果。已患佝偻病者，勿过早要患儿坐、立、行走，以免加重骨骼畸形。并可常以黄芪6～8克，制首乌4～6克，陈皮1～2克，加猪排骨适量煲汤服食。或以苍术3～4克加鸡肝1具，煮水饮服，对预防及治疗佝偻病有一定效果。

第十一节　遗尿证治

遗尿证，现指3~5岁以上小儿睡中时见小便自遗、醒后方觉的病证，又称尿床。但古医家所称遗尿，往往与尿床有别。如《仁斋直指小儿附遗方论·大小便诸证》曰："其水出而不禁，谓之遗尿。睡里自出，谓之尿床。"《幼幼集成·小便不利证治》所论亦同。故古人所谓遗尿，多指"小便失禁""失溲"，在查阅古医籍时宜加注意。遗尿与失溲，表现形式不同，前者睡中小便自遗，后者在清醒时小便失禁，然其病机相近，皆因"小便者，津液之余也，肾主水，膀胱为津液之腑，肾与膀胱俱虚，而冷气乘之，故不能约制"（《仁斋直指小儿附遗方论·大小便诸证》）。

本证的病因病机，以下元虚冷为主要因素。有先天不足者，其肾气虚弱，使膀胱失约，故年逾3岁仍无排尿的自控能力。亦有学龄前期或学龄期儿童，患重病、久病后，肾气亏损而出现遗尿。水液的运行与肺脾的功能亦有密切关系，肺虚不能通调水道，或脾虚气陷，均可导致遗尿。此外，蛲虫病可诱发遗尿；癫痫夜间短暂发作时，有时家人仅知其遗尿而不知其曾有抽搐，部分尿崩症及糖尿病之早期，其症状未完全出现，遗尿可为最早的症状之一。凡此种种，临床宜加鉴别。特别是某些遗尿患儿久治不愈，可做有关检查以排除其他疾病。

本证大多表现为下元虚冷，或兼脾肺气虚，治法以温肾健脾、固涩小便为主，以自拟固肾缩泉汤治之。药物组成：补骨脂、党参、麦冬、益智仁、五味子、龙骨、桂枝、白芍、炙甘草。方用补骨脂补肾壮阳，党参益土生金，益智仁、五味子补肾而涩尿，龙骨收敛固涩，桂枝温经散寒、宣通气血，白芍、麦冬敛阴和营，可防补骨脂、桂枝温燥之弊。全方合奏温补脾肾、固涩小便之功。本方补敛并行，阴阳兼顾，温而不燥，对于小儿阴阳稚弱之体，甚为适合。

此外，对患儿的调护教养亦非常重要，除戒食寒凉生冷之物、不滥用抗生素及抗感冒药外，可试于日间训练其"憋尿"，即小儿欲小便时，要求其忍耐15～30分钟，以加强其对排尿的自控能力。晚饭后不宜剧烈运动和过度兴奋，按示睡觉。注意外阴尿道口的卫生护理、保持大便通畅。夜睡勿使受寒。夜睡前勿使多饮水，且反复提醒其夜间不要遗尿。掌握其夜间出现遗尿的时间，提前半小时唤醒排尿，逐渐养成其夜间自主排尿的习惯。若非如此，有时药物亦有不逮。正如张介宾所言："其有小儿从幼不加检束而纵肆常遗者，此惯而无惮志意之病也……非药所及。"（《景岳全书·杂证谟·遗溺》）

【案】吴某某，女，9岁。因遗尿1个月而于1992年7月14日来诊。

患儿1个月前感冒发热，经静脉滴注先锋霉素等，并频频冲服感冒退热冲剂，3日后热退，而旋即出现夜间小便自遗，醒后方觉，每晚1～2次。曾用中药治疗3周，未见明显效果。现症状如故，白天小便稍频，无尿痛，自汗盗汗，胃纳不佳，大便稀溏。察其形体消瘦，面色苍白，手足不温；舌淡、苔剥，脉细无力。此因病后正虚，脾肾阳虚，不能固涩小便所致。治以温补脾肾、固涩小便为法。拟方：

补骨脂10克	益智仁10克	黄芪15克	党参15克
山萸肉8克	桂枝8克	白芍12克	麦冬12克
五味子6克	炙甘草6克	龙骨（先煎）20克	

4剂，复煎。

嘱戒食寒凉生冷之物，睡前勿过多饮水。7月18日复诊，服药后遗尿明显减轻，仅偶见夜间遗尿1次，日间尿频亦同时减轻，出汗少，胃纳好转，大便成形；舌质淡红。药中病机，阳气回复，摄纳有权，继以上方去桂枝、山萸肉，加女贞子、菟丝子各12克，继服4剂。2个月后随访，谓服药后遗尿止，诸症好转，停药后病无复发。

第十二节　小儿缺铁性贫血辨治

　　缺铁性贫血是体内贮存铁的缺乏影响了血红素的合成所引起的贫血，其特点是骨髓、肝、脾等器官组织中缺乏可染色铁，血清铁浓度、运铁蛋白饱和度和血清铁蛋白降低，典型者呈小细胞低色素性贫血。

　　随着经济发展及营养卫生的改善，各种营养缺乏症都已明显减少，但缺铁性贫血仍是常见的威胁小儿健康的营养缺乏症。根据1981年我国16省市7岁以下小儿的调查，营养性贫血的患病率高达36.31%，以缺铁性贫血为主。缺铁性贫血是各年龄组患病率均高的疾病，婴幼儿更是此病的易发人群。缺铁性贫血对儿童的危害尤其突出，它不仅影响儿童身体发育，而且可影响免疫、脑功能、智力发育等。所以如何预防缺铁性贫血的发生及避免其复发，如何进行中西医结合综合治疗等一系列问题，成了治疗上的难点。黎炳南在数十年临证中，积累了丰富的经验，治疗缺铁性贫血效果卓著。兹以管窥所得，简介如下。

一、肾虚为根源，脾虚为关键

　　缺铁性贫血大都起病缓慢，症状的轻重取决于贫血的程度和贫血发生发展的速度。

　　轻、中度贫血症状：轻者除贫血外可无其他不适。随着贫血的加重开始出现烦躁不安，精神不振，不爱活动，食欲减退，皮肤黏膜变得苍白，以口唇、口腔黏膜、甲床和手掌最为明显。学龄前和学龄儿童此时可自述头晕、乏力、易倦、耳鸣、眼花等。

重度贫血症状：疲乏无力，心悸气短，头晕或眩晕，甚至晕厥，面色萎黄或苍白，青春期女孩月经不调等。由于代谢障碍，可出现食欲不振，体重增长减慢，口腔炎，舌炎，舌乳头萎缩，胃酸分泌减低及小肠功能紊乱。外胚叶营养障碍，可见皮肤干燥、发皱和萎缩，毛发干枯无光泽和脱落，指（趾）甲扁平不光整、脆薄易裂或反甲。少数有异食癖（喜食生米、糨糊、泥土、炉灰、粉笔等）。病儿注意力不集中，理解力低，反应慢。婴幼儿可出现呼吸暂停现象。学龄儿童在课堂上常表现行为异常，如乱闹、不停的小动作等。缺铁性贫血病儿常易受感染，其中呼吸道感染最为常见，这可能与缺铁性贫血患者免疫功能障碍有关。

缺铁性贫血属于中医学的血虚、萎黄、疳证等范畴。黎炳南认为，缺铁性贫血之形成与饮食失调、护理不当、禀赋不足、脾胃虚弱、久病不愈、脏腑虚损、亡血失血、感染诸虫等因素有关。其病位在脾、肾，与心、肝等脏器密切相关。

脾为后天之本，胃乃水谷之海，脾胃为气血生化之源。小儿脏腑娇嫩，形气未充，脏器功能均未完善，有待逐渐发育成熟，需要有充分的营养物质供应。但小儿脾常不足，因饮食失节，喂养不当，脏腑虚损，虫积致损等损伤脾胃，脾胃虚弱，气血生化无源，造成贫血。肾为先天之本，若禀赋不足，脾肾阳虚，温煦滋养无权，精血不生亦致贫血。血之与气，一阴一阳，互根互用，血为气之母，气为血之帅，血虚可致气虚，气虚也可影响生血而致血虚。气血亏少不能上荣于面，而见面色萎黄或苍白无华；偏于气虚则倦怠肢软，纳少，便溏；心血不足，心神失养，可见失眠多梦，心悸健忘；肝血不足则见爪甲色淡无泽，甚或枯槁脆裂，头昏眼花；精血同源，血虚日久，损及肾精，肾精亏虚则症见耳鸣耳聋，腰膝酸软，毛发干枯易脱落等。

本病初起一般症状较轻，经正确治疗，合理调护，便可痊愈。但本病发病缓慢，病程长，经治疗症状缓解后，尚须巩固疗效，不可即刻停药，否则易于复发。若贫血时间过长，五脏六腑、四肢百骸失于濡养，可严重影响小儿的体格生长、智力发育，甚至出现脾肾阳虚、阴亏阳竭的危候。

黎炳南指出，缺铁性贫血其本在脾肾，基本病机在于脏腑气血功能失调。对其治疗主要应查明原因，按脏腑气血进行辨证施治。原则上以培补脾肾，益气养血为主，根据发病原因，脏腑虚损以及病势轻重的不同，分别予以健脾益气、补益心脾、滋补肝肾，健脾补肾等不同治法。

二、善治未病，药食同调

缺铁性贫血发病是一个慢性发展的过程。因此，黎炳南十分强调"治未病"，根据小儿脾常不足的特点，注意维持小儿脾胃正常的运化功能。耐心细致地指导家长及时给小儿添加辅食；及时防治厌食、积滞、疳证等脾胃疾病；对泄泻、各种热性病后脾胃受损的病儿及时给予健脾益气治疗及膳食指导，以防脾胃失健，消化功能受损，妨碍造血营养物质的吸收，而导致贫血。临床上常用四君子汤、六君子汤、参苓白术散、异功散进行调理。同时，应注意合理喂养，补充必需的营养物质，这也是防治小儿贫血的重要环节。

三、审证求因，详查病史

小儿缺铁性贫血发生的原因较为复杂，只有弄清发病原因，立方遣药才有针对性，治疗才能收到良好的效果。如喂养不当所致的贫血，临床上表现出的都是营养不良的症候。然病史中必有喂养太过，或喂养不足的情况。太过者，饮食过量，损伤脾胃，易发生饮食积滞；不足者，后天化源缺乏。前者虚中夹实，虚实互见，治疗应采用先攻后补或攻补兼施的方法，可先予保和丸消食导滞，继以健脾和胃之方药扶正善后，或于健脾益气方中加入陈皮、法半夏、槟榔、山楂、莱菔子等理气化积之品；后者以虚为主，多采用补虚的治疗原则。又如因虫积所引起的贫血，在临床表现上除有贫血的症状外，还有明显的虫积表现，如经常腹痛，时痛时止，止后如常，面有虫斑，嗜异症，或大便中有虫体排出等，再结合实验室检查，不难做出诊断。此类患者若不驱虫，则贫血难愈。

四、辨证治疗，注重脾肾

饮食依靠脾胃的腐熟运化成为水谷精微，然后化生成血液。即《灵枢·决气篇》所说的"中焦受气取汁，变化而赤，是谓血"。可见脾胃是血液生化之源。此外，肺主治节，肺气和畅，治节有权，则营气流行，注入心脉，化生成血。故《灵枢·邪客篇》说："营气者，泌其津液，注之于脉，化以为血。"肾为全身元气之根，藏精，生髓，主骨。故肾精充沛，则可化而为血。正如《张氏医通》指出："气不耗，归精于肾而为精，精不泄，归精于肝而化清血。"由此可见，血液的生化是与五脏六腑功能的正常活动与协调紧密相关的，凡能影响血液生化过程任何一个环节的因素，都可造成贫血，故而造成缺铁性贫血证型的多样性。然小儿脏腑娇嫩，形气未充，"五脏六腑，成而未全，全而未壮"，又有"脾常不足""肾常虚"的特点，因此黎炳南认为，小儿缺铁性贫血发病，脾胃为关键，肾虚为根源，尤以脾虚最为重要。通过健运脾胃，改善消化吸收功能，益气生血，是治疗缺铁性贫血行之有效的方法。临床上常用下列药物随症选择使用。

1. 健脾益气药

党参、太子参、黄芪、炒白术、山药、大枣、炒扁豆等药能健运脾胃，益气补中，使脾胃运化功能恢复正常，生化有源。

2. 开胃消食药

鸡内金、麦芽、谷芽、神曲、山楂、莱菔子等药具有健胃和中，消食化滞作用，能助消化，增进食欲，纳呆厌食、脘腹胀满、食积不消者均可酌情加减使用。

3. 补益肝肾药

紫河车、山萸肉、菟丝子、何首乌、枸杞子、熟地黄、鸡血藤、当归、女贞子、黄精等药均能补益肝肾，益精养血，但此类药大都较滋腻，治疗缺铁性贫血应与健脾、助消化药同用，以免助湿碍脾，影响脾胃的健运。

【**案一**】王某，女，16个月。

代诉面色苍白、厌食半年，加重2月余来诊。患儿出生后为牛奶喂养，8个月始加辅食，平素易感。近半年余厌食，面色苍白，体重不增，并见神乏、无力、不爱活动、夜间不安、多汗等症，近2月余症状更为明显。经查，面色苍白，形体消瘦，唇色淡白，指纹淡红，体重7千克。血红蛋白82克/升，红细胞3.7×10^{12}/升，红细胞压积0.34。中医辨证为气血两虚之疳证。西医诊断为中度缺铁性贫血，中度营养不良。拟方：

当归5克	党参8克	鸡血藤10克	熟地黄10克
黄芪6克	白术5克	白芍5克	鸡内金5克
茯苓6克	炙甘草3克		

水煎2次，混合药汁，经浓缩，分3次，日服。

二诊：服药1个月，病情明显好转，查血红蛋白102克/升，红细胞4.1×10^{12}/升。继服上药，经治2个月，食增神爽，体重增至9.5千克，血红蛋白恢复至115克/升，红细胞4.4×10^{12}/升。临证获愈。

按：本证乃因喂养不当，脾胃虚损，生化乏源，气血亏虚，不能濡养脏腑百骸所致。症见面色苍白，唇口黏膜爪甲淡白，神疲乏力，少气懒言，夜寐不安，食欲不振，舌质淡，苔薄白，脉细弱，指纹淡红。治当益气养血为主。本方乃八珍汤化裁而来。方中党参、熟地黄、黄芪、鸡血藤为主，甘温益气养血补血；茯苓、白术健脾燥湿，当归、白芍养血和营，炙甘草和中益气，鸡内金消食化积力强，又能健胃，并可缓解熟地黄的腻滞。全方合用，共奏健脾益气，养血补血之功。若脾虚不运，食少便溏，腹胀明显，去当归、熟地黄，酌加陈皮3克、木香6克、砂仁3克健脾理气；脾虚肝旺而夜寐不安、惊惕者，加钩藤6克、酸枣仁9克；若气虚不摄，见鼻衄、皮肤瘀斑等出血症状者，加仙鹤草10克、藕节10克。

【案二】黄某，女，3岁半。

患儿5个月来反复感冒，胃纳差，大便溏，面色萎黄，精神不振，唇淡少华，盗汗。经检，血红蛋白80克/升，红细胞3.0×10^{12}/升；舌淡、苔薄白，脉细弱。中医辨证为脾胃虚弱之血虚证。拟方：

党参10克	茯苓9克	炒白术8克	炙甘草5克
陈皮3克	山药12克	鸡内金9克	炒扁豆12克
焦山楂9克	焦神曲9克	谷芽10克	麦芽10克

每日1剂，复煎，分服。

二诊：服上方14剂后，胃口渐开，再以原方去焦神曲、谷芽、麦芽、焦山楂，加黄芪、当归、白芍各9克，鸡血藤30克，隔日1剂。10剂后面色转润，精神渐振，盗汗止。前后服药2个月，口唇面色已转红润，血红蛋白增至110克/升，红细胞亦上升至4.0×10^{12}/升，体质增强，2个月中未曾有过感冒。

随访1年，血红蛋白维持在120克/升左右，红细胞亦在4.0×10^{12}/升以上。

按：小儿肺脏娇嫩，脾常不足。本证患儿肺脾俱虚，卫外不固，反复感冒；脾胃虚弱，运化失健，气血精微化生不足，不能濡养全身，治当健脾益气，予异功散加味。方中党参甘温益气补中为主；脾喜燥恶湿，脾虚不运则每易生湿，辅以白术健脾燥湿，茯苓健脾渗湿，扁豆健脾化湿；加之山药平补脾胃，鸡内金健胃消积，陈皮健脾理气，更以鸡血藤补血行血，甘草甘温和中。全方温而不燥，补而不腻，有健运脾胃，益气生血之功。若食欲不振，加炒神曲6克、炒山楂9克、炒麦芽12克；若脾胃虚寒，肢冷，腹痛喜按，完谷不化，加干姜3克、吴茱萸3克；若积滞化热，见口臭、日晡潮热、手足心热、苔厚腻，去鸡血藤、山药，加槟榔6克、山楂9克、胡黄连3克；若有虫积，酌加槟榔9克、榧子12克、使君子9克等。

【案三】 欧某某，女，6岁。

患儿因面色苍白，发育迟缓2余年来诊。症见面色苍白，两颧潮红，时诉头晕，两目干涩，烦躁，易发脾气，夜寐不宁，盗汗，手足心热，纳差，口舌干燥，毛发焦枯，爪甲凹陷发白，发育迟缓；舌红少苔，脉细数。查血红蛋白78克/升，红细胞为$3.0×10^{12}$/升。中医辨证为肝肾阴虚之虚劳。拟方：

熟地黄15克	山药9克	枸杞子9克	山萸肉9克
菟丝子9克	龟甲（先煎）15克		银柴胡9克
茯苓9克	女贞子9克	墨旱莲9克	鸡血藤15克
炙甘草3克			

每日1剂，复煎，分服。

二诊：服上方14剂，盗汗，手足心热，两颧潮红，两目干涩等症状消失，舌淡红，苔白。去银柴胡、山萸肉，加陈皮3克，鸡内金10克。

三诊：服上药10剂，纳增，精神好，守方治疗共2个月，诸症消失，复查血红蛋白118克/升，红细胞$4.2×10^{12}$/升。

按： 本证患儿乃早产儿、低体重儿，自幼体弱，易外感。虚邪之至，害必归阴，五脏之伤，穷必归肾，肝肾同源，"肝藏血""肾藏精"，肝肾阴虚则精髓不充，血无所藏。治宜滋养肝肾，补益精血。本方重用熟地黄为主，甘温滋肾以填真阴；辅以枸杞子、山萸肉、鸡血藤、龟甲养肝血滋肾阴，菟丝子、女贞子、墨旱莲益肝肾，补阴血；以山药补益脾阴而固精，茯苓、炙甘草益气健脾。诸药合用，共奏滋肾养肝，补益阴血之功。若低热盗汗明显者，酌加地骨皮9克、银柴胡9克、鳖甲12克清虚热；虚火迫血妄行而见出血者，酌加牡丹皮9克、赤芍9克、生地黄12克、水牛角（先煎）12克、仙鹤草9克凉血止血；肝阳上扰清空而见头晕目眩较重者，加菊花9克、钩藤6克、石决明12克等。

【案四】 陈某，男，5岁。

患儿因患贫血症2年而来诊。近2年余脸色苍白，日见消瘦，纳差，肢倦乏力，精神萎靡不振，少气懒言，自汗，发稀，唇甲无华，口唇黏膜淡白，畏寒肢冷，便溏薄，完谷不化，发育迟缓；舌淡胖、苔薄白，脉沉细弱。实验室检查：红细胞3.1×10^{12}/升，血红蛋白70克/升，白细胞4.4×10^{9}/升。红细胞形态呈大小不均，体积小者居多，中央淡染区扩大。中医辨证为脾肾阳虚，运化失权，气血生化无源。拟方：

熟地黄12克	山药9克	菟丝子9克	枸杞子9克
炒白术9克	淫羊藿9克	补骨脂6克	党参10克
黄芪10克	鸡内金9克	陈皮3克	

6剂，复煎，分服。

二诊：服药后胃纳开，精神转佳，大便好转，前方加当归9克，鹿角胶（烊化）6克。

三诊：服上方14剂后，纳谷转常，夜寐安熟，面转红润，舌淡红苔薄，脉细有力，查血常规示：红细胞3.7×10^{12}/升，血红蛋白92克/升，白细胞6.2×10^{9}/升。继服上药4周，血红蛋白升到128克/升，红细胞升到4.6×10^{12}/升，停药。

按： 本证乃脾肾阳虚，温煦滋养无权，精血不生而成。治当温补脾肾，益气养血。方用熟地黄，甘温滋肾以填精，此本阴阳互根，于阴中求阳之意；淫羊藿、补骨脂、菟丝子温补肾阳，党参、黄芪甘温补脾益气，枸杞子、当归养肝补血，山药补脾阴，炒白术、鸡内金健脾健胃止泻，鹿角胶温阳益精，陈皮健脾理气以防腻滞。全方合用，具有温补脾肾，益气养血的作用。

第十三节　过敏性紫癜辨治

过敏性紫癜是小儿常见的出血性疾病。本病虽部分可自愈，但也有部分可复发，严重威胁人们的健康，并有约5%的患者死于肾功能衰竭、中枢神经系统并发症等。黎炳南博览诸家名著，索其精奥，并加以发挥，经数十年临床实践，积累了丰富的经验，现简述如下。

过敏性紫癜因涉及脏腑不同而临床上有多种不同证候，发病前1～3周常有发热、咽痛、上呼吸道感染及全身不适等症状。典型的临床表现有：

皮肤症状：以下肢大关节附近及臀部分批出现对称分布、大小不等的斑丘疹样紫癜为主，反复发作于四肢、臀部，少数累及面和躯干部。皮损初起有皮肤瘙痒，出现小型荨麻疹或红色圆形丘疹，压之褪色，继而色泽增深，呈紫红色，压之不褪色，最后变为棕色而消退，不留痕迹。重者可发生水疱、血疱、溃疡及局部坏死。部分可伴有荨麻疹、血管神经性水肿及多形性红斑。

关节症状：可有单个或多发性、游走性关节肿痛或关节炎，有时局部有压痛，多发生在膝、踝、肘、腕等关节，关节腔可有渗液，但不留后遗症。

消化道症状：约2/3患儿可出现以腹部阵发性绞痛或持续性钝痛为主，同时可伴有呕吐、呕血或便血，严重者为血水样大便。

肾脏症状：一般于紫癜2～4周出现肉眼血尿或镜下血尿、蛋白尿和管型尿，也可出现于皮疹消退后或疾病静止期。通常在数周内恢复，重症可发生肾功能减退、氮质血症和高血压脑病。少数病例血尿、蛋白尿或高血压可持续2年以上。

常见并发症：可有肠套叠、肠梗阻、肠穿孔、出血性坏死、肠炎、颅内出血、多发性神经炎、心肌炎、急性胰腺炎、睾丸炎及肺出血等。

过敏性紫癜属于中医学血证、紫癜、肌衄、葡萄疫等范畴。《医宗金鉴·外科心法要旨》云："此证多因婴孩感受瘟疫之气，郁于皮肤，凝结而成，大小青紫斑点，色状若葡萄，发于遍身，唯以腿胫居多。"症状较接近于本病。

一、病因病机

1. 风热毒邪入侵、湿热内伏乃最常见病因

本病乃病邪侵扰机体，损伤脉络，离经之血外溢肌肤黏膜而成。其病因以感受外邪、饮食失节、瘀血阻滞、久病气虚血亏为主，尤其与风热毒邪入侵，湿热内伏，热毒郁蒸于肌肤，致使邪热伤血，络脉受损，血液外溢的关系比较密切。

过敏性紫癜皮肤的紫癜、皮疹多形易变，关节肿痛发无定处，并有皮肤瘙痒，符合"风者，善行而数变"及"无风不作痒"的风性特点。本病皮损初起有皮肤瘙痒，出现小型荨麻疹或红色圆形丘疹，压之褪色，继而色泽增深，呈紫红色，压之不褪色，最后变为棕色而消退，不留痕迹。重者可发生水疱、血疱、溃疡及局部坏死。其分批出现，分批消退，易反复数日到数月。依此，认为本病的病位在皮肉间之脉络。体虚卫外不固，湿热内伏血分为其内在因素，风热邪毒内侵为其外因。由于小儿形气未充，脏腑娇嫩，经脉未盛，卫外不固，易受外邪侵袭。风热之邪从口鼻而入，与气血相搏，灼伤脉络，血不循经，渗于脉外，溢于肌肤，积于皮下，则出现紫癜。

小儿脾常不足，若饮食不节或食入不适之品，导致脾胃运化失司，湿热聚生，外发肌肤，迫血外溢而成紫癜。气血瘀滞肠络，中焦气血阻遏则腹痛便血；若风热挟湿，或与内蕴之湿热相搏，下注膀胱，灼伤下焦之络，则尿血；瘀滞于关节内，则关节肿痛，瘀热在里，可使病情反复发作，迁延日久。

2. 血热妄行、血不循经是病机关键

"血本阴精，不宜动也，而动则为病。……盖动者多由于火，火盛则逼血妄行"（《景岳全书·杂证谟·血证》）。六淫之邪易从火化，若热毒内扰，湿热素盛，日久郁热化毒化火动血，灼伤络脉，迫血妄行，"阳络伤则血外溢，血外溢则衄血，阴络伤则血内溢，血内溢则后血"（《灵枢经·百病始生篇》）。血液溢出常道，外渗肌肤则为紫癜；从清窍而出则为鼻衄；损伤胃络，热结阳明则吐血；热邪循胃之脉络上行至齿龈则为齿衄；下注大肠或膀胱则便血、尿血等。湿热下注，则下肢浮肿。若热毒炽盛，内迫营血，内扰心神，可烦躁不安，神昏。故黎炳南认为，风热毒邪炽盛，内搏营血，灼伤络脉，迫血妄行，外溢肌肤是本病发生主要病机。

3. 血瘀是主要的病理环节

小儿过敏性紫癜存在"瘀阻经络"的病理变化。《金匮要略方论·肺痿肺痈咳嗽上气病脉证治》中云："风伤皮毛，热伤血脉……热之所过，血为之凝滞。"而离经之血未能速散，则形成瘀血。《血证论·瘀血》曰："然既是离经之血，虽清血鲜血，亦是瘀血"，"瘀血在经络脏腑之间，则周身作痛，以其堵塞气之往来，故滞碍而痛，所谓痛则不痛也"。本病常伴有腹痛、关节肿痛，表明本病有瘀血病理因素存在，尤其是反复发作者更显突出。正如《血证论·时复》中所云："凡物有根者，逢时必发，失血何根，瘀血即成根也，故反复发者，其中多伏瘀血。"

4. 气虚、阴虚乃久病之病机

正气不足也是导致本病的重要因素。若禀赋不足，或疾病反复发作，气血耗损，虚火内生，瘀阻脉络，脏腑受累，使气不能摄血，脾不能统血，血失统摄，

不循常道，溢于脉外，留于肌肉脏腑之间而出现紫癜、便血、尿血等气滞血瘀证。病程日久，随着血液流失，气随血耗，或阴液受损，或因反复大量摄入泼尼松等药物致气阴两虚，阴血暗耗，故慢性期病机以气虚或阴虚为主，气虚行血无力，易致血瘀，阴虚易致火旺，滋生痰湿、痰热，虚实错杂，使病情迁延难愈。

综上所述，小儿过敏性紫癜乃因风热毒邪入侵，湿热内伏，血热妄行，血不循经而成，久病则气虚、阴虚，血瘀则存在于本病的各个阶段。

二、治法要点

1. 重视祛风除湿，清热解毒

风热毒邪入侵，湿热内伏是本病的主要病因。小儿肌肤薄，藩篱疏，最易受风邪侵袭。本病初起皮肤紫癜变化多端，关节肿痛发无定处，皮疹此起彼伏，并有皮肤瘙痒，符合"风者，善行而数变"及"无风不作痒"的风性特点。虽说"治风先治血，血行风自灭"，但小儿过敏性紫癜单用清热凉血止血法疗效往往不够理想，常需在方中重用祛风药，疗效益彰。这类药具有抗过敏的作用，如蝉蜕、防风、荆芥、薄荷、白蒺藜、地肤子、紫草、白鲜皮等，尤以蝉蜕一味，气清虚，味甘寒，轻浮而善除风热，疗皮肤疮疡、隐疹。李时珍曰："治皮肤疮疡风热当用蝉蜕，治脏腑经络当用蝉身，各从其类也。"（《本草纲目·虫部·蝉》）运用该药剂量当大，10~20克不等，不宜久煎。

湿为阴邪，重浊黏滞，留滞经络关节，可致关节疼痛，亦是本病反复发作、缠绵难愈的重要原因。祛风除湿，清热解毒，不仅是治疗过敏性紫癜的关键一环，也是预防本病复发的重要措施。黎炳南常用的除湿药有：土茯苓、茵陈、佩兰、薏苡仁、防己等。尤其是土茯苓，味甘淡平，同时具有祛风、除湿、解毒之功，可用于本病各个阶段，煎剂用量亦宜大，常用15~30克。清热解毒可选用菊花、金银花、连翘、黄芩、黄连、水牛角、蚤休、蒲公英等，疗效甚好。

2. 活血化瘀贯穿始终

小儿过敏性紫癜存在"瘀阻经络"的病理变化，血瘀存在于本病的各个阶段。故此，活血化瘀法应贯穿于小儿过敏性紫癜的始终。而在具体配方中，要寓养血活血于止血之中，使瘀祛而血止。黎炳南常用的药物有当归、川芎、生地黄、牡丹皮、丹参、赤芍、益母草、桃仁、川红花、生大黄、莪术等。黎炳南善用生大黄，认为该药能泻热毒，荡积滞，从而减少体内毒素的吸收，消除胃肠道的致敏物质；生大黄尚能祛瘀生新，消除瘀血，有助于本病的根治。现代医学研究证实，活血祛瘀能增强毛细血管张力和降低毛细血管的通透性，减低毛细血管的脆性，加速紫癜的吸收、消退。对于紫癜性肾炎，尤当注重使用活血祛瘀之品。

3. 扶正祛邪，脾胃健运不可忘

病程迁延，长期反复发作者，多属虚证。小儿脾常不足，易为饮食所伤，小儿过敏性紫癜常常由饮食不当引起，若素体脾胃失健，且内有积滞者，则本病更易发生，并易反复发作。因此，对于病程较长而迁延反复者，宜用健脾益气之法，有助运化、固表卫以及补气摄血之效，常用参苓白术散、归脾汤加减。

4. 注重调摄，避免不宜的食物及药物

"正气存内，邪不可干"，黎炳南常鼓励患儿积极参加体育锻炼，增强体质。对体质较弱的患者，可同时服用益气健脾，调节免疫的中药进行调理。过敏性紫癜恢复期，则用滋阴清热、健脾益气等方法，以进一步清除余邪，调节气血，恢复脏腑的正常生理功能，以防止复发。

过敏性紫癜患者常为特异性体质，黎炳南总是不厌其烦地嘱咐每个患者，注

意饮食调理，本病以血热为主，饮食宜清淡。主食以大米、面食、玉米面为主，多吃瓜果蔬菜。属气虚的，宜进补益之品，如鸡、蛋、奶、豆类、肝、骨头汤等，并配以大枣、山药、扁豆、薏苡仁等。忌食肥甘厚味、辛辣之品，以防胃肠积热。对曾产生过敏而发病的食物，如鱼、虾、蟹、海味等，应绝对禁食。药物的错误使用也是引起过敏性紫癜的重要因素。目前关于药物导致本病的报道层出不穷，其覆盖面之广，几乎波及临床上使用的大部分西药。值得重视的是，关于使用中药及中药制剂而导致过敏性紫癜的报道亦逐年增多。因此应避免再次使用与本病发生有关的药物，以防过敏性紫癜再次复发。

三、医案选录

【案一】何某某，男，9岁。1988年10月10日因双下肢出现瘀点3日来诊。

患儿1周前发热，体温39℃，咽痛，流涕，3日前双下肢出现皮疹、瘀点，双膝、踝关节肿胀酸痛，腹痛阵作，曾在当地卫生院治疗（具体用药不详）而症不减。现双侧小腿可见密集针尖大小之瘀点，以胫前部为多，对称分布，稍高于皮面，压之不褪色，瘙痒，双膝、踝关节肿痛，活动不利，低热，咽痛，轻咳，腹软，脐周轻压痛，无黑便，无肉眼血尿；舌红、苔薄白，脉浮数。查血常规正常。

辨证：紫癜（风热伤络）。

治法：祛风清热，凉血解毒。

拟方：

金银花15克	连翘15克	牛蒡子9克	紫草15克
防风6克	地肤子9克	生地黄15克	牡丹皮9克
赤芍9克	川红花6克	桔梗6克	甘草3克
蝉蜕10克			

3剂。每日1剂，水煎服。

10月14日二诊：热退，双小腿瘀点已大部分消退，关节轻度肿胀，稍压痛，腹痛不显，原方去牛蒡子、赤芍，加土茯苓30克，牛膝9克。3剂。

10月19日三诊：皮肤瘀点消退，关节无肿痛，无腹痛，大便干，舌质稍红，苔白，脉细略数。治以祛风清余邪为法。拟方：

苏叶9克　　　蝉蜕10克　　　紫草15克　　　土茯苓30克

地肤子9克　　生地黄15克　　牡丹皮9克　　　赤芍9克

白蒺藜9克　　桔梗6克　　　甘草3克

服3剂而愈，随访3个月无复发。

按：本例乃风邪侵袭机体，损伤脉络，离经之血外溢肌肤黏膜而成。治当祛风凉血，清热解毒，散瘀宁络并举，辅以调整卫气，使风祛、瘀散、络宁，血循常道而出血自止。方中蝉蜕、防风、牛蒡子、地肤子祛风清热；金银花、连翘轻宣解表，清热解毒；土茯苓利湿解毒；紫草凉血退疹；桔梗清热利咽；生地黄、赤芍、牡丹皮凉血止血；川红花活血散瘀；甘草调和诸药。诸药合用，共奏祛风散邪、清热解毒、凉血宁络之功。

本方加减：皮疹，皮肤痒甚者，加白鲜皮、浮萍，以加强祛风止痒；关节肿痛甚可加当归、川芎、牛膝以活血祛瘀；腹痛者，加白芍以缓急和中；尿血者，加大蓟、小蓟、白茅根、茜草根凉血止血。

【案二】张某某，女，8岁。1989年4月17日因双下肢皮肤皮疹、瘀斑8日，伴左踝关节肿痛2日来诊。

患儿8日前进食大量虾之后，双下肢皮肤开始出现少量皮疹、瘀斑，未做治疗。近2日皮肤瘀斑明显增多，并出现双踝关节肿痛，伴发热，腹隐痛，遂来求治。症见发热，体温38.5℃，双下肢皮肤较多鲜红色瘀点瘀斑，尤以臀部、胫前、双踝关节附近为多，大小不一，对称分布，部分融合成片，双踝关节肿胀，活动受限，腹隐痛，无黑便、肉眼血尿，纳差，口臭，大便3日未解；舌红、苔黄厚，脉滑数。实验室检查血常规均正常，尿常规未见异常。

辨证：紫癜（血热妄行，瘀血阻络）。

治法：清热泻火，凉血止血，佐以活血祛瘀。

拟方：

水牛角（先煎）20克　　生石膏20克　　生地黄12克

厚朴10克　　知母10克　　赤芍10克　　牡丹皮10克

大黄（后下）5克　　　　栀子10克　　　连翘10克

紫草15克　　蝉蜕10克　　甘草5克

2剂，复煎。

4月19日二诊：热退，大便通，紫斑减少，肿痛减轻，腹痛消，舌红，苔微黄，脉滑。上方去生石膏、知母、厚朴，加土茯苓30克，牛膝10克，山楂15克。服2剂。

4月22日三诊：瘀斑大部分消退，关节肿痛消失，继以清余邪。拟方：

苏叶10克　　　蝉蜕10克　　　紫草15克　　土茯苓30克

地肤子10克　　生地黄15克　　丹参10克　　赤芍10克

山楂15克　　　白花蛇舌草15克　　　　　　甘草6克

继服5剂而愈。嘱忌海鲜及辛辣食物。随访半年未见复发。

按：六淫之邪易从火化。小儿脾常不足，饮食不节，导致脾胃运化失司，湿毒聚生，蕴而化热，化火动血，灼伤络脉，迫血妄行，外发肌肤，迫血外溢而成紫癜。治当清热泻火，凉血止血，佐以活血祛瘀。

方中水牛角、生石膏清热泻火、凉血解毒为主药；大黄泻热毒，荡积滞；厚朴行气运脾，除胃肠滞气；生地黄助水牛角清解血分热毒；赤芍、牡丹皮清热凉血，活血散瘀，既能增强凉血之力，又可防止瘀血停滞；知母苦寒以清泄肺胃之热，质润以滋其燥；连翘清心透热；栀子通泻三焦之火，导火下行；紫草、蝉蜕祛风退疹；甘草调和诸药。诸药合用，清热泻火解毒，凉血止血，活血散瘀。若出血症状明显，可加强凉血止血，酌加藕节炭、地榆炭、茜草根、白茅根、仙鹤草、大蓟、小蓟等；瘀血明显，加丹参、当归、川芎活血祛瘀。

【案三】黄某某，男，10岁。

1993年7月12日以腹痛1周、双下肢关节痛、皮肤皮疹、瘀斑3日来诊。

现症发热，腹部阵痛，伴有呕吐，口臭纳呆腹胀，双膝踝关节皮肤红肿，右下肢膝踝关节红肿尤重，行动不便，四肢皮肤满布大小不等、突出于皮肤表面的红色斑丘疹，压之不褪色，大便溏，色暗；舌红、苔黄，脉滑数。发病前有饮食不节病史。实验室检查二次血常规均正常，出血、凝血常规及尿常规，肝肾功能等均未见异常。

辨证：过敏性紫癜（胃肠瘀热，血热妄行）。

治法：清肠泻热，破瘀化斑，少佐止血安胃之品。

拟方：

大黄（后下）6克	牡丹皮10克	桃仁10克
冬瓜仁15克	葛根15克	黄连3克	防风10克
黄芩10克	甘草6克	蝉蜕10克	生地黄10克
藕节炭10克	侧柏叶10克	姜竹茹10克

3剂，复煎。

7月15日二诊：服上药3剂后热退，无呕吐，腹痛明显减轻，脐周尚有轻度疼痛，皮疹、瘀斑减少，关节红肿疼痛减，舌质微红，苔白，脉略数。仍有蕴热留滞血络，治以清热解毒、和络调中为主。拟方：

金银花15克	连翘10克	防风10克	甘草6克
蝉蜕10克	生地黄10克	侧柏叶10克	桃仁10克
姜竹茹10克	白芍10克	紫草15克	藕节炭10克
法半夏6克

4剂。

7月19日三诊：腹痛消失，全身皮肤未见新出血点，关节肿消，活动自如，以上方去姜竹茹继服4剂。7日后，患儿再度暴饮暴食，腹痛复发而来诊。症见腹痛，呕吐，皮肤又出现少量出血点，无发热，舌质红，苔黄腻，脉弦数。此乃患儿饮食不当，脾胃受损，肝胃不和所致。治以清肠泻热，佐以和中安胃，柔肝降逆。拟方：

牡丹皮10克	生地黄10克	山楂15克	葛根15克
黄连3克	黄芩10克	蝉蜕10克	姜竹茹10克
代赭石12克	旋覆花10克	法半夏10克	甘草6克

3剂。

7月29日四诊：服上药后，未再呕吐，腹痛消失，全身未再出现出血点，胃纳渐开，运化渐复，舌质微红，苔薄，脉弦数。继以调理脾胃。养血和络为法。拟方：

太子参10克	茯苓15克	谷芽20克	麦芽20克
陈皮3克	茜草根15克	鸡血藤15克	生牡蛎30克
龙骨30克	山楂15克	炙甘草6克	

3剂。服药后症愈，随访3个月无复发。

按：小儿饮食不节，脾胃运化失司，湿滞蕴而化热，迫血妄行，外发肌肤，而成紫癜。气血瘀滞肠络，中焦气血阻遏则腹痛；瘀滞于关节内，则关节肿痛，瘀热在里，可使病情反复发作，迁延日久。

方中大黄泻肠胃浊热瘀结，清热解毒，牡丹皮清热凉血，两药合用，苦辛通降下行，共泻瘀热，为主药；桃仁性善破血，协主药活血散瘀滞，并能通便；冬瓜仁清肠中湿热，排脓消痈；葛根清热解表，升发脾胃清阳之气；黄芩、黄连性寒清胃肠之热，味苦燥胃肠之湿；防风、蝉蜕祛风止痒；藕节炭、侧柏叶止血而不留瘀；姜竹茹和胃；甘草协调诸药。诸药合用，共成清泻胃肠积热，活血破瘀，凉血消斑之剂。

然患儿平素脾胃已受损，饮食不节后紫癜再发，故治于清肠泻热中，佐以和中安胃，柔肝降逆，继以调理脾胃，养血和络而收效。

【案四】欧阳某某，女，11岁。

1991年6月24日因全身反复出现红色皮疹、瘀点20余日，伴血尿1周来诊。患儿于6月1日外出游玩时进食大量虾、蟹，当晚全身出现皮疹，痒甚，在当地卫生院予肌注苯海拉明等治疗，皮疹消，但次日皮疹又现，继而四肢出现瘀点瘀斑，腹痛。曾在外院住院治疗，诊断为过敏性紫癜，服用泼尼松、马来酸氯苯那敏等，腹痛消，余症状时轻时重，皮疹、瘀点反复出现，时有低热。1周前开始出现肉眼血尿，经外院治疗不效，转求中医诊治。来诊时症见：臀部及两下肢皮肤可见较密集针头到黄豆大小、微高出皮肤之出血性皮疹，色紫红，压之不褪色，两侧前臂也有少量瘀点，胸背中仅见稀疏充血性丘疹，低热，无咳，无腹痛，无关节肿痛，大便稍干结，纳呆，茶色尿；舌质红、苔黄，脉滑数。目前仍服泼尼松20毫克/日。

尿常规：蛋白（++），白细胞6～8/高倍视野，红细胞满布，颗粒管型0～2/高倍视野。血常规：白细胞9.8×10^9/升，单核细胞56%，淋巴细胞40%，红细胞4.5×10^{12}/升，血红蛋白126克/升，血小板4.5×10^{11}/升。

辨证：紫癜（血热妄行，灼伤肾络）。

治法：清热解毒，凉血止血。

拟方：

紫草15克	生地黄15克	水牛角（先煎）20克	
赤芍10克	牡丹皮10克	茜草根20克	苏叶15克
蝉蜕10克	连翘10克	小蓟15克	甘草6克

3剂，每日1剂。

6月27日二诊：服上方后皮疹、瘀点明显减少，尿色较前稍淡，但双下肢仍有少许新的出血点。效不更法，守上方4剂，同时用鲜白茅根500克，煎汤代茶饮。

7月2日三诊：皮疹、瘀点基本消退，皮肤无新的出血点。尿分析：蛋白（++），潜血（++），红细胞（++）。舌稍红，苔白，脉弦。证属邪热渐解，余毒未清，瘀阻肾络。治以活血化瘀，祛风解毒为主。方用桃红四物汤加减：

桃仁10克　　　川红花6克　　　川芎6克　　　当归10克

生地黄15克　　赤芍10克　　　土茯苓30克　　紫草15克

茜草根30克　　益母草30克　　苏叶15克　　　蝉蜕10克

每日1剂，水煎服。

7月18日四诊：服上方14剂，尿蛋白减至（±），潜血（+），红细胞（±），将泼尼松缓慢减量至停药，守上方随症加用熟地黄、阿胶、旱莲草、女贞子等，治疗1个月，皮疹紫癜无复发，尿检多次正常。获愈。嘱禁食虾、蟹、海味等食物，以防再发。

按：患儿乃因饮食不节，湿毒聚生，化热化火，迫血妄行，外溢肌肤而成紫癜，火热炽盛，灼伤肾络则尿血。故予清热解毒，凉血止血治疗。选用犀角地黄汤清热凉血，重用紫草、茜草根凉血解毒，活血止血。三诊时邪热渐解，而余毒未清，瘀阻肾络，尿血不已，继以桃红四物汤加减活血化瘀、祛风解毒。方中桃仁、川红花、当归、川芎、赤芍活血化瘀为主药；生地黄、紫草、茜草根凉血消斑；土茯苓、苏叶、蝉蜕祛风除湿；益母草活血祛瘀，利尿解毒。诸药合用，风、湿、热、瘀并除。

【案五】杨某某，男，9岁。1990年8月13日因双下肢反复紫癜，伴尿血4月余来诊。

患儿1990年3月底感冒后出现四肢皮疹、瘙痒不已，几日后双下肢出现大片紫斑，并伴有肉眼血尿，外院查尿蛋白（++），红细胞满视野，白细胞5～10/高倍视野，管型0～3/低倍视野，肾功能尚正常。曾在多家医院治疗，紫癜反复发作，尿血。来诊时症见：皮肤瘀斑稀疏，色暗红，时发时隐，五心烦热，潮热盗汗，头晕耳鸣，口燥咽干，大便干燥，血尿较长时间不消失；舌红少津，脉细数。尿分析：蛋白（++），潜血（++），红细胞（++）。血常规：白细胞$7.8×10^9$/升，单核嗜粒细胞62%，淋巴细胞34%，红细胞$3.8×10^{12}$/升，血红蛋白100克/升，血小板$350×10^9$/升。

辨证：紫癜、尿血（肝肾不足，阴虚内热）。

治疗：滋阴降火，凉血散瘀。

拟方：

黄柏10克	知母10克	茯苓15克	泽泻15克
熟地黄15克	牡丹皮10克	龟板（先煎）15克	
女贞子10克	墨旱莲10克	玄参10克	侧柏叶15克
茜草根15克	益母草20克	三七末3克	白花蛇舌草30克

每日1剂，水煎服。

8月24日二诊：服上药10剂后，尿蛋白转阴，尿红细胞消失，诸症明显好转。继服上方加减月余，尿检持续多次阴性。后改用生脉散、参苓白术散等方益气养阴以善其后。经随访5个月未见复发。

按：紫癜病程日久，随着血液流失，气随血耗，或阴液受损，或因反复大量摄入泼尼松等类药物，可致气阴两虚，阴血暗耗。本例乃久病累及肝肾，肝肾阴虚，虚火灼络，离经之血，瘀阻肾络而紫癜、尿血迁延不愈。故治当滋阴降火，凉血散瘀。方用龟板、熟地黄滋阴潜阳以制虚火为主，配以黄柏、知母清泄相火而保真阴，墨旱莲、女贞子益肝肾、补阴血，牡丹皮、玄参凉血止血，茜草根、侧柏叶、白花蛇舌草、益母草活血散瘀。同时口服三七末止血祛瘀，配合使用，收到较好效果。

肾脏受累是过敏性紫癜常见的特征之一。据报道，肾活检显示93%～100%的患者有肾脏受累，临床上20%～100%的患儿有不同程度的肾脏损害的表现，可表现为镜下或肉眼血尿、蛋白尿、急性肾炎综合征、肾病综合征及急性肾功能不全，严重者可导致死亡。肾脏受累的严重程度是决定本病远期预后的主要因素。过敏性紫癜性肾炎是儿科的难治性疾病之一。

过去认为本病早期应用激素可使IgA产生减少或阻止IgA沉积于肾小球毛细血管壁与肾小球系膜，减轻炎症反应，但不能缩短病程，如应用较晚，则无效。而近年来的研究表明，肾上腺皮质激素不能改善肾脏损害及其远期预后。单独使用免疫抑制剂对紫癜肾几乎无效，与激素联用疗效亦不肯定，且毒性大。目前不主张用此类药物。

有研究表明过敏性紫癜患儿存在明显高黏滞血症，支持血瘀证的诊断，且肾炎型的患者血瘀程度更加明显。紫癜性肾炎以尿血为突出，黎炳南认为，本病治疗宜活血不宜单纯止血，虽镜下血尿亦然，以免止血留瘀，变生他患，活血化瘀是治疗紫癜性肾炎的重要治则，应贯彻始终。因此，黎炳南在治疗本病中，尤其重视清热解毒、活血化瘀类药物。有报道提示，清热解毒、活血化瘀的治疗方法，有调节机体免疫功能的作用。常用的有当归、赤芍、川芎、丹参、牡丹皮、生大黄、益母草、紫草、茜草根、白茅根、白花蛇舌草、桃仁、红花、侧柏叶、雷公藤等。如重用紫草（15～30克）治疗紫癜性肾炎，有较好的临床效果。有研究表明，紫草中的紫草素等能降低毛细血管通透性，亦能抑制局部水肿，对炎症急性渗出期的血管通透性增高、渗出和水肿及增殖期炎症均有拮抗作用。医案四、医案五均于辨证用药中，重用活血祛瘀药而收效。

【案六】徐某某，女，7岁。1991年1月7日因反复紫癜约1年来诊。

患儿于1990年春节前发热，咳嗽，在当地医院静脉滴注青霉素后，出现全身皮疹、紫癜，诊断为"过敏性紫癜"。经多方治疗，至今紫癜仍反复发作。来诊时症见：紫癜反复发作，迁延不愈，皮肤瘀点瘀斑隐约散在，色较淡，以双下肢为主，面色少华，神疲气短，头晕乏力，食欲不振，形体偏瘦，大便时溏时干，无腹痛，无关节肿痛，无血尿；舌淡、苔薄、脉细无力。血常规：白细胞6.2×10^9/升，单核嗜粒细胞46%，淋巴细胞52%，红细胞3.5×10^{12}/升，血红蛋白98克/升，血小板320×10^9/升。

辨证：紫癜（气不摄血）。

治法：健脾益气，养血活血。

拟方：

党参15克	白术10克	茯苓15克	山楂15克
黄芪10克	当归10克	木香5克	川芎6克
生地黄15克	白芍10克	炙甘草6克	丹参10克

7剂，每日1剂，复渣再服。

1月14日二诊：精神好转，胃纳增，皮肤无新紫斑。继服上方，随症加用阿胶、山药、鸡内金、墨旱莲、女贞子等，治疗1月余，紫癜未再发，面色转红润，胃纳、大便正常。复查血常规：白细胞$6.9×10^9$/升，单核细胞56%，淋巴细胞42%，红细胞$4.3×10^{12}$/升，血红蛋白120克/升，血小板$280×10^9$/升。随之以参苓白术散加减调理善后。

按：此患儿乃因疾病反复发作，气血耗损，瘀阻脉络，脏腑受累，使气不能摄血，脾不能统血，血失统摄，不循常道，溢于脉外，留于肌肉脏腑之间而出现紫癜。治疗当以健脾益气，养血活血。方用党参、黄芪健脾益气以摄血，为主药；茯苓、白术健脾燥湿；当归、白芍养血和营；川芎行气活血；生地黄、丹参凉血活血；木香健脾理气，使补而不滞；山楂健胃消食，活血化瘀；甘草和中，调和诸药。

紫癜的发病与气血密切相关，风邪是主要外因之一，血热、血瘀是主要的病机，久病则见气虚、血虚、阴亏。本例初因感受风邪、药毒起病，迁延日久，气血亏虚，气不摄血。然离经之血，便是瘀血。故益气摄血同时，勿忘养血活血。本例于调理脾胃，益气养血中，佐以活血化瘀而收效。

第十四节　小儿发热证辨治

发热是各种疾病中的一种反应性的症状表现，可由于各种致病因素引起机体的产热高于散热而导致体温升高。在很多情况下，发热其实是机体防御的一种积极反应，但发热本身也影响机体的某些功能：影响神经系统而引发惊厥；影响循环系统的变化而易诱发心血管患者心衰；影响消化酶的活力而导致消化功能减弱；也可引起肾实质的损害等各系统器官功能的变化，因而不容忽视。小儿体属纯阳，发病易于化热化火，多种疾病中均可出现发热症状，因而《证治准绳·幼科》曰："小儿之病，惟热居多。"其表现形式多样，如骨蒸盗汗者属疳热，惊叫恍惚者称惊热，身热灼手者属壮热，邪气未尽者为余热，作止有时者称潮热，夕发旦止者称夜热，肚腹先发者属食热，烦躁不安者为烦热等。

发热证包括了外感六淫邪气所致的外感发热，祖国医学中有卫气营血辨证、三焦辨证、六经辨证等各种辨治方法；脏腑失调所导致的发热以五脏辨证、气血痰食辨证等进行辨证论治。发热证归纳起来为两大类：一是外感发热，二是内伤发热。凡是感受六淫邪气所致，具有致病邪气特点者，均属外感发热范畴；凡因脏腑功能或气血阴阳平衡失调，导致阴阳争胜而又无外邪存在的发热，均为内伤发热。须注意者，发热高低不能作为判断病情轻重、预后吉凶的主要依据。小儿外感发热，以及内伤发热中的伤食发热，其发热高低虽在一定程度上反映了病邪的轻重，但虽壮热而易愈，且病程较短。而内伤阴阳气血之发热，多为低热或潮热，且起病较缓，但往往病情较重，病程较长。

一、热的性质和致病特点

1. 热为阳邪，其性上炎

《素问·阴阳应象大论》说："阳盛则热。"因阳主躁动而向上，火热之性燔灼焚焰，亦升腾上炎，故属阳邪，热邪伤人，多见高热、恶热、烦渴、汗出、脉洪数等症。若热邪扰乱神明，则可出现心烦、失眠、狂躁妄动、神昏谵语等症，故《素问·至真要大论》说："诸燥狂越，皆属于火。"又因火热善于炎上，故其致病，多表现在人体的上部，如心火上炎致口舌生疮，胃火炽盛而致牙龈肿痛，肝火上逆而致头痛、目赤等。

2. 火热易伤阴津

火热之邪，最易迫津外泄，消灼阴液，使人体的阴津耗伤。因而在临床表现上，除了有发热症状外，往往伴有口渴喜饮、咽干舌燥、大便秘结、小便短赤等津伤液耗的症状。

3. 热易生风动血

火热之邪侵犯人体，往往燔灼肝经，耗劫阴液，使肝风内动，热极生风，出现高热、昏迷、谵语、四肢抽搐、双目上视、颈项强直、角弓反张等高热抽搐现象。此类情况多见于小儿期，故《素问·至真要大论》曰："诸热瞀瘛，皆属于火。"另外，火热之邪可使血流加快，甚至迫血妄行而导致各种出血，如吐血、衄血、便血、尿血、皮肤斑疹等。火热侵入血分，不仅能迫血妄行而导致出血，且可聚留于局部，腐蚀血肉而发为痈肿疮疡。《灵枢·痈疽篇》曰："大热不止，热甚则肉腐，肉腐则为脓，故名曰'痈'。"

二、发热的病因病机

外感发热的病因是由于感受六淫邪气，机体鼓动正气以抗邪，邪正相搏而发热。风温、湿温、暑温、秋燥及感冒等均属此范畴。小儿外感发热的特点是发病较急，病程不长，发热时常伴恶寒，且其寒虽得衣被而不减，此外，常见头痛，身疼，无汗，或汗出恶风，脉浮等。

风寒、风热或暑湿等六淫邪气侵犯机体，首先由口鼻及肌表侵入肺卫，使气机不畅、正邪相搏而出现发热、咳嗽、流鼻涕、恶风寒等肺卫表证。若此时得不到及时有效的治疗，或治疗失当，邪气化热化火，可进一步深入气分，出现发热，口渴，汗出，大便秘结等气分症状。若病情再进一步深入，可致热扰神明或热入厥阴；继则可进入血分，临床上可见皮肤瘀斑、出血、鼻衄、便血等出血倾向。

内伤发热是由于脏腑阴阳、气血失调而致。其特点是起病较缓，病程较长，发热时可伴神怯气弱，倦怠无力，自汗盗汗，脉细无力等症状。部分属实证，但大多属虚证或虚实夹杂之证。其中气虚发热者，多为脾胃气虚，中阳下陷，以致清阳不升，郁而化热。阴虚者，阳气相对亢盛，故阴虚生内热；阳虚可导致阴盛格阳，虚阳外越的现象。气郁发热多因小儿脾经内蕴湿热而致。肝气不得疏泄，肝气郁结亦可发热。瘀血发热多由气滞日久、血行不畅导致瘀血内阻、气血壅滞，郁而化火。

三、各种发热证的发病特点及辨治要点

1. 外感发热

（1）风寒

发病特点：风为百病之长，常挟寒而外犯人体。寒为阴邪，易伤阳气；寒性凝滞，容易凝闭气机而致经脉闭阻不通；寒性收引，使气机收敛，毛窍收

缩，卫阳闭塞，郁而化热。

辨证要点：恶寒重，发热轻，头痛，身体疼痛，无汗或微汗，鼻塞，流清涕，口不渴，舌淡红，苔薄白，脉浮紧。

治法方药：辛温解表，疏散风寒——荆防败毒散加减。

（2）风热

发病特点：热为阳邪，其性伤津耗液，与风邪互结为病。甚者可燔灼筋脉、扰动肝经而致发搐。

辨证要点：发热，微恶风寒，头痛，汗出，鼻流浊涕，常伴咽喉肿痛，口微渴，舌尖红，苔薄白或薄黄，脉浮数。

挟惊者发热较高，突见神昏，四肢抽动，双目上视。

治法方药：辛凉解表，疏散风热——银翘散加柴胡。

（3）湿热

发病特点：湿邪为长夏主气，属阴邪，易阻遏人体气机，损伤阳气，湿性重浊，湿性黏滞，湿与热结合为湿热，可困滞气机，伤及脾运，其病程较长。临床上常见有外感风热挟湿，湿热痹阻经络，湿热困阻脾胃等症状。

辨证要点：各型要点如下。

外感风热挟湿：发热不扬，头痛头重，身重困倦，胸痞脘闷，口不渴或不欲饮，苔白滑或厚腻，脉濡数。

湿热痹阻经络：发热不扬，关节酸痛重着，屈伸不利，或肌肤麻木不仁，舌质略暗红，苔白滑或黄厚，脉濡数。

湿热困阻脾胃：发热不扬，头身困重，食欲不振，口腻不渴，胸闷呕恶，便溏泄泻，小便浑浊或黄浊，或伴面黄浮肿，舌苔厚腐或腻，脉濡数。

治法方药：风热挟湿——辛凉解表利湿——新加香薷饮加减。

湿阻经络——清热利湿，宣通经络——《温病条辨》宣痹汤加减。

湿热困阻脾胃——清热化湿——甘露消毒丹加减。

（4）暑热

发病特点：暑热为夏季的主气，属阳邪，其性炎热，致病可出现高热，烦渴，汗出等症。暑性升散，易伤津耗气，因而汗大泄，津液耗，气随津泄，可见气短乏力。暑多挟湿，暑热挟湿，可见头晕肢倦，呕恶便溏。暑热致病，发病急骤，易入心营和引动肝风。

辨证要点：夏季发病，高热，烦渴，头痛且晕，面赤气粗，多汗，舌红，苔黄燥，脉洪数或洪大而芤。

治法方药：暑热燔灼——清暑生津——白虎汤合清络饮。

暑伤津气——清暑解表——清暑益气汤。

暑入心营——清营退热——清营汤加减。

暑入血分——凉血退热——清热地黄汤（原犀角地黄汤）加减。

（5）秋燥

发病特点：燥为秋季主气，与热结合则为燥热。燥邪干涩，易伤津液，致病最易伤及人体津液造成阴津亏虚的病变，如口鼻干燥，咽干口渴，皮肤皲裂，毛发不荣，大便秘结等津阴不足之症状。正如《素问玄机原病式》所说："诸涩枯涸，干劲皲揭，皆属于燥。"燥邪伤人，多由口鼻而入，故易伤肺，肺伤则宣发与肃降受阻而出现干咳少痰，或胶痰难咯，或痰中带血，喘息，胸痛等症。燥邪致病，有温燥，凉燥之别。

辨证要点：各型要点如下。

温燥发热：发热，微恶风寒，头痛，少汗，口渴，心烦，鼻干咽燥，干咳少痰，或痰中带血，咳而不爽，舌红干，苔少，脉浮数。

凉燥发热：恶寒发热，头痛无汗，干咳少痰，口鼻干燥，舌淡红而干，苔少，脉浮略数。

治法方药：温燥——清肺润燥——桑杏汤或清燥救肺汤加减。

凉燥——温肺润燥——杏苏散加减。

2. 内伤发热

（1）气虚发热

发病特点：主要因脾虚气陷，清阳不升，郁而化热。故发热多不高，有气虚症状而无实邪见症。

辨证要点：发热（或自觉发热而体温不高），怕风，自汗，肢倦无力，面色无华，少气懒言，食少，大便稀烂，舌淡白或淡红，苔薄白，脉虚无力。

治法方药：补气升阳退热——补中益气汤加减。

（2）血虚发热

发病特点：主要因各种失血或病后失调，以致血少阴亏，虚阳独盛而发热。发热多较轻，兼有血虚症状，而无实邪见症。

辨证要点：发热，面色苍白，眼睑爪甲淡白，疲倦，头晕，心悸，或烦渴不眠，舌质淡白，苔薄白，脉细弱。

治法方药：补血退热——归脾汤加减。

（3）阴虚发热

发病特点：因阴虚津亏，阴不制阳，阳气偏亢而发热。发热不高，有阴虚的症状，多见于热病后，或久病及慢性消耗性疾病。

辨证要点：午后潮热，五心烦热，不恶寒，两颧发赤，烦躁多梦，盗汗，消瘦，咽干，舌质红，苔少或剥苔，脉细数。

治法方药：滋阴泻火退热——知柏八味丸加减。

（4）阳虚发热

发病特点：因脾肾阳虚，阴寒内盛，格阳外越，真阳浮散于外而发病。发热不甚，有阳虚证及阴格阳浮的格阳表现。

辨证要点：低热或仅自觉发热，面色苍白或面赤如妆，下部寒冷，或有下肢浮肿，舌质淡胖，苔白或少，脉微细。

治法方药：引火归元退热——附桂八味丸加减或六味地黄汤加肉桂。

（5）气郁发热

发病特点：多由脾经内蕴湿热，肝气不得疏泄，郁而化热而成。发热与情绪变化有关，有易怒过激的症状，有气机郁阻的表现。

辨证要点：阵发微寒微热，或情绪激动时身热，情绪抑郁或心烦易怒，饮食不下，或有胁痛，口苦口干，舌质淡红，舌苔白或微黄，脉弦。

治法方药：疏解气郁退热——丹栀逍遥散加减。

（6）血瘀发热

发病特点：多由气滞血瘀，郁而化热所致。发热或与外伤瘀阻有关，有瘀血内阻表现。

辨证要点：低热，不恶寒，面色黯晦，体内或有局限性刺痛，可有各种出血或皮肤紫斑、肿块，舌质紫暗或有瘀点，脉细涩。

治法方药：活血祛瘀退热——桃仁承气汤或复元活血汤加减。

（7）伤食发热

发病特点：多因饮食不当，致脾胃运化失职，气机升降失调，乳食停积，蕴生湿热而成。多为实证，亦有虚实夹杂者。

辨证要点：发热以腹部、掌心明显，纳呆腹胀，烦不安寐，大便溏臭，舌红，苔黄腻，脉沉滑。

治法方药：消导退热——保和丸或枳实导滞丸加减。

（8）疳热

发病特点：见于疳积患儿，由于脾胃受损，气阴耗伤，肝阴不足，肝火上炎，或脾病及心，心火循经上炎而致发热。

辨证要点：时见低热，形体消瘦，皮肤干瘪，口唇干燥；眼睛干涩，甚则白翳遮睛，入夜视物不明；口舌生疮，口腔糜烂，秽臭难闻，面红烦躁，舌红，苔薄黄。

治法方药：扶土抑木退热——七味白术散加胡黄连、独脚金等。

小儿发热之证繁多，除上述各种发热证外，尚有惊恐所致的发热及情志所伤等因素均可导致发热。在治疗上，应注意小儿的生理病理特点，审证求因，及时准确用药，中病即止，还应顾护小儿的脾胃功能，以免影响其生长发育。

四、治疗发热证的注意事项

治疗小儿发热，殊非易事。首要辨证准确，四诊合参，不为假象所惑。如一幼儿家长代诉其发热伴腹痛，而观其腹部隆起，按之却无痛苦表情，扣之则如鸣鼓，可知是腹胀不适而非"腹痛"。辨证有误，则方药皆错。

其次，小儿发热常非单纯的风寒或风热证，往往有挟湿、挟痰、挟滞、挟惊等多种兼证。须在把握病因病机，准确辨证的基础上，全面兼顾，运用多种治法，以求速愈。切不可发热则用退热法，头痛则用止痛法，病因不除，反而欲速则不达。

再者，用药十分重要。用药是"理法方药"的最后一环，也是直接作用于患者的关键一着。用药不当，前功尽废。故用药须选用有效的药物，且药性不宜过峻，药味不宜过苦，否则随饮随吐，亦难以为功。药量适当，亦为关键之处。病重量轻，反迁延不愈；病轻量重，则伐伤正气。比如麻黄，普遍用量过轻，疗效不著。而宗仲景之法，则功效立见。（见下文案一、案二）

煎煮中药之法，宜当注重。现今之人，喜用电子药煲，其用水量及煎煮时间很难控制。治小儿发热之药，量少且不宜久煎，故应嘱其用传统之瓦罐，用适量之水浸泡20分钟，煮沸后15分钟即可关火。一般婴儿用1碗多水（1碗水约250毫升），煎取小半碗（60～80毫升），幼儿适量增加，6～10岁儿童用两碗水煎取半碗，余类推。再煎时用水量及煎出药量均按此减少三分之一。治发热药方，多有后下之药，可嘱其在热退后停用此药，余药再服1剂，以巩固疗效。

　　喂药之法，亦须注意。头煎的药液，至少分2次服完（约隔4小时一次），复煎药可1次饮完，不要在过饥过饱时服用。易呕或怕苦者，可用四分之一个罗汉果同煎（其味甜而不腻，可润肠通便，便稀溏者不宜）。小儿多有怕苦拒饮中药者，家长往往欲转求西药或打针。可嘱其少量（10毫升或几毫升）多次从口角缓缓灌入，服药后予九制陈皮或山楂片之类慢嚼，以减少口中苦感。只要药物能缓缓服进，则其效渐见。

　　小儿发热不要滥用退热药。发热是正气奋起抗邪之时，其免疫功能正处于全面动员状态。此时用退热药强行降温，其实邪气并未去除，而免疫功能反受抑制而失去"打仗练兵"的好机会。何时使用退热药，关键观其神态。若神气清爽，对答流利，即使高热也可在继续观察的同时暂不予服退热药。有些小儿过去曾高热至40℃而无抽搐，此时则更可放心。若已有高热惊厥史且年龄未满6岁者，则在38.5℃左右予服退热药，以防惊厥再次发生。同时在药方中加入清心平肝定惊之羚羊角等。6岁以上者，一般不易再发生高热抽搐。

　　物理降温法如酒精擦浴等，切不可轻易使用。此法在国际上已被废弃多年，而国内仍有使用，其为害不少。发热，尤其是高热之际，皮肤灼热潮红，正是正气祛邪外出，肌腠欲开之时，中药的作用正是助其腠理开、邪气泄，令汗出而热自退。而酒精擦浴或冰敷却在使体表温度暂降的同时致汗孔闭塞、血管收缩，令内热郁而愈炽。况且酒精易由皮肤吸收，无异于给高热小儿喝酒，岂不缪乎！不若用青蒿、香薷各30克煎水趁热擦洗全身，助其腠理开启、血管扩张，邪随汗出，而发热更易消退。

　　饮食调护，亦应注意。发热之时，只可进食白粥、面条、青菜等清淡食物，并多喝水，切不可进食高蛋白食物。病后应逐渐增加鱼、肉等营养品，不能急于进补。"多食则遗，食肉则复"，《内经》已早有所戒。

五、病案举隅

发热证候复杂易变，往往不能用上述的一法一方取而能奏效。常须据实际病情而多法并用，且随证情演变而加减治疗或易方而治。

【**案一**】黎某某，女，9岁。

患儿为黎世明之长女，其于1983年6月22日上午始觉恶寒、头重，下午放学后量得体温39.9℃，尚诉身热如燔、恶寒而欲穿厚衣、头痛、咽痛、干咳无痰、口干而不欲多饮、大便尚调。察其面红唇赤，咽红；舌红、苔白厚，脉浮滑数。此为风热挟湿之流感，乃治以解表清热化湿法。拟方：

麻黄10克	北杏10克	连翘10克	桔梗10克
石膏（先煎）20克		大青叶12克	藿香10克
薏苡仁12克	扁豆10克	甘草6克	

2剂，复煎，共分3次频服，服药半小时后吃热粥半碗。夜晚7时开始频服药，当晚10时服完，未见出汗，仍高热。即煎第2剂进服一半，半夜再服一次。次日晨仅低热、微汗出。继服复煎之药至中午热退身凉，诸症悉愈。

治疗纯用中药，因其无高热惊厥史，故退热药亦未使用。本证乃风热挟湿、外寒内热为患，故投麻杏石甘汤加味以解表清热，合化湿利水以取效。

【**案二**】黎某某，男，36岁。

患者为黎世明本人。1983年6月25日上午下班后觉头痛身热，测体温39.3℃，恶寒甚、全身关节痹痛而无红肿、无涕、轻咳、大便尚调；舌红、苔薄白，脉浮数。估计为家人流感所传染，证属外寒内热，邪阻经络所致，治以解表清热通络法。拟方：

麻黄15克	北杏15克	连翘15克	苍术10克
石膏（先煎）30克		威灵仙12克	薏苡仁20克
葛根20克	甘草8克	大青叶15克	

3剂，复煎，分2次频服。

中午1时开始服药，至下午5时服完，未效。再煎第2剂，频服，至夜间10时服完，仍未效。即煎第3剂，先服头煎之药。夜睡时整晚微微汗出，自觉热减。次晨测体温37.6℃，无恶寒、身痛减。再饮第3剂之复煎药，至下午热退，神清气爽，诸症悉除。次日乃如常上班矣。

按：本证为外寒内热，邪阻经络所致，故以麻杏石甘汤以散寒清热，合祛风通络之品而取效。或问，一日之内共用麻黄45克，是否太过？方剂学教材多示麻黄用6～9克。但按此量治疗病人往往疗效不显著。考之于《伤寒论》，其麻黄附子细辛汤、麻黄汤、麻杏石甘汤中麻黄用量分别是2两，3两和4两。按东汉时一两约合现今接近14克计算，则分别为接近28克，42克和56克。仲景用药，其效如神，世所公认。案一之9岁儿童日用麻黄20克，案二之成人用45克，正合仲景之法，故能获捷效。但囿于教材之约束，现今之医者多不敢如此用药。本人亦仅在家人身上一试。如此一来，疗效如何，甚为可虑。也难免有人对中医有"慢郎中"之讥了。

【案三】文某某，女，6岁。

患儿1984年1月26日因高热自幼儿园接回就医。其诉头痛，轻咳，流涕，纳呆，饮水即呕，大便3天未解。测体温39.5℃，面赤，咽红，腹胀，脐周按之疼痛，双肺听诊无异常；舌红、苔黄厚，脉浮滑数。

此为外感风热、内有积热之证，治以解表清热通腑法。拟方：

麻黄8克	北杏8克	石膏（先煎）20克	大青叶15克
银花10克	连翘10克	枳实8克	大黄（后下）6克
甘草5克			

2剂，复煎，分3次温服。嘱大便畅通后停用后下药。

1月28日二诊：诉服前药1剂后发热减轻，大便日解3次，前硬后软，量不多。第2剂去后下药，服后体温降至37.4℃，无头痛咳嗽，惟仍纳呆恶心，不欲饮水，大便略溏而臭秽，舌脉同前。热势减，腑气通，而风热未尽，湿邪仍在。乃以疏风化湿为治。拟方：

苏叶8克　　　藿香10克　　　火炭母10克　　　银花8克

绵茵陈10克　　法半夏10克　　茯苓10克　　　滑石12克

甘草4克

2剂，复煎，分3次温服。经随访，其服药一剂即热全退，胃纳开，诸症悉愈。

本症为外有风热，内有积热之证，内外合邪，热势愈盛。故必在疏风清热的同时，并用通腑泄热法，使热邪表里分消而去。本医案为麻杏石甘汤合用通腑泄热法，而病案一是麻杏石甘汤合用清热化湿法，病案二则合用祛风通络法。可见同为用麻杏石甘汤治外感高热，亦必须据证候的兼夹而灵活运用，多法并行，方能切中病机而获速效。

【案四】张某某，女，3岁。

2001年7月21日上午会诊。主诉发热6天不退。患儿6天前因高热而至某省级妇幼保健院留医。经用抗生素静脉滴注后发热减。但近3天日间热渐退而无汗，每至夜晚则复发热（体温38～38.4℃）。当天经多次扎针都无法接入静脉滴注。无奈之下，其祖母（省卫生厅某负责人）乃致电广州中医药大学一附院请省名老中医黎炳南会诊。院方告之黎老年近九十，已不宜出诊。乃转邀其学术继承人黎世明会诊。其时患儿多日未进食，又无法补液，体温38.2℃，未见流涕咳嗽。察其面色苍白，精神倦怠，口唇干燥，舌干红苔少，咽略红，脉细数。曾作多种检查未见明显异常。此为阴津已伤，邪伏阴分之证。治以养阴透热法。拟方以青蒿鳖甲汤加味：

鳖甲（先煎）15克　　知母10克　　　生地黄15克　　牡丹皮8克

柴胡8克　　　　　　连翘8克　　　　五指毛桃根15克

白薇7克　　　　　　甘草4克　　　　青蒿（后下）10克

3剂，日一剂，复煎，分3次温服。

服上药2剂后热退，精神胃纳渐复而出院。继拟生脉散合养阴清肺汤以善其后。

本证初起高热燔灼，津液乃耗，加上使用大量抗生素，正气亦伤，再加施用冰敷以致汗不能出。发热虽减，而正气内馁，不能托邪外泄，邪伏阴分而致夜热早凉之证。方用鳖甲领诸药直入阴分，合生地、知母以养阴退虚热，青蒿、柴胡透泄阴分之伏邪，连翘、白薇清解余热，五指毛桃根补益正气以助透邪之力。表里同治，攻补兼施，治得其本而奏桴鼓相应之效。

第十五节　治麻疹当重透发，防逆证

　　麻疹自古以来是小儿常见的急性出疹性传染病，其为害之烈，曾与天花并列。但宋代以前，多认为胎毒所致，如钱乙《小儿药证直诀·疮疹候》曰："小儿在胎十月，食五脏血秽，生下则其毒当出，故疮疹之状，皆五脏之液。"元代曾世荣认为"疹毒乃天行气运变迁之使然"（《活幼心书·疮疹》），明代缪希雍言"痧疹者……殆时气瘟疫之类与"（《先醒斋医学广笔记》卷之三），皆认识到麻疹乃疹毒流行传染所致。至清代，虽仍有人认为与"胎毒"有关，但同时亦强调"多带时行……常令男女传染而成"（《麻科活人全书·麻疹骨髓赋》）。故宋代以后，逐渐确立了麻疹病因主要是"时行疫毒"，因而其论治、方药亦较切合临床实际，此为研读古医籍时所当注意者。

　　自20世纪60年代后期大力推行麻疹疫苗接种后，麻疹发病率大大下降，过去麻疹流行时大批儿童轮候就诊的景象已不复再见。近年的发病特征不再是流行性，而呈散发性；不仅冬春发病，暑夏也有发病者；发病年龄不限于8个月至5岁的小儿，年长儿甚至成人皆有发病，尚未进行预防接种的5～6个月婴儿亦有发病者（一般8个月小儿才进行麻疹疫苗初种），临床上须引起注意，勿因漏诊、误诊、失治而导致出现逆证、险证。黎炳南治疗麻疹有丰富的临床经验，认为"重透发，防逆证"，是辨证论治的关键。

一、病在肺胃，透发为先

麻疹的发病原因，主要由于麻毒外犯肺卫、脾胃，致"手太阴肺、足阳明胃二经之热发而为病者也"（《先醒斋医学广笔记》卷之五）。而疹毒之清除，必由内达外，由里出表，疹形显露，即为邪毒外出而解的标志。故治当因势利导，透发为先。

病初邪犯肺卫，出现发热、咳嗽、喷嚏、流涕、目赤流泪等症。此为疹前期（初热期），虽未有出疹，但若发现麻疹黏膜斑，则可确诊，宜适用辛凉透疹之剂以助疹之透发，"疹毒从来解在初，出形毒解却无忧"（《万氏家传痘疹心法·疹毒症治歌拾》）。透疹之药，以升麻、葛根、薄荷、牛蒡子、蝉蜕、芫荽、浮萍等性凉升散者为佳。

至见形期疹点依次而出，兼见发热如潮、面赤口渴、舌红苔黄、脉数等热甚之症，此为正气旺盛，逐邪由气分外达于表之征，一般主张以清热解毒为主。但此时为邪毒外达或内陷之关键时期，可因多种原因妨碍邪泄而致邪陷入里而出现逆证、险证，故辛凉透疹之法，仍须注重，冀能内清邪毒的同时，使余邪热毒有外透之机。且纯用清热解毒之品，可冰伏邪气难于外达，故透疹之法在此当用。

至疹回期热退疹收，邪毒已尽，则以养阴（血）为主，若有余热，尚可以桑叶、银柴胡清透余热。

故治麻疹虽有透发、解毒、养阴三大法，但麻不厌透、以透为顺，宜当谨记。

麻疹出而贵乎透彻。其不能顺利透发者，多因风寒、热毒、血瘀、气虚、阴虚所致，应以相应的透疹法治之。

辛温透疹法：适于兼感风寒者。出疹时皮肤腠理开豁，微汗自出，则麻毒易透。若天气寒冷，患者复感风寒、外束肌表、腠理闭塞，则邪毒无从外透。其辨证要点为身热无汗，面色带青，恶寒头痛，疹色淡红而黯，或疹出一两日即收没。治当酌加麻黄、苏叶、柽柳等辛温之品以散风寒、开腠理，使汗出邪透，而不可囿于麻为阳毒之说而忌用之。

如治某男，2岁，发热4日，昨日头面、背胸均出现红疹，夜间天寒，洗澡后发热咳嗽加剧，气息微喘，喷嚏清涕，纳呆便溏，察其神疲嗜睡，面色略黄，无汗，目赤眵多而淡黄，面部及背胸疹点稀疏，淡红色黯，唇舌红，苔薄黄。此为风寒外束、邪毒不能外发而欲内陷之征。治以辛温辛凉兼施、寒热并用之法。拟方：麻黄5克、苏叶6克、杏仁6克、甘草6克、升麻8克、桔梗8克、柽柳8克、金银花10克、大青叶10克、连翘10克、葛根12克。

2剂，复煎，分服。2日后复诊，疹点密布全身，手心、足心亦可见数个红疹，疹色红润，虽壮热（体温39.1℃）而神志清醒，咳而无喘，身有微汗，面色红赤，手足温暖，舌红苔白。知风寒已解，邪毒炽盛而能外透。乃以上方去麻黄、苏叶，加柴胡8克，毛冬青、板蓝根各15克，辛凉透表与清热解毒同施。越2日，热退，红疹消退过半，咳嗽减少，乃以清热、养阴、化痰之剂善其后。

凉营透疹法及活血透疹法：适于气营热盛血瘀之证。热毒炽盛、壅遏气营、血气凝滞，麻毒亦难以外透。其辨证要点为壮热烦渴，面赤舌绛，疹隐而紫黯。治宜重用紫草以凉血解毒透疹，配用青天葵、生地黄、玄参以助其效；用石膏、黄芩以清气分之热；仍须配合辛凉透疹之品，使邪毒有外透之机。治血者，以西藏红花最佳，其味甘而性寒，能活血兼清热毒，民间有但见麻疹而辄用此药者。但其货少价昂，非热盛血瘀者，不宜滥用。此外，牡丹皮、赤芍亦可用于凉血活血。

尝治一5岁男孩，刚从山区迁居广州，从未接受预防接种，出疹2日后壮热（体温40℃）无汗，嗜睡谵语，疹点稠密，紫黯不起，舌红绛而干，脉细数，此为邪在气营、热郁血瘀之征。治以清气凉营、活血为主，兼以辛凉透疹。拟方：西藏红花（以茶杯多次焗服）1.5克、紫草12克、黄芩12克、金银花12克、牡丹皮10克、赤芍10克、升麻8克、葛根15克、大青叶15克、甘草6克、石膏

（先煎）20克。

2剂，复煎，分服。2日后复诊，发热减轻（体温38.7℃），疹色鲜红，遍布全身，面部红疹色淡欲收，神疲而无谵语，微汗肢暖，舌红略暗。病有转机，邪毒内消外透。乃以上方去西藏红花、石膏，加石斛8克，紫草减量为8克，续进2剂。三诊时热退，红疹大部分消退，神清气爽，乃转以清热养阴法调治。

益气透疹法与养阴透疹法：分别适用于气虚、阴虚者。邪居于里，必赖正气旺盛，方可托毒外出，若素体气虚，或阳气受伤，则邪不外透而有内陷之虞。其辨证要点，为面色苍白，发热不甚，神倦肢凉，疹点色淡，舌淡脉弱。治方中宜加党参、黄芪以托里透疹。若素体阴虚或热甚伤阴，发汗无源，邪毒不能随汗而解，亦致疹出不畅，可选加生地黄、麦冬、天花粉养阴生津，以助透疹。临证有见气阴两虚者，可气阴两补，扶正透疹。

如治某女，2岁，5日前发热咳嗽，某医院疑为支气管炎，予静脉滴注青霉素4日，仍发热不退，昨日起咳嗽加剧，头面出现红疹。现症发热（体温38.2℃），咳嗽痰鸣，气息略促，便溏，察其面色萎黄无华，头面、背胸可见稀疏淡红疹点，目略红赤，无汗，四体不温，口唇干燥，舌淡红剥苔。此为气阴两虚，无力透邪，疹毒欲陷之证。治以益气养阴、解毒透疹、宣肺化痰为法。拟方：党参15克、沙参15克、五指毛桃15克、天花粉10克、麦冬10克、浙贝母10克、麻黄5克、甘草5克、连翘8克、蚤休8克、杏仁6克。

2剂，复煎，分服。复诊时发热（体温38.6℃），咳嗽减轻，无明显气促，疹点出至四肢，未及四末，疹色红润略淡，此为正气恢复，麻毒外透之象。守上方再进2剂，疹点遍及手足，发热咳嗽减轻。继以润肺化痰、清解余热之剂调治而愈。

此外，肺与大肠相表里，若大便秘结，腑气不通，可影响皮疹透发，宜于方中酌加胖大海、火麻仁、玄参以润肠通便，此为润下透疹法。

麻疹透发不畅，常与肌腠不能开泄有关，可辅以外治透表法。常用麻黄15克、桎柳30克、鲜芫茜30～60克，煎水后趁热浸洗全身（注意穿衣要快，勿感风寒），常有立竿见影之效。

二、宜识顺逆，防邪内陷

麻疹顺证易治，若调护得宜，甚至可勿药自愈。本病见证甚多，关键在于识其顺逆，若无逆证，应着重治本，只需透发、清解肺胃二经之热毒，则诸症自退，而不须见一症用一药，以致轻重不分，本末倒置。

出汗：麻疹有汗自出，是正气旺盛、逐邪外出之征。正如《麻科活人全书·微汗自汗大汗》所曰："麻初出至未收之时，皆宜微汗。有微汗则皮肤通畅，腠理开豁，而麻易透。发热之际，有自汗者，则有发散之义，乃为常候。盖麻遇自汗，则毒从汗解，元府开而麻毒透，卫中之表邪则从之散矣，不可遽止，亦不可复用升发之剂。"故无汗者，宜助其发汗透疹。而微汗出者，则忌用辛散发汗之品，过汗可致气耗阴竭而令邪毒内陷。

发热：麻疹发热是气旺而能透邪之兆，发热如潮，则疹随热出，疹出而毒解。出疹之时不发热，是当热不热，此为逆候。故《麻科活人全书·不热》曰："麻疹透出全凭热，身不热兮疹不出，潮热平和方为福，症逢不热大非吉。"一般的规律，初热及疹没后宜微热；正出疹时宜大热，此时切勿见壮热而急投退热药，体温在39℃左右不必退热，至40℃可用少量退热药使体温降1℃左右即可，切不可降温太快，更忌用冰敷、酒精擦浴法，否则极易致肺炎喘嗽之变。疹出透后热退又复热，是当退不退，须警惕逆证之发生。

咳喘：咳嗽为正气逐邪外出之征，《痘疹大成·麻疹集成摘要》曰："疹喜咳，咳则毛孔开而疹易出，不咳毒难尽透。"故不可见咳止咳，以致毒陷于肺。但顺证当咳而不喘，若见气喘，是麻毒闭肺之象，必为逆证。疹未出尽而喘者，易治，因正气尚未大伤，此时加麻杏石甘汤效好。而疹尽出或疹没后发喘者，为难治之恶候。因其气阴多已耗伤，复为毒气内迫而作喘，此时不可纯用宣肺清热之剂，宜同时加用麦冬、沙参、五指毛桃根等滋养肺胃，攻补兼施，以力挽其危。

泄泻：麻疹不忌泻，患儿常伴轻度腹泻，此亦正气祛邪之征，可使阳明之邪热得解，有表里分消之作用，故《幼科全书·原疹赋》有"清便自调，邪气行而无壅……利不必止，毒以利松"之说。万勿早用补涩之药，以致留邪生变。但麻疹忌大泻，因可致气随液脱、脾虚气陷而麻毒不能清解。若泄泻过多，可加升麻、葛根、扁豆、茯苓以升清阳、利水湿；大便臭秽者，加黄连以清肠热，泄泻多可减轻。

鼻衄：麻疹发出过程中，若遇鼻衄不必惊慌，《痘疹大成·麻疹集成摘要》称"此毒随血解也，与瘟病红汗同，当自愈"。若鼻血溢出过多，可加侧柏叶、水牛角以凉血止血。

麻疹证分三期，分别治以透发、解毒、养阴三大法，但在初热期、见形期，须始终不忘透发为先，疹出不畅，则据证助以辛温、凉营、活血、益气、养阴、润下、外治诸透疹法，以透发、清解肺胃二经热毒为本，恰当处理出汗、发热、咳喘、泄泻、鼻衄诸症，用药忌过于辛热、寒凉，忌早用补涩，方能顺应病势，清透邪毒，防止逆证的发生。

第十六节　慢性乙型肝炎治从脾胃

慢性肝炎，是指由肝炎病毒感染引起的慢性肝损害性疾病。临床上多见于乙型、丙型、戊型肝炎，其中尤以乙型肝炎（简称"乙肝"）最为多见。乙型肝炎是由乙型肝炎病毒感染的，以肝损害为主要表现的疾病，发病后多呈慢性病程，称为慢性乙型肝炎（以下简称"慢乙肝"）。乙型肝炎在全球以亚洲，尤其是东南亚地区的发病率最高，当中又以我国为发病之最。据统计，我国乙肝病毒感染率达到10%，亦即每十个中国人中即有一人感染乙肝病毒，其中为慢性肝炎者达25%，其数目之大，令人瞠目。乙肝感染者，尤其是慢性活动性、迁延性乙肝患者，具有很强的传染性，容易通过血液、母婴传播以及密切生活接触等途径进行传染，且得病后不易治愈，容易向慢性病情转变，甚至有研究指出，慢性乙肝病毒感染与肝硬化、肝癌有着密切关联，即所谓"肝炎三部曲"，其危害极大，严重影响患者及其家人的工作、生活。

对于本病的发病机制，现今尚未完全明确。西医药的治疗以抗病毒、降酶护肝及提高细胞免疫功能为主，但疗效不确切，即使是价格高昂的干扰素治疗，其有效率亦仅为30%～50%，且容易复发，故不易推广。许多患者因此转而寻求中医药治疗或中西医结合治疗。

一、慢性肝炎主要病位不在肝，而在于脾

对于慢乙肝，中医古籍无此病名。临床上患者亦多无明显的特异见症，每于

体检时通过化验血液而得知，一般根据病初出现全身面目发黄、尿黄等急性肝炎的表现，认为慢性肝炎乃由急性肝炎发展而来，其病因病机应相类，故将其归于"黄疸"范畴，认为其病位在肝胆，属外感湿热疫疠之邪所致，治疗以大量清热解毒利湿之品，若合并肝脏增大、质地变硬，伴面色黯晦，甚或腹部胀大如鼓者，则按"癥瘕""臌胀"论治，配以活血祛瘀利水之品进行治疗。

黎炳南认为此种辨治思路欠妥，一者，慢性肝炎大多不经急性肝炎病程即可发生，即使经由急性肝炎演变而成，其病理亦会随病情发展而变化。中医治病，贵乎辨证，切不可刻舟求剑，生搬硬套，否则常谬之千里。随着现代医学以及显微技术的迅速发展，发现了许多以前不为人知的疾病，临床上若无明显见症者，亦难以从文献中找到相关记述，对此我们可沿用西医病名，而采用中医辨证论治，此亦不失为现代中医发展之一途；二者，历来对肝炎辨证偏重于肝胆，似有把中医"肝"的概念与西医学上的"肝"相混淆之嫌。诚然，中医学的"肝"与西医学的"肝"在解剖学上有相类之处，如《医学入门》所言："肝之系者，自膈下着右胁肋，上贯膈入肺，中与膈膜相连也。"然就其生理功能而言，两者则不尽相同。中医学中的"肝"，主疏泄，助脾运，与"胆府"相表里，促进胆汁的排泄，并与冲任二脉相连，影响人之生殖及妇人之经带产乳。因此，其功能除包含西医学"肝"的分泌胆汁、帮助消化等功能外，还与神经、内分泌等系统的功能有关；西医学上的"肝"，属于消化系统，统管蛋白质、糖、脂肪的代谢，是多种药、食物的解毒器官，并产生胆汁，促进食物的消化吸收。因此，其功能既涉及中医"肝"的分泌胆汁功能，还涉及中医"脾主运化"的消化吸收等功能。可见，中医的"肝"与西医的"肝"是不尽相同的两个概念。同理，西医学上的"肝炎"亦不能等同于中医的"肝胆湿热"。中医治病，务求辨证论治，"炎症"未必属"热"，"肝炎"病位亦未必仅局限在"肝"，须察其临证表现以辨别寒热虚实及病位之所在。黎炳南认为：慢性肝炎主要病位不在肝而在于脾，其根据如下：一者，本病临证所见，多无特异的肝胆定位症状，如发黄、右胁肋疼痛等，反每见神疲、乏力、易倦怠、胃纳欠佳或恶心呕吐及大便溏烂、舌淡边有齿印、苔白厚等症，此皆脾虚湿困之征，虽时可兼口苦、口干、舌苔略黄厚、脉滑略数等，亦属湿郁化热或兼感湿热，与单纯肝胆湿热之面目、全身皮肤皆黄染如橘子色，尿黄，发热，口苦，舌红、苔黄厚，脉弦滑数等症迥异。二者，部分慢性肝炎是由急性肝炎演变而来，临床上曾出现上述之全身皮肤发黄、恶寒、发热等实热见症，现代教材一般将其归于"黄疸"肝胆湿热型，此种提法亦不完善。根据历代医家对黄疸病因病机的论述，对临床上急性肝炎出现的实热性黄疸表现，亦认为其病位主要在脾。如《诸病源候论·小儿杂病候》提出："黄疸之病，由脾胃气实，而外有温气乘之，变生热。脾与胃合，候肌肉，俱象土，其色黄，胃为水谷之海，热搏水谷气，蕴积成黄，蒸发于外……皮肤、面目、齿爪皆黄，小便如屋尘色，著物皆黄是也。"明确指出了黄疸的主要病位在脾胃。又如《活幼心书·明本论》曰："凡黄病者，不可一概而论。标本不同，证治亦异。故《婴孩宝书》云：黄病皆因胃热为。由是观之，乃脾胃气虚，感受湿热，郁于腠理，浸于皮肤，蕴积成黄，蒸发于外，故有此证。"此处更直接指出，所谓"肝胆湿热"之发黄，实乃因脾胃内虚，湿热之邪乘虚侵袭，与积热互结，郁蒸肌肤而成。可见，古人对黄疸病位的认识，亦重在脾胃，认为脾胃气虚才是发病之根本。此即"正气存内，邪不可干；邪之所凑，其气必虚"之意。因此，《小儿时行疾病·黄疸》指出："理本病者，理脾胃也。治黄以理脾胃为本，此为治黄之关键。"又如《金匮要略·脏腑经络先后病脉证》所言"见肝之病，知肝传脾，当先实脾，四季脾旺不受邪"，亦属此意。三者，临床实践上，对于慢性乙肝的治疗，若仅着眼于肝，一味予以清热解毒利湿治疗，效果往往欠佳；相反，久病必虚，若给予益气扶脾等治疗，疗效明显提高。可见，在肝炎的发病过程中，无论是急性肝炎还是慢性肝炎，脾胃气虚的病理贯穿始终，是发病之本。尤其在慢性肝炎的发病中，脾胃气虚的病理比急性肝炎更为明显，在病程中起着主导的作用。

对于慢性乙肝的病因病机，黎炳南有以下见解：慢性乙肝的发生，与急性肝炎的发病一样，均由脾胃气虚，兼感湿热邪气而成。然邪气致病，每因个体体质的差异而有不同的临床表现：若患者脾胃气虚不重，体内素有积热，感受湿热后，两阳相得，郁于肝胆，疏泄失司，胆汁外溢则可见以"肝胆湿热"为主的实证之发黄，临证与现代医学之急性黄疸型肝炎相类；然若患者素体脾胃气虚较甚，湿浊易于内蕴，湿热外袭后，正虚无力抗邪外出，则可形成邪气久居不去之慢性病程。此时，慢性肝炎的发生多不经急性肝炎演变而成。若由急性肝炎演变而致者，多因久患肝病及脾，或过用苦寒之品伤伐脾胃，令脾虚而无力祛邪外出所致。可见，在慢乙肝中，正虚，尤其是脾胃气虚，是发病的主要原因。因此，黎炳南以"正虚邪伏"四字来概括慢性乙肝的病理：正虚者，以脾气不足为主，可兼肾阴（阳）亏虚，肝阴不足；伏邪者，以湿热邪气为主，可并见气滞血瘀之证。具体病机详述如下：

1. 正气不足，以脾为主

在慢性乙肝的发病过程中，脾气不足是发病的基础及主因。黎炳南认为，治病祛邪，无论用药与否，必俟正气强旺，方可达邪于外。本病始因湿热外感，湿热二邪中，唯湿邪黏腻难祛，故治湿热者，主于治湿。脾主运化水湿，故祛湿者，必赖脾气畅旺方可达之。若脾虚不甚，湿热外受，郁蒸肝胆，发为黄疸，但正气仍可奋起抗邪，故随着邪气祛除，黄疸消退，病可痊愈，预后较好；但若脾气亏虚，健运失司，祛湿无力，则可成脾虚而湿热久居之慢性病势。对于脾气不足的成因，黎炳南认为有以下途径：一者，患者素禀脾虚湿困之体质。此种情况尤多见于南方卑湿之地。是故本病亦好发于南方地区。或曰：南方之地多热多湿，南方人得病后多应呈湿热内盛之实热证，何脾虚体质之有？黎炳南认为，南方气候炎热多湿，暑热盛则耗伤气阴，湿重则困抑脾气，且其人近年多贪凉饮冷，或常喜服苦寒清利之凉茶，均可直接伤伐脾胃。

脾气虚耗，不能运化水湿，则可成脾虚湿困之体质。此与传统认为"南方之人多湿热"的说法可谓截然不同。另外，若患者素嗜肥甘厚味之品，或贪杯嗜酒，均可致脾胃更伤，湿热内蕴，因此，平素常外出应酬之人亦易罹患本病。二者，脾气不足可出现在急性肝炎后期，肝病及脾所致；或过用苦寒清利之药物，造成脾胃受伤，正虚不能祛邪外出，亦可转成正虚邪伏之慢性病程。由此可见，脾气不足在慢性乙肝的发病过程中确实存在并起着关键性的作用，是故湿热之邪常有，然有发病与不发病之分者，乃脾气盛衰之体质不同使然。其脾虚的临证表现为：面色萎黄或苍黄，精神疲倦，少气懒言，纳呆，恶心，呕吐，便溏，舌淡有齿印，苔白腻，脉细濡等。

除了脾气不足，"正虚"的表现尚可见肝阴不足及肾阴（阳）亏虚。肝阴不足者，乃因于湿热之邪久居肝胆，热邪属阳，易耗阴津，故日久可兼见肝阴不足之证，临证表现为咽干、目涩、视物昏花等；兼有肾虚者，在慢性乙肝的病程中亦较为常见，其表现为：面色黧黑、腰膝酸软、女子月经不调、不孕、男子不育等；若肾气（阳）不足者，每可兼见畏寒肢冷，下半身冷感，自汗，男子阳痿早泄，女子月事后期、量少、色淡或挟瘀块，舌淡胖苔白，脉沉迟，尺脉无力等症。若肾阴亏虚者，可兼头晕眼花、耳鸣耳聋、盗汗、遗精、手足心热、舌红少苔、脉细数等；若因于先天禀赋肾阴（阳）不足者，发病每有家族史，此在临床上亦较为常见，亦为慢乙肝难治的原因之一。值得一提的是，肾虚的情况在慢性乙肝的发病中普遍存在，有较大的临床意义。如临证在培补脾土的基础上，适当配合运用补肾填精之品，每可获事半功倍之效。

2. 邪气内伏，以湿、热、瘀为要

本病除了"正气不足"外，尚有"邪气内伏"的一面，此乃导致本病发病之"元凶"。其中，初期以湿热之邪内伏肝胆为主，表现为面目、全身皮肤黄染，尿黄，恶心呕吐，纳呆，口臭，口苦，舌红苔黄厚腻，脉弦滑等；肝主疏泄，以

条达为顺，邪气内伏，每致气机郁而不达，临证可兼胸胁胀满、心烦易怒、善太息等肝气郁滞之证；若肝郁化火，更可兼见胸胁满痛、口苦咽干、目赤头痛、烦躁易怒等；又肝主藏血，邪气久郁，气机不畅，气滞则血瘀，故可致血液瘀滞不行之证，轻者可出现面色黧晦，右胁刺痛固定，唇舌紫暗，或有瘀点、瘀斑等，甚者并可出现右胁下肿块坚硬固定等癥瘕内结之证；若瘀血内阻，血液不循经而行，或肝郁化火迫血妄行，或脾气虚亏，不能统摄血液，又可致血液离经而出现呕血、吐血、便血、肌衄（如肝掌、蜘蛛痣）等；脾主运化水湿，肾主水，肝主气，若脾肾虚亏，主水不能，肝气郁滞，瘀血内停，均可导致气滞、血瘀、水停三种病理并存，出现腹部胀大如鼓、青筋暴露之臌胀病。

二、治疗以扶正为主，助以祛邪，攻补有先后

基于以上认识，可知本病乃因"正虚邪伏"而致的多种病理并存的复杂的慢性病程。其主要病位在脾，涉及肝、胆、肾。本病缠绵难愈者，不仅因于邪气之黏腻难祛，更重要者，乃因正气虚弱，无力驱邪于外所致。因此，正气不足乃本病发病的主要方面，治疗亦应以扶正为主，助以祛邪为法。但本病病程较长，需要长期服药治疗，对虚多实少者，若攻补兼重，易造成药物之间互相制衡，则扶正与驱邪之力均有不逮。不若先予补气扶正令正气强旺而能祛邪外出，同时亦能堪得一攻，为其后的攻逐邪气奠定基础。黎炳南主张采用先补后攻的序贯疗法治疗本病，其具体做法是：先与补气扶正之品治疗一段时间，令正气强旺，当出现邪气内盛之时，即采用攻逐邪气之品治疗，直至再次出现正气内馁之时，再重复上述疗程，如环序贯，直至病愈。其优点是扶正与祛邪分开主次，药力较强，同时，祛邪在扶正之后，防止攻逐之品更伤正气，对于正虚邪伏，病势较缓者尤宜。现就此序贯疗法分扶正期、攻邪期详述如下：

1. 扶正期

对于扶正期的治疗时机，一般以正虚而邪不盛为要。但由于本病临床多无明显症状，故难以从症状上把握虚证。为此，应抓住"无实便为虚"进行辨证，即临证无明显实热见症，如发热、黄疸、口苦、咽痛、大便秘结、舌红苔黄厚、脉滑数等时，即可辨为虚证，进行扶正期的治疗。

临床症状：神疲乏力，少气懒言，面色萎黄或略带黯黑，头发稀黄无华，纳呆，恶心，呕吐，便溏，腰膝酸软，舌质淡红有齿印，苔白厚腻，脉细濡缓，尺脉无力，或虚证不明显但无实证表现者。

证候分析：脾气不足，气血生化乏源，故见神疲少气、面色萎黄；肾精亏虚，故见面色黯晦、头发稀黄、腰酸腿软；脾肾虚亏，无力托邪外出，湿浊内蕴，故见纳呆、恶呕、便溏等症。舌淡有齿印，苔白厚腻，脉细濡缓，尺脉无力，均为脾肾不足、湿浊内蕴之征。

证型：脾肾不足，湿浊内蕴。

治法：补脾益肾，兼化湿浊。

方药：慢肝扶正一号方。

党参15克	白术12克	茯苓20克	甘草8克
枳壳15克	当归10克	熟地黄20克	制首乌12克
桑寄生15克	白芍15克	柴胡10克	五指毛桃根25克

本方剂量适用于7～12岁小儿，7岁以下或成人酌情减加。

煎服法：上药以水3碗，文火慢煎至1碗，复煎，分2～3次空腹温服。

方义：方中四君子汤健脾益气，兼以除湿；五指毛桃根补中益气而又甘润不温燥，可加强四君子汤补脾气之力；熟地黄、制首乌、桑寄生补肝肾，益精血，合当归、白芍二药，既可补血活血，又收养血柔肝之效；佐用柴胡、枳壳，分入肝、脾二经，起到疏理肝脾气机之功，防止滋补之品壅滞气机。全方补脾益肾养肝，兼顾三脏，切合本病以脾气不足为主，兼有肝肾不足的病机。同时，方中配用活血、化湿、行气之品，令补中有通，补中有攻，体现了黎炳南"扶正不忘祛邪，扶正所以祛邪"的整体治疗观念。由于本期服药时间较长，故应尽量避免使用过于温燥之品，以防正气未复，邪火已生。

加减法：脾虚甚者，临证每兼见面色苍黄、气短乏力、四肢欠温、口淡乏味、大便溏薄等症，可加黄芪、干姜等以加强温补脾气之功。脾肾阳虚者，每可兼见畏寒肢冷，下半身冷感，自汗，便溏或五更泻，男子阳痿早泄，女子月事后期、量少、色淡或挟瘀块，舌淡胖苔白，脉沉迟，尺脉无力等症，可加淫羊藿、补骨脂以加强温补脾肾之功。肝肾阴虚者，可兼头晕眼花，目涩咽干，耳鸣耳聋，盗汗，手足心热，男子遗精，女子月经先期、量少、色红等症，治疗可加用菟丝子、女贞子、旱莲草等加强补肝益肾、滋阴降火之效。

其他疗法。

（1）穴位注射法：以黄芪注射液、当归注射液交替穴注双侧足三里穴，每次每穴注射1～2毫升，每周1～2次。进针应尽可能深入，并一边注入药液，一边进行缓慢提插，针感以患者自觉局部酸麻胀重，并向足底部放射为宜。足三里，属足阳明胃经穴位，功效补中益气，强身健体，乃"保健之要穴"，民间尚有"若要身得安，三里常不干"之说。本疗法采用黄芪、当归注射液穴注足三里，既利用了药物的补气养血之功，又通过深入缓慢提插的补法手法，强烈刺激穴位，二者作用叠加，增强了扶正强体之功。

（2）电针疗法：取章门、期门二穴进行电针，频率选取疏密波，电流强度以患者自觉右胁肋部有明显酸胀感为宜。章门、期门属足厥阴肝经穴位，在解剖上位于肝区，运用电针配合疏密波强刺激该穴，能疏通局部经气，增强局部反应性以起到健肝之效。

扶正期的治疗，一般没有一定的时间限制。原则上视正气的恢复情况，以及实证的有无而决定是否转入攻邪期治疗：若正虚不甚，经扶正治疗一段时间后，患者面色转红润，精神转佳，胃纳增加，大便成形，甚或出现一些实热见症，如口苦、口臭、心烦失眠、胸胁胀痛、烦躁易怒、大便秘结或溏臭、舌红、苔黄厚、脉弦滑数等时，说明正气恢复，邪气渐盛，此时即可转入攻邪期治疗；若正虚甚者，扶正期则需相对延长，在时间的比例上，采用二补一攻，甚或三补一攻。

2. 攻邪期

经过扶正期的治疗，患者实热内蕴的征象往往开始突显，而此时正气又得到一定的恢复，堪得一攻，故可转入本期治疗。

临床症状：面色稍红，口苦，口干，口臭，纳呆，恶呕，心烦易怒，胸胁胀痛或刺痛，失眠多梦，甚或头面痤疮，大便秘结或溏臭，舌边尖略暗红，苔略黄厚，脉弦滑数。

辨证分析：湿热内蕴，热盛于湿，则见面红、口苦、口干、大便秘结；热毒盛者，更可见皮肤痤疮；湿重于热者，则见纳呆、恶心呕吐、大便溏臭；湿热困阻，肝气受郁，气滞血瘀，故见胸胁胀痛或刺痛；肝郁化火，上扰心神，故见心烦易怒、失眠多梦；舌边尖暗红、苔黄厚，脉弦滑数。均为湿热内蕴、气滞血瘀之征。

证型：湿热内蕴，气滞血瘀。

治法：清热解毒利湿，佐以疏肝理气，活血祛瘀。

方药：慢肝祛邪二号方。

黄芩12克	贯众15克	栀子12克	板蓝根15克
虎杖12克	茵陈20克	三棱8克	甘草6克
枳壳15克	柴胡10克	当归12克	白芍12克
大黄（后下）10克			

本方剂量适用于7～12岁患儿，7岁以下或成人酌情减加。

煎服法：上药以水3碗，煎至1碗余，饭后温服。可复煎，每日1剂。

方义：方中黄芩清热燥湿，合板蓝根、贯众泻火解毒；栀子泻火除烦，合茵陈泄热利湿；大黄、虎杖清热解毒泻下，前者并有活血祛瘀之功；四逆散疏肝理脾，并防止苦寒之品凝滞气机，配合三棱破血行气，以通行气血之滞；当归补血活血，在全方清泻之品中起到扶助正气之效，防止苦寒泻下之品重伤正气。全方合用共奏清热解毒除湿、疏肝活血行气之效。其中，对于大黄的用法宜注意：若患者素来大便秘结或黏腻、性味臭秽者，乃湿浊热毒内蕴之象，大黄宜后下，加强清热泻下之功，并收活血祛瘀之效，令湿热毒邪随大便排出，此亦仿效"茵陈蒿汤"中大黄的用法。若药后患者大便日解2～3次，质地稍烂，无腹痛，亦无明显头晕、心悸、气短等症，此为适度；若泻下不止，或伴腹痛及上述头晕等见症时，属泻下过度，大黄应改同煎或减量用。

加减法：肝气郁结，兼见胸胁胀满、心烦易怒、善太息等，可加郁金、川楝子等加强疏肝理气解郁之功。肝郁化火，兼见胸胁满痛、口苦咽干、烦躁易怒，甚或头晕眼花、目赤等症，可加龙胆草、菊花等以清泻肝胆郁火。气滞血瘀，轻者可出现面色黯晦、右胁刺痛固定、唇舌紫暗，或有瘀点、瘀斑等，宜加丹参、田七、牡丹皮等活血祛瘀；甚者可出现右胁下癥块坚硬固定等"癥瘕内结"之证，可加莪术、穿山甲、水蛭等以活血破瘀。值得一提的是，活血行气之品，尤其是破血行气之品不可多用久用，否则容易耗气伤血；对于气虚而兼有血瘀者，更应慎用或禁用，否则正气重伤，血瘀更难祛除。因此，活血破血之品，应短期使用，并适当配合益气养血之品，令祛邪而不伤正。出血证，症见呕血、吐血、便血、衄血、肌衄（如肝掌、蜘蛛痣）等。若因血热所致者，出血鲜红而量多，可加白茅根、侧柏叶、地榆、槐花等以凉血止血；若因气虚不摄所致者，出血色淡而量少，可加白及、紫珠草、仙鹤草等收敛止血，并配合益气扶脾之品，以补气摄血；若因血瘀所致者，血色暗红，或挟瘀斑、瘀块，可加茜草根、田七、藕节、蒲黄、血余炭等以化瘀止血。臌胀病，应根据临床辨证，分别给予行气、活血、逐水等治疗。

其他疗法。

（1）穴位注射法：以香丹注射液穴注双侧足三里，每次每穴1～2毫升，每周1～2次。香丹注射液以降香、丹参为主要组分，功效活血行气，可促进气血运行，使内伏之邪气得以透解。选取足三里穴，亦取其强体之功。在攻邪期配合使用该疗法，可加强祛邪之功，并令攻邪而不伤正。

（2）电针疗法：参见"扶正期"。

【案一】何某某，男性，14岁。

因发现乙肝大三阳伴转氨酶反复升高5年于1998年9月16日初诊。

患者5年前于体检时发现乙肝病毒表面抗原、乙肝病毒e抗原、乙肝病毒c抗体均为阳性，伴谷丙转氨酶、谷草转氨酶、谷氨酰转肽酶升高。当时患者无明显自觉症状，无黄疸，在外院诊为慢性活动性乙型肝炎（大三阳）。曾在多间医院肝炎专科求治，葡醛内酯、联苯双酯、肌苷、维生素等治疗，转氨酶仍时有升高，自行停药后谷丙转氨酶更升至360单位/升。1997年2月转至广州较为有名的肝病专科医院诊治，予正规干扰素疗程治疗：每次以干扰素5 000单位肌肉注射，每周2次，每疗程为1个月，连用3个疗程。用药期间，患儿转氨酶仍反复升高，伴低热、畏寒、脱发、乏力、疲倦、纳呆、消瘦、腰酸腿软等症。1997年5月疗程结束，复查乙肝两对半：乙肝病毒e抗原转阴，呈小三阳改变，但肝功能谷丙转氨酶仍高达360单位/升；次月，两对半又复呈大三阳改变，谷丙转氨酶升高至372单位/升，之后两对半一直维持为大三阳，谷丙转氨酶徘徊在167～320单位/升，曾多次复诊治疗，病情改善不明显，医者欲尝试超常规加大干扰素用量再治疗半年，但碍于昂贵的医药费、不确切的疗效，以及较大的副作用，患者家长拒绝尝试治疗，万般无奈下，转而寻求中医中药治疗。

初诊症见：精神疲倦，少气乏力，易疲劳，畏寒（时值南方初秋，天气酷热，患者仍以长衣裹身），口淡，纳呆，时有恶心欲呕，腰酸腿软，易脱发，便溏，右胁部无不适。查体：形体消瘦，头发稀黄，面色萎黄，略带黯黑无华，无发热，无黄疸；舌淡、暗红有齿印，苔白略腻，脉沉细，尺脉无力。全身无蜘蛛痣，无肝掌及出血点。腹平软，肝脾肋下未及，肝区无叩痛，腹水征阴性。最近化验结果：乙肝两对半呈大三阳改变，肝功能谷丙转氨酶198单位/升，谷草转氨酶186单位/升，谷氨酰转肽酶148单位/升，总胆汁酸48单位/升，乙肝病毒DNA定量$4×10^8$拷贝/毫升（正常值$≤1.0×10^3$拷贝/毫升），相关抗原阴性，B超呈慢性肝炎改变。

中医辨证：脾肾阳虚，湿瘀互结。西医诊断：慢性迁延性乙型肝炎。

治法：采用序贯疗法，先予温补脾肾为治。

拟方：

党参20克	熟地黄20克	桑寄生20克	黄芪30克
茯苓25克	甘草8克	制首乌30克	补骨脂15克
杜仲15克	淫羊藿15克	当归15克	白术12克
五指毛桃根30克			

上药以水3碗，文火慢煎至1碗，空腹温服，复煎再服。每日1剂，共14剂。另予黄芪注射液穴注双侧足三里，每次每穴位2毫升，每周1次。

9月30日二诊，患儿面色稍红润，畏寒感明显减轻，脱发减少，胃纳稍增，但大便溏烂稍臭，仍时自感恶心欲呕，腰酸乏力，口微苦，咽稍痛，心烦易怒，头额部出现痤疮，少许痒感，无红肿热痛。查体：咽稍红，双扁桃体不大，舌质略红，苔微黄，脉沉细略滑。黎炳南诊后指出，患儿经温补脾肾治疗后，出现口苦咽痛，心烦易怒，大便溏臭，呕恶等症，乃正气渐复，邪热渐盛之征，但此时邪热尚未炽盛，此由头额部虽有痤疮但无明显红肿可知。故可继续予以扶正治疗，但用药切忌过于温燥，防止邪热化火，阻碍补脾肾之品的继续使用。遂于上方去淫羊藿，加续断15克，加强补肾壮腰之功。先后继进45剂。

11月17日三诊，患儿面色较红润，精神好转，畏寒感消失，头发较前乌黑稠密，腰膝酸软减轻，但仍时觉疲劳，胃纳一般，上述之口苦、口干、咽痛、心烦易怒、大便溏臭等症状更为明显，伴胸胁胀闷不适，难寐多梦，头额部痤疮红赤有脓头，舌红苔黄厚，脉细滑略数。复查乙肝两对半，仍呈大三阳，肝功能谷丙转氨酶升至678单位/升，谷草转氨酶327单位/升，谷氨酰转肽酶189单位/升，总胆汁酸82单位/升，乙肝病毒DNA定量18×10^{10}拷贝/毫升，甲胎蛋白380单位/升。治疗后转氨酶不降反升，是否辨证失误所致？黎炳南曰：治疗前患者脾肾阳虚，无力驱邪于外，正虚邪恋，故转氨酶虽属异常，但仍不算太高；现经温补脾肾后，验单上表现为转氨酶升高，乃正气来复，与邪气激烈抗争之征，故反属佳象。同时，此时伴见口苦、咽痛、心烦易怒、痤疮成脓等症，亦示邪气亢盛，而正气渐复，故现可转入攻邪期治疗，拟方：

贯众15克　虎杖15克　大青叶15克　板蓝根15克

黄芩15克　栀子15克　枳壳15克　茵陈30克

三棱8克　甘草6克　柴胡12克　白芍18克

大黄（后下）10克

上药以水3碗，煎至1碗，饭后服。每日1剂，共3剂。另予香丹注射液穴注双侧足三里，每次每穴位2毫升，每周1次。

11月20日四诊，患儿自诉服上药后出现腹稍痛，腹泻，大便日解5～6次，质稀如水，伴少许头晕、心慌、乏力。遂将上方大黄量减至6克（后下），继进3剂。

11月23日五诊，诉药后已无腹痛，大便日解2～3次，质地稍烂，无明显头晕、心悸、乏力等症，遂嘱守上方继进，共服上药25剂。

12月18日六诊，患儿诉少许疲倦乏力，气短，自汗、恶风、纳呆、口淡、腰酸，夜尿清长，1～2次，大便溏烂无臭。察面色稍萎黄，舌淡红有齿印，脉沉细，尺脉无力。复查乙肝两对半：大三阳，肝功能谷丙转氨酶326单位/升，谷草转氨酶214单位/升，谷氨酰转肽酶121单位/升，总胆汁酸56单位/升，乙肝病毒

DNA定量$8×10^8$拷贝/毫升，相关抗原转阴。考虑攻邪后，现出现明显的正虚症状，而邪气内盛之象不明显，转氨酶下降，故此时应再转入扶正期治疗，防止攻邪太过。遂又按上述扶正期的治疗方案调治1个月，患儿再次出现邪热内盛之证，复查肝功能谷丙转氨酶升至476单位/升，谷草转氨酶323单位/升，谷氨酰转肽酶169单位/升，总胆汁酸81单位/升，乙肝病毒DNA定量$1×10^9$拷贝/毫升。乃再转入攻邪期治疗。如是者调理1年余。

2000年5月19日，患儿经治疗1年8个月，复查：乙肝两对半转成小三阳，肝功能谷丙转氨酶42单位/升，谷草转氨酶36单位/升，谷氨酰转肽酶23单位/升，总胆汁酸20单位/升，乙肝病毒DNA定量阴性，相关抗原阴性。之后再按上法序贯调理近1年，期间肝功能稳定在正常水平，乙肝两对半维持小三阳，乃停药。随访1年半，肝功能未再出现异常。

按： 本例患者属典型的慢性迁延性肝炎，经予西药治疗多年而未获效，甚至使用干扰素后，疗效仍不明显，反而出现严重的脾肾阳虚症状。黎炳南谨守病机，在邪气未盛之时先予温补脾肾治疗，拟方在慢肝扶正一号方的基础上去四逆散主药，加黄芪、补骨脂、杜仲、淫羊藿等，以加强健脾补气、温壮肾阳之功。配合黄芪注射液穴注双侧足三里，更加强了补气强体之效。药进14剂，患儿开始出现邪气渐盛的诸种表现，然黎炳南以简驭繁，抓住"皮肤痤疮仅有痒感而无明显红肿"，断为"虽有热而未盛"，可继续予温补治疗，但"用药切忌过于温燥"，以防反助邪火，阻碍扶正药物的使用，故去淫羊藿，加川断继进。1个半月后，患儿出现明显邪热内盛之征，复查转氨酶不降反升，此为正气来复，激烈抗邪外出所致，结合邪热内盛之征，故转入攻邪期治疗，处方在慢肝祛邪二号方的基础上去当归、加大青叶，令攻邪之力更专更强，配合香丹注射液穴注双侧足三里，更起到活血行气之效。药进3剂后，患儿出现腹痛、泻下及头晕心慌等正气内虚之症，即予大黄减量再用，直至大便通下而不伤正为度。攻邪治疗1个月后，患儿正气不足之征开始明显，而邪气已衰，故又及时转入扶正治疗。如此经过扶正托邪——攻逐邪气——再扶正——再攻邪的序贯治疗后，患者正气逐渐恢复，邪气逐渐清除，最终使肝功能稳定于正常水平。其间，黎炳南在本病的治疗中对于正气的细心照护在于：在扶正期，对于温补脾肾药物的选用，力求温而不燥，以求"少火生气"，药后即使出现邪热渐盛之征，亦因邪气未盛而照用温补之品；而在攻邪期，用药则以攻邪而不伤正为度，一旦出现泻下过度，或正虚渐显之时，即予减药或停药，转入扶止期治疗，此亦体现了本病以正虚为主，治以扶正为要的治疗原则，药证相合，终获奇效。

【案二】陆某，女性，27岁。

因发现慢性乙型肝炎伴转氨酶反复升高3年于1998年12月7日来诊。

患者5年前开始供职于某外贸公司，当时乙肝两对半均为阴性，转氨酶正常。但由于工作需要，经常外出饮食，3年前于某次体检时发现乙肝两对半呈大三阳改变，谷丙转氨酶86单位/升，谷草转氨酶68单位/升，谷氨酰转肽酶72单位/升。遂在广州某知名肝病专科医院求治，诊为慢性活动性乙型肝炎（大三阳），嘱先行休息1个月，并口服葡醛内酯（肝泰乐）、联苯双酯、肌苷等药。经治1个月后，患者转氨酶降至正常，但二对半仍呈大三阳。之后维持上药治疗，约3个月后开始慢慢减少联苯双酯的用量。当减至每次10毫克，每日3次时，患者自行停药。1个月后复查，谷丙转氨酶升至196单位/升，谷草转氨酶126单位/升，谷氨酰转肽酶86单位/升。遂再次复诊治疗，开始予胸腺肽肌注，每次10毫克，每周2次，同时恢复服用联苯双酯等药。经如此治疗半年后，患者转氨酶又降至正常，但二对半仍维持大三阳。之后联苯双酯逐渐减量，1年后用量仍维持每次10毫克，每日3次的用量，一旦再减量，转氨酶即反跳。1998年初，患者遭遇婚变，情绪低落，转氨酶亦反复升高，加量用药后仍无济，经人介绍，于1998年12月7日转诊于黎炳南。

来诊时诉：精神倦怠，乏力少气，右胁部胀痛不适，伴乳房胀痛，善太息，上腹不适，嗳腐吞酸，胃纳差，时齿衄，血色淡红，口淡，失眠多梦，大便溏烂。体查：精神抑郁，面色萎黄，黯晦无华，无发热，无黄疸；舌淡暗红有齿印、苔白滑，脉细弦无力。全身无蜘蛛痣，无肝掌及出血点。腹平软，肝脾肋下未及，肝区叩痛阳性，腹水征阴性。最近化验结果：乙肝两对半呈大三阳，肝功能谷丙转氨酶98单位/升，谷草转氨酶86单位/升，谷氨酰转肽酶68单位/升，总胆汁酸48单位/升，乙肝病毒DNA定量2×10⁶拷贝/毫升，相关抗原阴性，B超呈慢性肝炎改变。

中医辨证：肝郁脾虚，湿瘀互结。西医诊断：慢性迁延性乙型肝炎。

拟方：

党参25克	酸枣仁30克	白术15克	当归15克
枳壳15克	甘草8克	素馨花15克	茯苓20克
田七15克	柴胡12克	郁金12克	白芍18克
木香（后下）15克		五指毛桃根25克	

上药以水3碗，文火慢煎至1碗半，复煎，分温3服。共15剂。同时停用联苯双酯及胸腺肽，加用黄芪针2毫升，穴注双侧足三里，每周1次；另嘱家人配合心理辅导及情绪疏解，鼓励患者参加适当的文娱体育活动，以排解心情抑郁。

12月22日二诊，患者精神好转，情绪稍开朗，已能开玩笑，面色较前稍光润，自诉右胁部及乳房胀痛较前明显减轻，无上腹痛及呕恶反酸，纳眠转佳，大便时溏。考虑已无上腹不适，眠佳，故于上方去木香、酸枣仁，加山药、五指毛桃根各30克继进15剂。

1999年1月6日三诊，患者精神明显好转，情绪开朗，谈笑风生，面色较前红润，无乳胀及胁痛，无上腹不适，胃纳可。但时感口干口苦，咽痛，伴心烦、多梦，时齿衄，血色鲜红，量少，大便时干结。舌边尖略红，苔薄黄，脉弦细略数。复查肝功能：谷丙转氨酶升至114单位/升，谷草转氨酶96单位/升，谷氨酰转肽酶88单位/升，总胆汁酸68单位/升，乙肝病毒DNA定量8×10⁶拷贝/毫升。考虑此乃经补脾益气治疗后，正气渐复，邪热渐盛之象，故转入攻邪期治疗。拟方：

贯众15克　　虎杖15克　　黄芩15克　　赤芍15克

田七15克　　栀子15克　　枳壳15克　　甘草8克

柴胡12克　　白芍18克　　大青叶15克

大黄（后下）12克

上药以水3碗，煎至1碗半，分2次饭后服。每日1剂，共3剂。另以香丹注射液穴注双侧足三里，每次每穴位2毫升，每周1次。

1月9日四诊，患者诉药后无腹痛，大便日解1次，质软。遂于上方加大黄量至15克（后下），继进3剂。

1月12日五诊，患者诉药后约半小时后轻微腹痛，便后痛减，大便日解2～3次，质稍烂，无头晕、心慌等不适。考虑大黄用量适中，遂先后守上方继进25剂。

2月6日六诊，患者精神稍倦，气短乏力，口淡，胃纳减，大便稍烂，日解2～3次。舌淡红有齿印，苔白滑，脉细弦无力。复查肝功能：谷丙转氨酶84单位/升，谷草转氨酶68单位/升，谷氨酰转肽酶66单位/升，总胆汁酸46单位/升，乙肝病毒DNA定量6×10^6拷贝/毫升。考虑此时正虚症状渐显，故又转入扶正期治疗1个月，待再次出现邪热炽盛的症状，而正虚不明显时，又转入攻邪期治疗。如是调理1年余。2000年3月，患者在扶正治疗1个月后，不慎外感出现高热（据说患者已有数年未曾出现高热），体温达39.9℃，遂与疏风清热之品治疗，3日后，患者热退。1周后复查：乙肝病毒e抗原转阴，乙肝两对半呈小三阳，肝功能谷丙转氨酶48单位/升，谷草转氨酶40单位/升，谷氨酰转肽酶40单位/升，总胆汁酸28单位/升，乙肝病毒DNA定量2×10^4拷贝/毫升。之后再按上法调治1年，期间肝功能维持正常，乙肝病毒DNA定量转阴，两对半维持小三阳，停药半年未再复发。

按： 本病属于慢性乙型肝炎，发病始因经常外出应酬，过食肥甘厚味或嗜酒贪杯，导致脾胃受伤，湿热内蕴。后又因遭遇婚变，情绪大受打击，肝气郁结不舒，乘伐脾土，脾胃更伤，故来诊时一派肝郁脾虚、湿瘀互结之象。此时虽然虚实夹杂，但总以脾气不足为主，此由面色萎黄无华、神倦乏力、少气纳差、齿衄色淡、口淡、便溏、舌淡红有齿印、苔白滑、脉细弦无力等可知，虽兼有肝气郁结，但实热之证不显，故可用扶正期的治疗；同时，本证肝郁证候势急而明显，若专于补脾，则更加重肝气郁结不舒，反伤脾土，形成二者恶性循环。故在扶正期的治疗中，兼以疏肝解郁之品，拟方在慢肝扶正一号方的基础上去补肝肾之熟地黄、桑寄生、制首乌，加郁金、素馨花、木香、田七、酸枣仁以加强疏肝理脾安神的功效。药进15剂，患者肝郁症状明显减轻，故去木香、酸枣仁，加山药、五指毛桃根以加强补脾益气之功。经用药1个月后，患者虚证不显，邪热渐生，由于本例患者正虚不甚，故可采用一补一攻的方法，转入攻邪期治疗，拟方在慢肝祛邪二号方的基础上去板蓝根、茵陈、当归、三棱，加大青叶、赤芍、田七以加强活血凉血止血之功，予药3剂，乃试探性用药，防止用药过度。及至患者反馈"药后无腹痛，大便日解1次，质软"，此大黄用量不足，遂加量至15克后下，直至"药后轻微腹痛，便后痛减，大便日解2～3次，质稍烂，而无头晕、心慌等不适"为适度，守方继进，直至出现正虚之证而邪热不显时即转入扶正治疗，如此序贯治疗，正气渐复而邪气渐去，故在外感后，正气能与外邪激烈抗争而表现为高热反应，同时乙肝病毒e抗原、乙肝病毒DNA转阴，肝功能正常而告愈。

惠州黎氏儿科世家

第四章　世家验案

第一节　顽固性咳嗽

【案】钟某某，女，40岁，1991年7月29日初诊。

患者因咳嗽1个月于7月13日入院。曾屡服中西药及针灸等治疗罔效。入院时咳频，咳甚则呕吐、小便自遗，痰少而黏，恶寒，多汗。咽稍红，心肺正常，三大常规检查及X线胸片、血沉等均无异常，抗"O"阳性。中医诊为咳嗽，西医诊为上呼吸道感染。经用健脾化痰方治疗半个月，症状未见明显好转。

7月29日邀黎炳南教授会诊时，咳嗽已逾1个半月，咳仍频，以下半夜至清晨为甚，痰稀色白，咽痒，畏寒怕冷，遇风则咳，咳剧时遗溺，胸翳闷，时自汗，易鼻塞，喜喝热饮，每晚夜尿2~3次。病前曾多饮绿豆糖水。近几年来，时觉胸部紧束感，走路无力。月经常提前8~10日，量少色淡。查面色苍白，神倦乏力，气短声低。时值酷暑（气温35℃），仍着长衣2件，手足欠温。咽暗红、舌淡暗、苔白、脉弱无力。

黎炳南教授据证分析，认为此乃下元虚冷，风潜阴络之咳证。治宜温阳散寒，填补下元为主，佐以祛风搜邪，化痰利咽。处方：

肉桂（焗）8克	当归12克	防风12克	熟地黄30克
鹅管石30克	五味子10克	辛夷10克	白芍15克
细辛5克	青黛5克	炙甘草10克	

4剂，每日1剂，复煎，分3次服。

8月2日二诊：咳嗽减轻，咽痒不甚，怯寒好转。方药对证，仍守上方，再进4剂。

8月6日三诊：咳嗽减轻，怯寒大减，夜尿减少，唯觉口干喜饮。（此为阳复寒去之征，乃去温阳之品，余守上法。）拟方：

党参20克	毛冬青20克	麦冬15克	当归15克
杏仁15克	熟地黄30克	女贞子12克	细辛5克
青黛5克	马兜铃4克	五味子10克	炙甘草10克

4剂服毕，咳嗽已止，无咽痒，亦无恶寒，已如常人穿短衣、吹风扇。续按前药加减调理。

出院时患者面有华色，精神、体力明显好转，走路轻松，胸部紧束感消失，随访半年，未见复发。

按：本例顽咳辨证论治有几个要点。

详询病史，抓住虚寒本质。病由多饮寒凉引发，胸感紧束，为素体虚寒，"寒主收引"所致。咳嗽以夜为甚，痰稀色白，肢冷怯寒，渴喜热饮，夜尿频多，舌淡暗，脉弱，足见下元虚冷无疑。

病在下虚，治咳非独治肺。下寒犯上，乃至肺气上逆，咳嗽频作，咳而遗溺。其本在肾，其标在肺。治得其本而标症自除。

直击肯綮，大胆重用辛热。时值大暑，《黄帝内经》有"用热远热"之戒。然阴寒凝痼，非辛热刚烈之品，不足以破其沉寒。故重用肉桂8克以温阳散寒，伍熟地黄、当归、白芍填补下元，阳复血充，阴霾渐散，肺气得平，诸症乃减。

症有兼夹，佐用搜风除痰。咽喉作痒，遇风作咳，入夜更甚，乃风踞阴络致咳之特征。故重用善搜阴邪之细辛，配防风等祛之，又投鹅管石温肺化痰，合五味子敛肺纳气，因其咽呈暗红，虽下寒而上热未尽，故少佐青黛以清咽除热。全方抓住主症，兼顾全面，药证合拍，乃有良效。

第二节　哮喘医案五则

【案一】肖某，男，60岁，退休工人，1976年初夏来诊。

患者久患哮喘，近来日见严重，发作无时，每发常须送医院急救。于1976年初夏来诊。症见患者咳嗽频频，气逆哮喘，不能平坐，痛苦异常。痰多稀白呈泡沫样，面色黯晦，神疲体倦，纳少便溏；舌淡嫩、苔白腻，脉弦细而滑。

诊断：哮喘发作。乃肺气不降，肾不纳气，脾失健运，阳气衰微，寒饮上泛，盘踞于肺而致。

治法：温补脾肾，宣肺散寒。

拟方：

| 麻黄9克 | 熟附子9克 | 干姜3克 | 桂枝（后下）18克 |
| 党参24克 | 法半夏9克 | 炙甘草6克 | 大枣5枚 |

4剂，每日1剂。

二诊：服药后，哮喘减轻，且能平卧，药已奏效，谨守原法，续进4剂。

三诊：哮喘大减，仍少许咳，痰多色白，脉仍弦滑，苔白腻。仍拟温补脾肾，宣肺散寒法。拟方：

麻黄6克	陈皮6克	党参24克	法半夏12克
茯苓15克	白芥子3克	鹅管石30克	炙甘草5克
桂枝（后下）12克			

4剂，每日1剂。

四诊：药后气顺痰少，哮喘已平，脉转和缓，舌较红润，腻苔转薄。知邪气已衰，正气渐旺，标症已告平息，转入治本为主。拟方：

熟附子9克　　　　党参24克　　　　茯苓15克　　　　白术12克

当归9克　　　　制首乌15克　　　　法半夏9克　　　　炙甘草6克

桂枝（后下）15克　　　　　　　五指毛桃根30克

按上方加减调治一段时间，患者形体渐丰，纳佳卧安，面色红润，二便如常，随访1年多而无复发，患者欣喜异常。

【案二】李某某，男，47岁，出版社干部。1977年初来诊。

自诉1960年患哮喘，近几年血压升高。哮喘自1974年后发作频繁，每于气候变化则发，每发则中西药难显效，静脉注射氨茶碱亦未见改善，持续不休，近来尤甚，气逆难于平卧。视其人，形体长硕，肌肉丰腴而面色萎黄无华，肥肿难分，胃纳欠佳，食后腹胀，大便溏烂；舌质淡胖，边有齿印、苔白而滑，脉沉而细。

诊断：哮喘发作。病属中气衰馁，健运无权，食不化精，反为痰浊，上干于肺，肺气闭郁，肃降失职，发为哮喘。

治法：健脾化痰，降气定喘。

拟方：

法半夏9克　　　茯苓12克　　　陈皮6克　　　炙甘草6克

苏子9克　　　莱菔子15克　　　白芥子3克　　　党参15克

桂枝（后下）12克

4剂，每日1剂。

二诊：药后喘咳少，气紧亦减，舌脉如前，照上方续进4剂，每日1剂。

三诊：病有起色，守上方再进4剂。

四诊：气喘平，咳嗽止，纳食转佳，舌苔转薄，但大便仍烂，夜尿偏多，血压不稳定。乃拟健脾利气化痰，兼顾血压。拟方：

党参24克　　　法半夏9克　　　茯苓15克　　　陈皮5克

　　炙甘草6克　　淮牛膝12克　　毛冬青12克　　白芍12克

　　补骨脂9克　　桂枝（后下）15克

8剂，每日1剂。

五诊：近来天气冷热异常，亦未见哮喘发作。大便已成条，胃纳增加，血压稳定，中气暂复，健运有权，生痰之源已杜，肺之闭郁已解，临床症状基本消失。令再服陈夏六君汤加怀牛膝、生牡蛎、毛冬青兼顾血压，以资巩固。

【案三】余某某，男，7岁，广东台山县人。

哮喘5年，反复发作，经当地医院治疗，未见显效而来诊。其母代诉：病孩哮喘日久，现复发4日，呼多吸少，每动则喘甚，咳嗽则痰多，气候变化更甚，喘促以夜间为多。胃纳欠佳。察其发育不良，面青肢凉；舌质淡、苔薄白，脉沉细。

诊断：气血虚弱，病久及肾，肾虚不纳所致。

治法：调补气血，摄纳肾气。

拟方：

　　紫河车30克　　制首乌15克　　当归9克　　党参12克

　　法半夏6克　　陈皮3克　　补骨脂6克　　五味子6克

　　龙骨30克　　苏子9克　　炙甘草5克　　沉香（后下）30克

3剂，每日1剂。

二诊：药后哮喘已减，胃纳转佳，精神好转，二便如常，照上方续进3剂，每日1剂。

三诊：哮喘已止，夜睡安静，纳可神清，舌较红润，脉转细缓，病告渐愈，嘱继续调治，巩固疗效，以防复发。

按：哮喘的临床特征为喘咳痰鸣，反复发作，元气必然大伤。故久喘多虚，寒者固属虚中之寒，热者亦属虚中之热。治宜抓住病之本质所在，准确辨证，灵活施治。

案一为脾肾阳虚、寒饮犯肺所致，故方用熟附子、干姜、党参、大枣、炙甘草温补脾肾，以麻黄、桂枝、法半夏宣肺定喘，散寒化饮。俟阳光一振，阴霾自散。所选药物精简而效宏，直击要害之处。见效后守法加减调治，令多年频发之顽疾得以缓解，且随访1年多无复发，此为药证合拍之功，亦与坚持调治有关。若喘止即停药，则其正气未复，其病邪仍内伏，则每遇感而发，而治愈无期矣。

案二为脾虚痰盛、壅遏肺气所致。故方用异功散（钱乙《小儿药证直诀》）加减以健脾化痰，合三子养亲汤温肺化痰降气，配桂枝以温肺散寒，全方温化痰浊，且清除其产生之源，故肺气复得肃降而喘咳渐平。若仅知治痰或畏于血压高而不敢用温补之药，则喘咳难止，血压也无法平复。

案三小儿于2岁起病，反复发作竟达5年，以致面青肢凉、发育不良，一派气血虚弱、脾肾亏损之象。故方中重用紫河车30克以补肾填精，以制首乌、当归、党参大补气血，伍以补骨脂、五味子、龙骨温肾纳气。对上逆之气，因虑其体质极差，故慎用发散之麻黄，选用沉香、苏子以降气平喘。沉香辛、苦，性温，入肺、脾、肾经，擅于降气、调中、暖肾，对气逆喘咳而体虚者甚为适合。在本方中作为降气之主药，用量宜大，加上苏子、当归的降气平喘作用，故能力挽沉疴，投药6剂即令其喘止气平。

【案四】孙某某，男，12岁，1984年11月22日由急诊以"喘咳1周"转入院。

患儿喘咳反复发作约4年。去年3月经手术探查诊断为"先天性心脏病：完全性肺静脉畸形引流（心上型）"。术后喘咳加剧，发作频频，每以夜间为甚。近1周喘咳复发，不能平卧，屡经急诊治疗未能控制，乃转入住院治疗。入院时端坐喘息，咳痰稀白，面色青灰，四肢不温，指端发绀；舌暗红、苔白，脉细数。双肺可闻及喘鸣音及中小水泡音。

X线胸透：左肺、右下肺感染。血常规：白细胞9.25×10^9/升，中性粒细胞70%，淋巴细胞30%。

诊断：中医诊断为哮喘（寒喘兼脾气虚弱，心血瘀阻）。西医诊断为支气管哮喘急性发作合并感染。

治法：温肺化痰平喘为主，兼以健脾益气、祛瘀通络。

拟方：

麻黄8克	苏子8克	五味子8克	炙甘草8克
北杏仁10克	白术10克	桂枝15克	白芍15克
茯苓15克	鹅管石20克	毛冬青20克	葶苈子6克

即以维丁胶性钙1毫升分注定喘穴（双侧）。

当时黎世明接诊此病人，征其家长同意后，以纯中药治疗。为求速效，即亲自在病房为患儿煎药，煎煮两次。患儿服头煎药后，喘促渐平，中午已可平卧。下午服二煎药，至夜间咳减无喘，可安睡。次日继续按上方加减调治，未见喘促复发，咳痰渐减。2天后精神胃纳转佳，已能到处活动嬉戏，双肺喘鸣音及湿罗音亦渐减少乃至消失，共住院8天而痊愈出院。期间未用过西药之平喘药及抗生素、激素等。

按：患儿病重且证情复杂，必细心审症求因，方能切中病机。其病发于小雪时节，喘咳夜甚、咯痰稀白、四肢不温、苔白、咽不红，为寒喘之证。而面色青灰、指端发绀、舌暗红，乃肺气郁闭而致心血瘀阻，其心脏病史，可作佐证。其病程长、面色灰暗、肢凉、脉细数，可见脾气甚虚。此处脉数，切不可误为热证，四诊合参，并无热象可寻，此乃虚证所致，且愈数愈虚也。以温肺化痰平喘为主，兼以健脾益气、祛瘀通络为治，攻补兼施、气血同调，切中肯綮，病乃速愈。

【案五】李某某，男，12岁，1984年10月8日由急诊以"咳嗽3天，气喘1天"转入院。

患儿3天前因受寒而始有咳嗽，2天前进食炸排骨、饮冰水，旋即咽痛，咳频，气息喘促，经服息喘灵、氨茶碱未效，乃即来急诊，经查血象及胸透后收入住院（未作任何治疗）。现症气喘不能平卧，咳痰稀白，恶寒胸闷，咽痛。既往有哮喘史4年，多因受寒而发。入院时体温正常，精神疲乏，面色晦暗，鼻扇唇绀，喉核红肿，可见一脓点；舌质暗红、苔厚微黄，脉弦而数。听诊双肺满布喘鸣音。查血常规：白细胞16×10^9/升，中性粒细胞相对值66%，淋巴细胞相对值30%，嗜酸性粒细胞相对值2%，单核细胞相对值2%。胸透：双肺纹理增粗。

诊断：中医诊断为哮喘（外寒内热，夹痰夹瘀）。西医诊断为支气管哮喘急性发作并急性扁桃体炎。

治法：散寒化痰平喘为主，佐以清热、祛瘀。

拟方：

麻黄8克	北杏10克	法夏10克	地龙10克
苏子8克	葶苈子6克	鹅管石20克	大青叶15克
毛冬青20克	蚤休10克	五味子8克	甘草4克

即取维丁胶性钙1毫升分注定喘穴（双侧）。

当时黎世明值夜班接诊此病人，征其家长同意后，以纯中药治疗。因病情较重，若待煎药房煮药，需次日下午才有药送到，于是亲自在病房为患儿煎药，煎煮两次。患儿服头煎药后，当晚喘促渐减，零时前已平卧入睡。次晨呼吸平顺、喘鸣音减。经科主任会诊后守方再进3剂，诸症悉减。继治4天出院。

按：患儿先受寒、继饮冰水，形寒饮冷则伤肺，继而引动伏痰而喘，故治之必以散寒化痰平喘为先。食炸排骨致喉核红肿化脓、咽痛、苔黄，其热象亦著。若仅散寒则其热愈炽，甚至可引起发热。故必须寒热并用，散寒中佐以清热之品，使寒热分消而去。患儿罹病多年、舌质暗红，瘀血之征已现，且必因肺气郁闭而加重，故又需气血同调，宣肺与祛瘀同施。方中毛冬青、蚤休既活血又可清热。五味子敛肺气且能防麻黄之耗散，此为敛散并用法。全面兼顾、多法并行，是本证取效的关键。

第三节 乳儿腹泻

【案】刘某某，男，8个月，于1976年11月1日因腹泻4日就诊。

患儿于10月27日起病，初有发热（体温38.5℃），腹泻，日达20余次，水样、黄色，时有呕吐，口干烦渴，尿短少。先后往某人民医院及儿童医院治疗，诊断为急性消化不良，伴轻度至中度脱水。前后曾服呋喃唑酮（痢特灵）、新霉素各2日，并配合其他对症处理，如口服复方樟脑酊及氯化钾溶液等。治疗后发热虽退，但病情加重，泻下不止，故于11月1日晨转来我院门诊。当时患儿大便日解20多次，如蛋花汤样，时伴呕吐、小便短赤，时有肠鸣。察其精神萎靡，躁扰不安，形体虚弱，面色淡白，四肢不温，虽不发热，但见口渴引饮，唇干舌燥，指纹淡紫；舌质淡红；苔心白厚，脉象沉细。原有右耳流脓，1个多月未愈（前医院检查：外耳道脓性分泌物，鼓膜穿孔）。

辨证：湿热内蕴，兼气阴不足。

治法：化湿清热，益气生津为主，佐以温脾行气，助其运化。

拟方：

火炭母9克	白头翁7克	白芍9克	葛根12克
乌梅2枚	甘草3克	木香4克	益智仁6克
紫花地丁6克	黄连4克（黄柏6克代）		

水煎，1日多次分服；另人参（须）6克炖服，代饮料。连服2剂。耳部处理：嘱其母先以双氧水洗净，继以少许冰片末吹入耳道。

11月3日二诊：据其母述，服药后当晚即见明显好转，精神顿复，烦渴消除，大便减至每天3～4次，溏便，小便增多。耳道未见流脓。照上方再服2剂，以巩固疗效。经随访无复发。

按：婴儿腹泻为儿科常见病之一。其证候特点与成人腹泻每有不同，其既易伤阴，又易伤阳。由于泻下次数多，而量亦多，往往导致津伤液竭，或气陷虚脱，可致病情迅速恶化，调治不当，每成夭折。因此，必须掌握辨证治疗特点，才能收到预期的效果。小儿体质娇嫩，内脏精气未充，卫外机能未固，脾常不足，若调护失宜，乳食不当，或因邪毒所侵，每致脾胃功能失调，水谷精华之气不能输化，乃至合污下降，而成暴泻。

本例泄泻是虚实并见、寒热交错的证候。初起症见发热，暴注下迫，小便短赤，口干烦渴，是湿热内蕴的表现。加上耳道流脓，也是湿热聚于耳窍之征。发病5日，经西药治疗，发热虽退，而泻下仍频，四肢不温，干渴加剧，精神萎靡，此乃气津两伤，元气大损之象。

救治之法，必须标本兼治，除了清热化湿之外，尤须着重益气生津，佐以温脾止泻之品。火炭母、白头翁、黄柏等清热、燥湿以治泻，紫花地丁散结解毒，以助耳道排脓之用；反佐木香之辛温以行气和胃，伍以益智仁温脾胃，实大便；葛根、白芍、乌梅、甘草相配，既能酸甘化阴，生津止渴，又能涩肠止泻；再加参须培元固本，益气生津。攻补得宜，寒热配伍恰当，邪除津复，故病能速愈。

第四节　呕哕

【案】区某某，女，1岁6个月，因反复干呕半年于1996年7月23日来诊。

患儿半年前曾腹泻数日，服西药泻止，但此后频作干呕，每日十几次至数十次。曾到数间大医院求治，屡服西药，未见显效。又慕名到千里之外的某市求医，亦未见效。仅口服多潘立酮后症状可暂时减轻。曾查胃肠钡餐、肝胆脾B超未见异常，又疑为"腹型癫痫"而查脑电图、颅脑CT，均未能确诊。至来诊时，已求治半年，耗资逾万元，而病情如故。

现症见干呕时作，无物吐出，每日发作20～30次，但胃纳均可，饭后干呕亦无物吐出，大便成形，无咳嗽、腹痛，余无不适。察其形体不瘦，精神尚佳，唯见面色略苍黄，腹部膨胀，叩之如鼓，指纹淡滞；舌淡，苔白厚。

辨证：呕哕（脾虚气滞）。

治法：降气消滞，和胃止呕，佐以健脾益气。

拟方：

厚朴6克	枳实6克	苍术5克	太子参10克
藿香8克	神曲8克	茯苓10克	鸡内金10克
陈皮3克	甘草4克	五指毛桃根15克	

2剂，复煎，少量多次分服。嘱饮食清淡，不宜过饱，少食肉类，戒食甜腻、辛热、生冷之物。

7月25日二诊：家人欣喜告知，服药1剂后，全天无呕哕，今天上午间有几次干呕，胃纳二便如常。查其腹胀稍减，舌质淡而干，苔仍略厚。守上方去苍术，加石斛6克。3剂，服法同前。

7月28日三诊：近3日基本无呕哕，仅饭后作干呕，胃纳二便正常。察其面有血色，腹平软，舌质淡红略干，苔薄白，指纹不滞。以上方去枳实，加麦冬8克，4剂。此后病情稳定，按此方加减调治10多日后停药。随访3个月无复发。

按：呕吐以食物由胃中经口而出者为其主症，以胃气上逆为主要病机。据其临床表现之异，又有数种分类。陈复正《幼幼集成·呕吐证治》指出："夫呕吐者，阳明胃气下行则顺，今逆而上行，故作呕吐。其证有声有物谓之呕，有物无声谓之吐，有声无物谓之哕。"又称"哕者，有声无物，最恶之候""小儿干呕，极恶之证"。但据临床所见，若调治得法，预后不一定不佳，故此病未必是"极恶之证"。

患儿症见干呕频作、腹胀叩之如鼓、舌苔白厚、指纹滞，为中焦气滞之征。面色苍黄、舌淡、指纹淡，为脾虚之象，但胃纳、大便尚可，显示其脾虚不甚。患儿脾气不足，运化失调，气机郁滞于中焦，致胃失和降，气逆于上而作呕哕。综合而言，病位主要在胃，其次在脾，实多虚少。故治法重于降气消滞、和胃止呕，佐以健脾益气。若辨证不明，妄投滋补，则气郁气逆益甚。

初诊之治，以平胃散为基础，方用厚朴、枳实降气消胀除满，苍术、茯苓祛湿健脾，陈皮、藿香行气止呕，佐用太子参、五指毛桃根等平补之品以补益脾胃，鸡内金、神曲消食助运，全方消补结合，乃有降气止呕之功。复诊时病势大减，但察其舌质偏干，虑平胃散药性温燥，久用可伤阴津，故去苍术加石斛。三诊病近痊愈，再去枳实而加麦冬以养胃阴。治疗中随邪正进退而及时调整治法，由二攻一补过渡至攻补兼施，使方药能紧扣病机发展，此为辨证施治关键之处。

此外，对呕吐患儿，饮食及服药方法宜加注意。饮食辛热可致胃热，进食生冷可致胃寒，过食甜腻可生湿浊，饱食可致气机郁滞，此均为常见的致病因素。但若采用禁食法，亦无必要。《活幼心书·明本论》指出"诸吐不止，大要节乳，徐徐用药调治必安"，若"唯欲进药以求速效，动辄断奶二三日，至馁甚而胃虚，啼声不已，反激他证"。至于服药，关键是"少量多次"。患儿家长往往不愿以中药治小儿呕吐，是恐其无法饮服，随饮随吐，甚至呕吐益剧。故必嘱其煎取药汁宜少，喂一、二口即停片刻，继饮二、三口复停，待药入胃中，胃气渐安，复徐徐喂服，万不可急急勉强灌药，此欲速反不达也。

第五节　腹痛

【案】何某某，男，7岁，1984年4月20日因"腹痛3日"来诊。

患儿3日前开始出现腹痛，以上腹为主，呈阵发性发作，伴呕吐胃内容物，非喷射性，大便干，1～2日1次，无发热，无排虫史和肛周瘙痒史，平时胃纳不错，1个月前曾服驱虫剂。在外院查大便未找到虫卵，腹平片示：肠内容物较多，无液平面。血清淀粉酶、尿淀粉酶、尿分析、肝胆脾B超正常。血常规示：白细胞12.2×10⁹/升，淋巴细胞20.4%，中性粒细胞79.6%。大便常规示：潜血（++）。诊断为急性胃炎。先后予大黄灌肠液灌肠，静脉滴注妥布霉素、654-2，皮下注射阿托品，口服阿莫仙等，仍反复腹痛不已。

4月20日到我院门诊求治，当时症见：精神疲倦，低热（T37.4℃），腹痛、以上腹为主，呈阵发性，发作时面青汗出，拒按，早晨曾呕吐1次，口干口苦、渴不欲饮，纳呆，大便较干，灌肠后一直未解大便（2日），尿黄。平素嗜食芒果，病后疼痛缓解时饮食亦无节制，家长担心患儿腹饥，患儿索要饼干、粽子等，家长亦不拒绝。察其形体消瘦，面色苍白，咽稍红，心肺正常，腹软，上腹部轻压痛，其他部位无压痛，未扪及包块；舌红、苔微黄腻，脉滑数。

辨证：湿热胶结中焦，气滞不通而致腹痛。

治法：清热利湿，理气和胃。

拟方：平胃散合金铃子散加减。

| 陈皮5克 | 白术6克 | 厚朴10克 | 枳壳10克 |
| 延胡索10克 | 金铃子10克 | 莱菔子10克 | 麦芽15克 |

　　火炭母15克　　　胡麻仁10克　　　滑石10克

　　3剂，每日1剂，复煎，分服。嘱患儿饮食清淡，禁食生冷、炙烤、厚味及难消化食物。

　　4月23日二诊：家长诉患儿服1剂后疼痛明显减轻，呕吐止。2剂后再未诉腹痛。现精神好，胃纳增，口苦口干减轻，大便畅通，每日1次，舌稍红，苔较前转薄，脉滑。上方去延胡索、金铃子，加薏苡仁、扁豆各15克，3剂。服药后诸症悉愈，随访1个月，无复发。

　　按：本例腹痛辨证论治，有以下要点。

　　详问病史，辨证准确。患儿病由饮食不节所致，病后饮食亦不知自节，损伤脾胃，运化失职，湿邪内生，郁久化热，湿热壅阻中焦，不通则痛。渴不欲饮、口干口苦、纳呆、尿黄、舌红、苔微黄腻、脉滑数为中焦湿热之征象，大便难解，为内有蕴热所致。中焦湿阻、胃失和降故呕吐不止。

　　治从其本，兼以护正。发病之本，在于湿热壅阻中焦。方中陈皮、枳壳、厚朴辛苦，入脾经，可行气燥湿；莱菔子、麦芽消食化积；火炭母、滑石性寒，清热利湿；胡麻仁润肠通便。诸药合用，使中焦通畅，升降有序，湿热之邪得以祛除。配合延胡索、金铃子以行气止痛，则其效更捷。患儿体瘦而面白，为素有脾虚之征。故平胃散之苍术易以白术，取其益气助运之意。燥湿清热之品，久用亦可伤脾胃，故复诊时患儿腹痛止，即去延胡索、金铃子，加薏苡仁、扁豆等甘味之品以健脾渗湿。拟方用药，处处以顾护小儿正气为重。前医虽迭用静脉滴注、肌肉注射、灌肠、口服法，所治乃重在抗感染，对于饮食失调所致之腹痛，无异缘木求鱼。中医之治，简便、效好、不伤正气，自有其不可取代之特色。

　　现代药理研究发现，枳实（枳壳功效与之相似）能缓解乙酰胆碱或氯化钡所致的小肠痉挛，对胃肠平滑肌有一定的兴奋作用，能使胃肠运动收缩节律增加而有力；厚朴对组胺所致十二指肠痉挛有一定的缓解作用，能抑制胃液的分泌；延胡索粉经口服给药的镇痛作用，其镇痛效价为吗啡的1%，其总碱的镇痛效价为吗啡的40%。无论对痉挛性或非痉挛性疼痛患者，延胡索乙素的镇痛疗效均较复方阿司匹林为优，对钝痛的作用优于锐痛。去氢延胡索甲素能保护因饥饿、幽门结扎或药物所产生的大鼠实验性溃疡病，减少胃液分泌，抑制游离酸度和总酸性，而对胃蛋白酶的抑制作用最弱。以上药理研究结果，对临床运用枳实（枳壳）、厚朴、延胡索治疗腹痛有一定的参考作用。

第六节　痰核

【病案】邓某，男，7岁，1993年1月27日因右颌下出现肿块10日来诊。

患儿10日前出现咽痛，随后发现右颌下有肿块，疼痛。初自煎凉茶予服，肿块增大、痛甚，乃至医院治疗。诊断为急性右颌下淋巴结炎。嘱服药治疗，若化脓则须手术切开排脓。经服抗生素5日，咽痛止而右颌下肿痛如故。现症：右颌下扪及肿核如鸽蛋大，压之疼痛，无波动感，伴轻咳，多汗，纳呆，大便干结，无发热。察其形体一般，面色苍白，咽红，未见喉核肿大；舌质淡、苔白，脉细数。

诊断：痰核（痰热相搏，气血不足）。

治法：清热解毒，化痰散结，佐以益气养血。

拟方：

蒲公英15克	紫花地丁15克	金银花12克	黄芪12克
连翘10克	天花粉10克	夏枯草8克	浙贝母8克
白芷5克	川芎4克	当归4克	炙甘草6克

3剂，复煎。嘱避风寒，戒食辛辣热燥之物。

1月30日二诊：服上药后，右颌下肿核缩小至橄榄大，无压痛，胃纳好转，出汗稍多，大便条状，尿稍黄，精神较前活泼，咽稍红，舌淡红，苔薄白，脉细略数。治守上方去紫花地丁、夏枯草，加赤芍10克，当归加量至6克。4剂。

2月3日三诊：肿核消退至花生米大，无压痛，精神胃纳佳，咽不红，舌质淡红，脉象平和。

拟方：

毛冬青15克　　党参12克　　茯苓12克　　天花粉8克

猫爪草8克　　　枳壳8克　　　当归6克　　　炙甘草5克

五指毛桃根15克　　　　海蛤粉（先煎）15克

3剂。嘱继续注意饮食宜忌。1个月后随访，病愈，无复发。

按： 痰核证，在小儿甚为多见。因小儿饮食不知自节，卫外功能不足，常因咽痛、乳蛾、疮疖而继发痰核，以颌下、颈旁等尤为多见。其证多因风热或热毒之邪，炼液为痰，痰热互结，聚于皮下而成。治法多以清热解毒、化痰散结为主，但部分小儿体质虚弱，无力抗邪，以致热毒久羁不去，单用攻邪往往不能奏效。如本案患儿颌下肿块疼痛、咽红、脉数，确有热象，但屡用清热、抗菌药物，其效不彰。现患儿面色苍白、多汗、舌淡、脉细，为气血不足之征。故投扶正祛邪法，方用蒲公英、紫花地丁、金银花、连翘以清热解毒，配夏枯草、天花粉、浙贝母、川芎、白芷以化痰消肿散结，更以黄芪、当归、炙甘草培补气血，以期培元托毒。复诊时果见肿减、痛止，热势有消退之势，因小儿体虚，寒凉之药不可久用，故去紫花地丁、夏枯草，加赤芍及增加当归分量，以加强补血活血散结之功。三诊时肿块缩小，已近常态，气血渐充，其证基本痊愈，乃续进益气补血、化痰散结之剂以巩固疗效。

现代医学之淋巴结炎，多属中医"痰核"范畴。但万勿见"炎症"便以清热解毒为治。痰核多分二大类，其中痰热互结型，症见肿块疼痛，推之可移，压之有痛感，热毒甚者，皮色略红，扪之有热感，甚至溃破流脓。体壮者以攻邪为主，虚实夹杂如本案患儿者，则需攻补兼施。另一类痰核病程较长，不红不热，压之不痛，推之可移，则属痰浊结聚，无热可清，治以健脾化痰散结为主，且须假以时日，坚持治疗，方能奏效。

第七节　滴尿症

【病案】李某某，男，7岁，1982年11月8日初诊。

患儿白天滴尿1年多。其尿液如古代铜壶滴漏一样，点滴而出，不能自制，夜间入睡后反无遗尿。曾到某医院求治，初疑为包皮过长所致，行包皮切除术后滴尿暂止，1个月后复发如故。

症见面黄消瘦，神疲气怯，大便溏泄，日解3～4次；舌质淡、苔薄白，脉细弱。无尿急、尿痛及浮肿等病史。尿常规反复检查均为阴性。

辨证：本证较为罕见，文献亦鲜有记载，姑且名之曰"滴尿症"。脉症合参，诊断为脾肾虚寒、湿困下焦所致。

治法：温肾健脾除湿。

拟方：

黄芪20克	茯苓20克	吴茱萸2克	白芍15克
淮牛膝10克	车前子10克	茵陈10克	炙甘草6克
肉桂3克（桂枝15克代）			

3剂。

11月11日二诊：服药后滴尿即止。后因误食雪梨，于当日下午又见滴尿少许。病有起色，仍守上方。加五味子8克、龙骨20克、吴茱萸增至3克，再进4剂。

11月15日三诊：已无滴尿，大便正常，精神、面色、舌脉亦见明显好转。守上方续进7剂。

11月22日四诊：病已痊愈，仍按上方加减继服数剂，以巩固疗效。

按：此证颇为特殊，审其因有三。肾主闭藏，职司二便，二便不禁，多与肾虚有关。患儿久病致虚，下元虚冷，不能制约水道，故小便不能自制，此其一；脾胃为后天生化之源，气机升降之枢，患孩脾虚气弱，水谷精微不能充养于肾，气机升降失常，故未能助肾以约束膀胱，此其二；脾肾虚衰，水液运化失常，聚成湿浊，困阻下焦，故大便溏泄，小便亦不得畅利，此其三。于是出现小便既不能自制，又不能畅利，乃致点滴而出之症。病机已明，则治当以补气健脾、温肾利湿为法。方用肉桂、吴茱萸以温肾散寒，火旺则能暖土；黄芪、茯苓、炙甘草以补气健脾，脾健可资肾，脾肾健旺而湿浊自除；佐用车前子、怀牛膝、茵陈等以利水湿，通补兼施，切中肯綮，故获显效。

第八节　妊娠尿频尿闭症

【案】肖某某，女，33岁，2016年4月26日初诊。

患者诉尿频尿急1个月。其现孕二胎14周，1个月前起无明显诱因而出现尿频尿急，日解小便10多次，尤于夜间尿急而不能排出，须在室内来回走动半小时方能排出。甫上床不久又复尿急，又再走动半小时才能排出。如是反复，致彻夜难眠，甚至数次于夜间急诊插尿管排尿。历经2周，已力不能支。诊于省级某妇幼保健院，被告知可能胎儿压迫膀胱所致，无药可用，建议终止妊娠。无奈之下，乃试求诊于经常为其女儿治病的黎世明医生。来诊时询其起居饮食十分谨慎，除上述症状外，尿频而无尿痛感，尿清而量不多，纳呆而无呕恶，大便尚调。察其形体消瘦，面色苍黄，精神紧张；舌淡胖、苔薄白，咽稍红，脉滑。

辨证：尿频（脾肾不足、肝气郁结）。

治法：健脾滋肾，疏肝解郁。

拟方：

党参20克	白术15克	茯苓20克	陈皮10克
菟丝子15克	女贞子15克	泽泻15克	黄芩15克
柴胡10克	白芍20克	枳壳10克	炙甘草6克

4剂，复煎，分3次温服。

4月30日二诊：服上药后尿频减轻，夜间小便较易排出，已有部分时间能安睡，精神亦觉轻松，余无不适，舌脉同前。药已对症，乃仍守前方，去泽泻，以缓补之五爪龙30克易党参，加桑椹15克以补阴血、益智仁15克以温肾缩尿。4剂。

经随诊，患者服二诊方1剂，即诸症悉愈。25周后顺利产下一健康男婴。1年后怀第3胎又出现类似症状，立即自行取以上方药服用后即愈。继后顺利产下健康男婴。

按： 此证颇为罕见，医者往往思其为胎儿压迫膀胱所致而无计可施。按中医理论分析，尿频无非虚、实二证。实证多因湿热下注，患者尿急而排尿不痛，尿清而无黄浊，舌淡苔白，显非下焦湿热之象。脉滑为怀孕之常脉，不可误为实证。无实便是虚。察其形瘦面黄、舌淡胖，是脾肾不足之征。脾可制水，肾主水而司二便之开合，脾肾不足，则膀胱失约而致尿频。加上胎儿压迫膀胱，因而出现患者严重的尿频证。肾虚致二便开合失利，故小便欲解而不能。治当以健脾滋肾为主。方用四君子汤合菟丝子、女贞子。患者精神紧张，与肝气郁结有关，肝经挟膀胱上行，肝失条达，亦可致小便欲解而不能解。故方中佐用四逆散合泽泻以疏肝利水，陈皮健脾理气。患者咽稍红，用黄芩一可防滋补药化热，二可防胎气受扰，李时珍《本草纲目》曰：黄芩"得白术安胎"。全方三脏同治，补中有通，切中病机，故获捷效。

第九节　肾病综合征并尿毒症

【案】蔡某某，女，9岁，1981年4月6日因"反复浮肿5年，复发伴呕吐、呼吸气促2日"入院。

患儿5年前曾患脓疱疮，几天后发现双眼睑、双下肢浮肿，尿少、色较黄、有泡，请乡下老中医治疗后症状好转，但每次伤风感冒后又复发。4年前曾在某医院住院做检查，诊断为肾病综合征，予泼尼松等治疗11个月，症状得到控制。此后，一直用中药治疗及调理，病情较稳定。1周前出现喷嚏、咳嗽，4月4日开始呕吐胃内物（非喷射性），不能进食，并出现全身浮肿、尿少多泡、呼吸气促，在卫生所治疗无好转，遂入院就医。入院时见：精神疲倦、嗜睡，面色苍白、呼吸急促、深长，气短乏力，食入即吐，偶咳，尿少，全身浮肿，四肢冰冷。体检见：体温36.5℃，心率104次/分，呼吸40次/分，血压120/85毫米汞柱，咽红，心音有力，双肺听诊正常。腹胀满，脐周轻压痛，肚脐如鱼嘴状突起，腹水征阳性，双下肢凹陷性浮肿。检查尿分析示：尿蛋白（++++），24小时尿蛋白2.83克/0.22升；血常规：白细胞9.8×10^9/升，淋巴细胞32.4%，中性粒细胞67.6%，血红蛋白78克/升，血补体C3、C4及总补体降低，血脂三项均增高，血清总蛋白及白蛋白均降低，球蛋白与白蛋白比例倒置；生化检查示：钠离子132.8毫摩/升，钾离子2.98毫摩/升，钙离子2.46毫摩/升，二氧化碳结合力16.7毫摩/升，尿素氮38.4毫摩/升，肌酐139.2毫摩/升，胸片、大便常规正常。中医诊断为水肿、呕吐；西医诊断为肾病综合征、慢性肾功能衰竭、尿毒症。经用激素、抗生素、利尿药及其他对症、支持治疗，同时服健脾补肾、利水消肿中药治疗7日。

症状反复，未见明显好转。

4月13日请黎炳南教授会诊，当时症见：精神疲倦、嗜睡，但烦躁易怒，不配合检查，面色苍白，仍面浮足肿，按之凹陷不起，腹大如鼓，时干呕，无咳嗽，手足冰凉，但不欲盖被，短气乏力，呼吸深长，口臭，有蒜味，纳呆，口干不欲饮，尿仍黄短，每日500～800毫升，大便每日1次，但干结、量少，仍反复高血压。复查生化显示：尿素氮39.5毫摩/升，肌酐141毫摩/升。咽淡红、舌暗红而胖、边有齿印、苔白、舌根黄厚腻，脉弦细数。

辨证：脾肾阳衰，湿浊内盛，郁久化热，致寒热并见、虚实夹杂之水肿证（阴水）。

治法：温肾散寒，攻逐水饮，通腑泄热。

拟方：

熟附子6克　　肉桂5克　　生大黄（后下）10克

2剂，每日1剂，分服。另称取甘遂、大戟各10克，以醋煮沸后晾干，研末入胶囊（每粒含生药0.5克），每次2粒，每日2次，空腹米汤送服。配合大黄灌肠液150毫升，1日2次灌肠。原用西药泼尼松（足量）、青霉素钠针及支持、对症处理药物不变。

4月15日二诊：精神稍好转，呼吸气促减轻，无呕吐，全身浮肿症状减轻，尿量增多，每日800～1 200毫升，胃纳仍不佳，腹胀减，灌肠后解大便连药水约1 000毫升。复查生化示：尿素氮32.4毫摩/升，仍守原方案治疗2日。

4月17日三诊：浮肿减轻，原肿如桃状的眼皮消肿，显露出双眼皮，腹胀明显减轻，下肢轻度浮肿，尿量维持前两日水平，精神好转，烦躁减轻，四肢较前温暖，畏寒减轻，无呕吐，胃纳增，每餐能进食一碗粥，大便情况如前。复查生化：尿素氮27.3毫摩/升，肌酐27.8毫摩/升。黎炳南教授认为：患儿水道已通，甘遂、大戟之属有毒，不可常用，宜中病即止。然其内热未除，仍以温肾散寒、通腑泄热中药治疗，拟方：

　　熟附子6克　　　肉桂5克　　　生大黄（后下）10克

　　芒硝（冲）10克　　　　　番泻叶（焗）10克

2剂。继续配合西药、灌肠治疗，方法同前。

4月19日四诊：精神较好，眼睑不肿，下身肿胀减轻，尿量多，呼吸平顺，常见与其他患儿嬉笑玩耍，能配合治疗，胃纳增，无呕吐，四肢温暖，大便仍每次灌肠后排稀便，舌淡暗胖，苔白腻根黄，脉沉细数。复查生化示：尿素氮13.5毫摩/升。继续按原方案治疗。以上方继服6日。

4月25日五诊：精神好，腹部肿胀明显减轻，腹皮见皱纹。下肢仍见轻度浮肿。尿量每日1 000～1 300毫升，纳可，无呕吐，不畏寒，然仍觉气短乏力，舌淡胖，苔白，脉沉细。查生化示：尿素氮3.33毫摩/升。治法以滋肾益气，活血祛瘀治疗。拟方：

　　山萸肉15克　　牡丹皮15克　　山药20克　　　泽泻15克

　　益母草20克　　丹参15克　　　芡实20克　　　生地黄20克

　　茯苓15克　　　黄精10克　　　苏叶10克　　　田七末（冲）3克

3剂。停灌肠。西医则继续口服泼尼松及对症治疗。

4月28日六诊：与4月25日比，水肿减轻，余症同前。停灌肠后，大便正常，每日1次。复查生化正常，尿分析：尿蛋白（+++）。黎炳南教授认为本病之根在肾、脾。目前宜以健脾固肾为主，继续以金匮肾气丸合四君子汤加减治疗。西医守原方案治疗。

　　按上述方案治疗近1个月余，患儿病情稳定，水肿渐消。曾查过几次生化未见异常。6月5日为患儿做各项检查，尿分析示：尿蛋白（+），生化正常，尿素氮3.33毫摩/升，血脂三项示三酰甘油偏高，血清总蛋白、白蛋白低，白蛋白与球蛋白比例倒置，血补体C3、C4及总补体仍低，其余未见异常。病儿家长要求出院，继续门诊治疗。

　　按：本例水肿是采取中西医结合进行治疗的，其辨证论治有以下特点。

首先抓住了本病病机的关键：脾肾阳衰、湿浊化热。其特点是寒热并见、虚实夹杂。患儿小便不利、浮肿、呕吐乃因肾阳虚衰、气化不利及脾虚失运，致湿浊无从排泄、浊邪内盛、浊气上逆，胃失和降所致。浊邪上蒙清窍，出现神志昏蒙、嗜睡的表现。烦躁易怒、肢冷不欲盖被、口干、便秘、尿黄、舌根苔黄厚腻为内有蕴热之表现。气促气短为肾虚不能纳气之证。

治用攻补兼施，寒热并用。黎炳南教授首先大胆使用熟附子、肉桂温热之品，峻补元阳，"益火之源，以消阴翳"，元阳旺，则五脏六腑之气得以鼓动，可助浊邪外泄；甘遂、大戟性寒，为攻逐水饮之峻剂，用之以"洁净腑"。《神农本草经》将两药列为下品，谓甘遂"主大腹疝瘕，腹满，面浮肿留饮宿食，破癥坚积聚，利水谷道"，大戟"主十二水，腹满急痛，积聚……"。患儿病情已至阳气衰微的危重阶段，一般淡渗利水法已无济于事，非甘遂、大戟之属不能逐其水湿；同时佐以生大黄及大黄灌肠液灌肠，以泻脏腑之郁热水湿。水腑得通后，改以温阳通腑为主，方中生大黄苦寒祛瘀通腑，芒硝咸寒软坚散结，番泻叶苦寒泻下，使湿浊郁热之邪从大肠排泄而去。

谨守阴阳，顾护正气，攻邪宜中病即止。本病之本在肾、脾。邪祛后当以健脾固肾为主。使"正气旺，邪不可干"，病情得以好转。甘遂、大戟之属性猛攻下，有毒，易伤正气，非到必要时不可轻用，即使用之也不可过久、过量，宜中病即止。

现代药理研究表明，熟附子煎剂有明显的强心作用，且煎煮越久，其强心作用越显著而毒性越低。肉桂水煎剂有扩张血管，促进血液循环，增加冠脉及脑血流量，使血管阻力下降，能明显降低肾上腺素再生高血压大鼠的血压和尿醛固醇量，增加尿量，显著增高纹状体及下丘脑的脑啡肽含量；在体外实验中，其甲醇提取物及桂皮醛有抗血小板凝集、抗凝血酶作用，肉桂水提取物能抑制绵羊红细胞致敏小鼠的抗体产生量，能降低幼鼠脾重，能抑制补体免疫溶血反应（体外），桂皮醛及桂皮酸钠可使家兔的白细胞增加。甘遂、大戟、生大黄、芒硝、番泻叶均可促进肠蠕动，产生泻下作用，减少肠液水分吸收。此外，生大黄还有抗感染、止血、保肝、降压、降低胆固醇等作用。上述药物的药理研究，可供临床用药参考。

第十节　病毒性心肌炎

【案】陆某某，男，5岁，1991年9月因心悸2个月就诊。

患儿素体较弱，2个月前患病毒性感冒，治愈后时有低热，心悸阵发，夜间平卧则气短喘促，睡眠不安，时有惊扰，面色无华，容易出汗，纳食尚可，二便如常；舌淡红、苔薄白，脉细软，时有结代。听诊心率82次/分，期前收缩每分钟6次，各瓣膜未听到杂音，检查心电图PR、QT间期延长，ST段下移，房性期前收缩，提示为病毒性心肌炎。在请黎炳南诊视前，曾用肌苷、辅酶A、三磷腺苷等护心药物，月余来治疗效果进展不大。

辨证：心悸（心气不足）。

治法：益气养心，佐以清热、通络。

拟方：

党参20克	丹参10克	白芍10克	麦冬6克
五味子6克	茯苓10克	桂枝10克	毛冬青10克
炙甘草6克	田七末（冲）2克		

另用红参须8克炖服。4剂。

二诊：症状稍为减轻，早搏次数为4次/分，余症同前。守上方继进7剂。

三诊：心悸减少，心脏听诊早搏每分钟2次，夜寐较安，平卧无喘促，面色滋润，胃纳增多，但仍有汗出，舌红，苔薄白，脉细数。拟方：

党参20克	麦冬8克	五味子6克	丹参10克
白芍10克	毛冬青15克	龙骨20克	牡蛎20克

鸡血藤15克　　　炙甘草5克　　　茯苓8克

7剂。

四诊：病情稳定，仅间有心悸，早搏偶发，精神胃纳渐好转，仍守前方再进14剂。

五诊：上方共服25剂，现无心悸，精神好，胃纳二便调，夜可安睡，舌淡红，脉平，心脏听诊未闻早搏，复查心电图无异常。拟方：

党参20克　　　麦冬8克　　　五味子6克　　　白芍12克

丹参10克　　　茯苓10克　　　龙骨20克　　　当归5克

炙甘草6克

7剂。以后连续复查心电图2次均正常。

按：本病案之发病，因感受风热邪毒，内损于心而起。患儿初患感冒，因治疗不彻底，余邪未尽，低热时发，乃至内犯于心，心气受损，故见心悸阵作，卧则气促；血行无力，血脉瘀滞，则脉来结代。面色无华，容易出汗，脉细而软，为气虚之征。故治方重用人参须、党参、炙甘草以补益心气；佐桂枝以温通血脉，鼓动血液运行；白芍、麦冬、五味子酸甘化阴、敛汗，汗为心液，多汗则心血更虚；丹参、田七活血祛瘀，佐毛冬青清余热而兼能通络。全方补中有通，使气阴复而络脉通，故心悸渐平。本病病程较长，方药见效则守方久服，缓图其功。不宜频频改方，若治法游移不定，反欲速而不达。

第十一节　惊吓失语

【案】叶某某，男，5岁半，因失语8个多月于1983年10月14日初诊。

患儿于1983年春节因烧烟花受惊，次日发现其不能言语，听力下降，随即四处求医，辗转于各大医院诊治，并多次配合针灸治疗，听力渐有恢复，但仍不能言语。至4月，查脑电图为"不正常脑电图，右侧颞区有刺激病灶，提示失语性癫痫可能性大"，并告知此疾难医。

来诊时，患儿善懂人言而不能言语，消瘦神疲，面色青黄。躁扰易惊，坐立不安，但无抽搐，胃纳呆滞，间有遗尿；舌质淡红、苔白，脉弦。

诊断：失语（心神不宁，气阴不足）。

治法：镇心安神，平肝定惊，佐以益气和阴。

拟方：

郁金10克　　　茯苓10克　　　白芍15克　　　磁石15克

天竺黄8克　　　地龙8克　　　石菖蒲5克　　　甘草5克

蝉蜕3克

予服7剂，复煎。

10月21日二诊：精神好转，能发"爸"的单音。病有起色，守方加减调治，共服14剂。

11月4日三诊：近几日已能发音说话，但语言不清，性情急躁，口干纳可，大便干结，舌淡红，苔薄白，脉细。拟方：

郁金8克　　　五味子8克　　　地龙8克　　　麦冬10克

丹参10克	龙骨15克	牡蛎15克	党参15克
白芍6克	当归6克	石菖蒲6克	

续进7剂。此后病情继续好转，守方随症增减。

1984年4月四诊：发音进步渐快，能发5～6个音节。至10月，已能简单表达欲意，可对答，嘱善加启发引导，勿再受惊吓为要。1年半后随访，愈后无复发，患儿已上学半年余，智力良好，说话如常人。

按：《灵枢·忧恚无言》曰"舌者，音声之机也"，为心之苗，心气通于舌，故心之功能正常，则语言流利。心主神明，而患儿体质素虚，神气怯弱，故乍闻异声，则惊恐而神伤，以致心神不宁，惊惕不安，心气逆乱，乃见失语不言。《素问·风论》所云"心风之状……善惊吓……病甚则言不可快"，其理颇有相通之处。又肝藏血，血舍魂，而魂又随神往来。患儿骤受惊吓，心肝受伤，神魂失守，心气逆乱而致失语。故治以镇心安神、平肝定惊为主，佐以益气和阴之品。初以磁石、茯苓镇心安神，石菖蒲、郁金开窍以通心气，白芍、蝉蜕、地龙、天竺黄平肝定惊，茯苓、白芍、甘草尚有益气和阴之功。药中病机，乃见音声渐开。后改用党参、麦冬、五味子、当归以补益阴血，养心柔肝。诸药合用而令心神安宁，窍开而气通，故言语乃渐复流利。

第十二节　过敏性紫癜

【案】杨某某，男，5岁，于1989年9月15日初诊。

患儿因"臀部、双下肢出现红疹20日伴膝踝关节游走性肿痛"于9月6日住院。曾在外院间断静脉滴注青霉素，口服扑尔敏及中药等治疗无效，入院时臀部、双下肢可见淡红至暗红，颜色深浅不同，形状大小不一的斑丘疹，瘙痒明显，右膝踝关节肿痛，扪之灼手，活动不利，腹不痛，纳呆，大便烂，尿较黄，无发热、咳嗽等症状，咽稍红，心肺听诊正常。血常规：白细胞12.6×10⁹/升，中性粒细胞54.8%，淋巴细胞45.2%，血小板124×10⁹/升，血沉增高，抗"O"阳性，凝血四项及大便常规、尿分析、血小板等正常。中医诊断为紫癜，西医诊断为过敏性紫癜。予静脉滴注穿琥宁、维生素C，口服疏风清热、凉血止血中药，右膝踝关节外敷双柏散。治疗10日后，关节疼痛消失，但住院10日内，仍不断有新出皮疹。

9月15日延请黎炳南教授会诊此患儿，当时见患儿臀部、双下肢可见淡红至暗红，颜色深浅不同，形状、大小不一的斑丘疹，压之不褪色，瘙痒明显，面色萎黄，毛发黄稀，精神不振，口干欲饮，自感上腹不适，纳呆，大便溏而黏腻。询其平时胃纳不佳，嗜食肥甘之物，不喜菜蔬。察其舌红、微胖，苔黄厚腻，脉滑数。复查血常规基本正常。

辨证：此乃因素体脾虚，感受风湿热邪，损伤血络之紫癜证。

治法："急则治其标，缓则治其本"，先治以疏风清热化湿，凉血祛瘀消斑，佐以健脾益气。

拟方：

茵陈12克	川萆薢15克	茯苓15克	金银花10克
玄参10克	赤芍10克	紫草8克	牡丹皮6克
党参9克	蝉蜕6克	薏苡仁15克	生地黄10克

3剂，每日1剂，复煎。嘱其饮食清淡，禁食辛热、肥甘之物。

9月18日二诊：原有皮疹逐渐消退，未再出现新的皮疹，咽红减轻，胃纳增加，大便正常，舌苔变薄。守上方继续服2剂。

9月20日三诊：皮疹已完全消退，未见新出皮疹，精神好，无不适感，胃纳增，但仍不佳，舌略红胖，苔微黄腻，咽淡红。黎炳南教授认为患儿病邪已渐去，宜以健脾化湿为主，佐用祛风、凉血。上方去金银花、玄参，加防风6克、白术6克。3剂。

3剂服毕，未见皮疹出现，患儿胃纳佳，面色转红润，舌淡红，苔薄白。家长要求出院。嘱患儿避风寒，饮食清淡。随防1个月，未见复发。

按：本例紫癜治疗取效关键在于以下几点。

辨证准确。不拘泥于书本分型，抓住患儿脾虚且感受风湿热邪的病因病机。患儿嗜食肥甘不易消化之物，损伤脾胃，又感受风热之邪，内外合邪，影响脾胃运化失职，痰湿内生，蕴而化热，热伤血络则皮肤显露红色斑丘疹，且兼见口干欲饮、腹胀不适、大便溏而黏腻、舌红苔黄厚腻、脉滑数。"风性善行数变"，故见关节游走性疼痛、皮疹瘙痒。患儿面色萎黄，毛发黄稀，精神不振，纳呆，舌质胖，为脾虚之象。故此，本病虽处急性期，仍应诊为本虚标实之证。

善于攻补兼施。本证之根在脾，标在肺胃，为本虚标实之证。治疗以茵陈、川萆薢清热祛湿，金银花、蝉蜕清热疏风，赤芍、紫草、玄参、牡丹皮凉血活血。在攻邪的同时，不忘佐以党参、茯苓、薏苡仁益气健脾渗湿，脾胃健、正气旺，则可助祛邪。又配伍生地黄养阴，防邪热耗伤阴液。使邪去正不伤，阴阳平衡，诸症乃平。

中病即止。因小儿脏腑娇嫩，患病后易虚易实，易寒易热，故黎炳南教授主张治疗不宜攻伐太过，而应处处顾护人身正气。治疗本病时，在患儿标症渐除后，及时减用寒凉之药，改以益气健脾化湿为主，令脾旺则不受邪，病自痊愈。

第十三节　间歇高热症

【案】刘某某，女，7岁，1982年12月10日初诊。

主诉发热15日。患儿每日下午发热（体温在38～40.2℃），先见寒战，继则发热汗出，汗出后热退，无咳嗽、鼻塞等症状。前医疑为"疟疾"，但反复验血找疟原虫均为阴性，用抗疟药治疗亦无效。在广州某医院检查：肥达氏试验阴性，血培养阴性，用氯霉素做诊断性治疗亦无效。

现症见午后高热、汗出，精神疲困，面色苍黄，食少纳呆，唇色淡白；舌质淡、苔薄白，脉细数。血常规检查：血红蛋白108克/升，红细胞3.55×10^{12}/升，白细胞4.45×10^{9}/升，中性粒细胞47%，淋巴细胞52%。尿常规检查阴性，X线胸透及胸片无特殊发现，肝功能正常。乙肝病毒表面抗原阴性。

辨证：脾虚气陷，郁热内生。

治法：益气升阳，甘温除热。

拟方：补中益气汤加减。

　　黄芪30克　　党参30克　　制首乌30克　　生牡蛎30克

　　白术15克　　当归20克　　柴胡20克　　青蒿20克

　　知母10克　　升麻10克　　炙甘草8克　　大枣5枚

　　乌梅3枚

3剂。

12月13日二诊：服上药后，午后发热已减（体温37.8℃），精神转佳，胃纳增进。守上方再服3剂。

12月16日三诊：热退已2日，精神、胃纳均明显好转，仍守上方再进4剂。

12月20日四诊：体温正常，精神大振，面色红润，胃纳大增，舌质转红，脉缓和有力。病已痊愈，再予调补气血之方数剂，以善其后。

按：发热一症，病因诸多，而虚实之道，不可不辨。大热者，固属邪热燔灼者居多，但气虚发热者亦时有所见。若见发热而一概清之，鲜有不误事者。小儿稚阴稚阳之体，不堪攻伐，临证尤宜审慎。本例患儿虽高热汗出，但观其证并无实象可据，而反见一派脾虚气弱之象。故诊为中气虚陷，气虚发热。脾气损伤，则清阳不升，浊阴不降，郁而化热，熏蒸于内，故见发热汗出。宗李东垣益气升阳法，乃投党参、黄芪、白术、甘草、大枣、当归、制首乌以健脾益气，大补气血。上药用量颇重，乃恐其力小不能为功也，佐升麻、柴胡以升举阳气，投生牡蛎、乌梅以敛阴，用青蒿、知母以清解郁热。俟其元气恢复，邪热自退。若仅着眼于清热降火，则元气愈亏而阴火愈炽矣。

第十四节　邪伏膜原发热

【案】吴某某，男，13岁，1993年8月20日因发热1个月多就诊。

患儿1个月前因打球后大汗淋漓，迅即回家洗澡，因天热洗完澡后在风扇下吹风，第2日即恶寒、发热、喉咙不适，遂至医院就诊，当时诊为扁桃体炎，肌注青霉素60万单位，每日2次，并内服先锋Ⅳ及退热药物，隔日下午体温不但未退，反而升高至40.3℃，加服清热解毒、利咽止咳之中药，用银翘散合五味消毒饮加减。服药3日，发热稍退，但每日下午均有一次明显高热，体温在39℃以上，时间长短不等，遂于市某医院留医。

患儿住院后经检查，心肺正常，胸片无阳性体征，周围血常规白细胞稍偏高，其他多项实验室检查均属正常范围，治疗以先锋Ⅴ加地塞米松静脉滴注，开始两日体温即趋正常，第3日，午后体温又达40℃左右，且有恶寒、怕冷、出汗等症，2小时后体温下降至38℃，反复数日如是，疑为疟疾，故于每日发热时采血查找疟原虫，连续3日，均为阴性。改用静脉滴注先锋必，但效果仍不显。考虑为血液病，准备做骨穿检查，但其家长坚决反对，并提出请中医会诊，用中药治疗。

黎炳南教授前往诊视时，适逢患儿恶寒发热之期。期间周身发抖，体温40℃，心烦不安，持续1小时左右，寒战止，热渐退，弥后则大汗出。近日二便正常，饮食不振，察其面色无华，神疲；舌红、苔白腻，脉浮数无力。

辨证：邪伏膜原之发热证。

治法：透达膜原，化湿清热为主，佐以扶正益气。

拟方：

青蒿15克	鳖甲30克	桂枝10克	升麻10克
柴胡15克	白芍12克	党参20克	厚朴10克
草果5克	炙甘草6克	黄芩10克	防风8克

3剂。并嘱停用抗生素及激素，不要进食生冷食品，服药后可进热粥以助药效。

8月23日二诊：服药后3日中曾有一次发热，体温39℃，但无明显寒战及大汗，余症同前，继用上方，再服4剂。

8月27日三诊：近4日无发热，精神明显好转，胃纳渐佳，二便调，舌淡红，苔薄白，脉略细，病已痊愈，以异功散合生脉散加味再进3剂，以巩固疗效。

按：患儿初因大汗后伤于水湿、凉风而起病，致表邪郁而不解，应用大量清热之品（包括西药），邪反内陷。所幸患儿素质尚好，故邪始终留连半表半里之间，尚未深入于里，其症寒战发热，热退汗出，似疟非疟，实为邪伏膜原之发热证。膜原者，为胸膜与膈肌之间，位居半表半里，湿浊与温热之邪留恋于膜原，郁遏阳气，故出现外有寒战，内有烦热的憎寒壮热症状，而面色无华、神疲、脉无力，是病久正气耗伤之征。故治以透达膜原、化湿清热为主，佐以扶正益气法。草果、厚朴辛香化浊，可宣透伏于膜原之湿浊，青蒿、柴胡可疏解少阳半表半里之邪，配以桂枝、升麻、防风宣透解表，使邪有外透之机，速离膜原。黄芩苦寒，可清被郁之热，党参、白芍、鳖甲、炙甘草益气和阴，使正气恢复，以助逐邪外出。药中病机，故药进3剂症减，再进4剂而愈。

第十五节　热痹

【案】吴某某，男，5岁半，1986年12月19日因发热3日，双膝肿痛2日来诊。

患儿3日前无明显诱因而出现低热、咽痛、精神疲倦，家人认作感冒，予服银翘解毒片。次日发热增高，双膝关节肿痛，又予服红霉素片，未效。现症见：发热，双膝肿痛不能站立、行走（背负来诊），咽痛，时有腹痛，纳呆，便溏，无恶寒咳嗽。

检查：体温38.3℃，面色略红，咽红，双侧扁桃体肿大Ⅰ～Ⅱ度，心脏听诊未闻杂音，全腹轻度压痛，双膝关节肿胀、稍红，扪之略热，压之疼痛，不可屈伸；舌淡红、苔白厚腻，脉滑数。

即查血常规：白细胞17.45×10^9/升，中性粒细胞79%，淋巴细胞21%，红细胞3.3×10^{12}/升。嘱次日检查血沉、抗"O"。

辨证：热痹（风热挟湿）。

治法：清热利湿，佐以祛风通络。

拟方：

黄柏10克	苍术10克	防风10克	石膏20克
薏苡仁20克	忍冬藤25克	毛冬青25克	连翘12克
牛膝8克	苏叶8克	豹皮樟15克	甘草6克

1剂，复煎，分服。嘱饮食清淡，忌食煎炒油炸食物及虾、蟹等发物。

12月20日二诊：热退，咽痛止，无腹痛，双膝仍痛，但可站立，胃纳转佳，大便略溏。查面色无华，咽稍红，腹平软，无压痛，双膝红肿减轻，不热，可屈伸，无压痛，舌脉同前。治守前法，酌加益气之品，按上方去苏叶，加五指毛桃根30克。2剂。服法、医嘱同前。

12月22日三诊：双膝不痛，可慢走，纳可，口干喜饮，大便尚调，舌淡红，苔略厚而干，脉滑略数。查咽稍红，双膝略肿，不红不热，无压痛，屈伸自如。复查血常规：白细胞14.6×10^9/升，中性粒细胞67%，淋巴细胞33%，红细胞3.5×10^{12}/升，血红蛋白104克/升，血沉103毫米/时，抗"O"阳性。拟方：

黄柏10克	苍术10克	薏苡仁20克	毛冬青20克
忍冬藤20克	牛膝8克	防己12克	豹皮樟12克
麦冬15克	甘草6克	五指毛桃根30克	

3剂。

12月25日四诊：双膝无肿痛，行走自如，仅觉口干、纳呆，余无不适。查面色苍黄，咽不红，双膝无红肿，压之不痛，舌淡，苔白而干，脉细。守上方去毛冬青、防己、五指毛桃根，加黄芪15克、当归6克、鸡血藤20克。3剂。服药后无不适，神、色俱好转，已如常上学。守前方据症加减调治半个月后复查，血常规恢复至正常范围，血沉25毫米/时，抗"O"阴性。半年后随访，症无复发。

按：痹证为一古老病种，早在《黄帝内经》已对此撰有专论，曰："风寒湿三气杂至，合而为痹也。其风气胜者为行痹，寒气胜者为痛痹，湿气胜者为著痹也。"（《素问·痹论》）古代医家多宗此说，从"三气"着眼论治本证，而对因热成痹者，论之略少。如《景岳全书·杂证谟·风痹》曰："若欲辨其寒热，则多热者方是阳证，无热者便是阴证。然痹本是阴邪，故唯寒则多而热者少，此者不可不察。"据现代临床观察，热痹亦不少见，故当代医家对之研究、论述颇多。实则《素问·痹论》对热痹也早已论及："其热者，阳气多，阴气少，病气胜阳遭阴，故为痹热。"寒、热殊途，对热痹者，若误用温热，病反增剧。故寒、热之辨，务必准确。热痹之辨证要点，是关节红肿疼痛，扪之灼热。而发热、面红、舌红苔黄、脉滑数等，可做参考。

本案患儿以双膝红肿热痛为主，兼见发热、面红、咽红、脉数，故证属热痹无疑。其关节肿胀较甚，而红、热较轻，且便溏、腹痛、舌不红、苔白厚腻、脉滑，此为风热挟湿之象。以《成方便读》四妙丸加味为治。方用黄柏、毛冬青、忍冬藤、石膏、连翘清热而兼以通络，苍术燥湿，薏苡仁利湿清热，通利关节，防风、苏叶祛风止痛，豹皮樟性味辛温，擅于祛风止痛，牛膝活血通络，引诸药下行，调以甘草，合奏清热利湿、祛风通络之效。

二诊热退，双膝肿痛减轻，热象仍较明显。但虑其血红蛋白较低，且热退后面色无华，宜祛邪中兼护正气。故去发散之苏叶，佐用补气而性味平和之五指毛桃根，冀攻邪而不伤正。

三诊双膝略肿而无红、热、疼痛，可见热势已大减，风、湿之邪亦渐除，而口干喜饮，苔干，为热去津伤之证，故减少清热之品，而用五指毛桃根、麦冬等平补之品益气生津，以二攻一补法为治。

四诊邪去大半，而见面色苍黄、口干、舌淡、脉细，体虚之象较明显，乃以攻补兼施法治之。黄芪补气以生血、走而不守，为补气之首选，当归、鸡血藤补血而能活血通络，于虚人之痹证甚为适合。气复则血生，血旺则血气畅行而风自灭。

本证之治，依据风热挟湿这一证候特点，自始至终以四妙丸加味施治。初期抓住"热盛"这一症结，重用清热，佐以除湿、祛风、通络。虽知其血红蛋白较低，但虚象不明显，仍以攻邪为主。随着邪气渐去，正气亦伤，虚象逐渐显露，则随症情变化减少攻邪之品，增加益气、生津、补血之药。故能令邪去正安、正复邪退而获捷效。

第十六节　乳蛾高热

【案】何某某，女，4岁，1992年1月27日因发热、咽痛3日来诊。

患儿平素易患扁桃体炎，3日前，因受寒而发热，咽痛，曾服红霉素未效，服退热药热退而复发，今天中午无任何诱因而流鼻血2次，乃转诊于中医。现症发热恶寒，虽穿厚衣而战栗不止，流涕清稀，咳嗽痰少，口干，胃纳不佳，大便3日未解，小便黄短。查体温39.4℃。察其形体一般，面色红赤，手足不温，左侧鼻腔可见血痂，咽红，双侧喉核中度肿大；舌红、苔厚微黄，脉浮数。

辨证：乳蛾（外寒里热）。

治法：疏风散寒，清热通腑，佐以凉血止血。

拟方：

苏叶10克	防风10克	荆芥6克	甘草6克
毛冬青20克	狗肝菜15克	蚤休8克	射干8克
桔梗8克	侧柏叶8克	玄参8克	大黄（后下）5克
青蒿（后下）10克			

2剂，复煎，分3次温服。嘱勿吃肉类，仅进食白粥。

1月29日二诊：服上药1剂即热退、鼻衄止。现无恶寒，流涕稠白，偶咳，口干，出汗稍多，胃纳欠佳，大便先硬后溏、臭秽，日解2次。查其手足温暖，咽稍红，喉核中度肿大，舌略红，苔白略厚，脉细数。患儿风寒已解，腑气亦通，然余热未清，津液耗伤，治以清热生津为主，佐用消痰散结法。拟方：

毛冬青15克	连翘8克	桔梗8克	鸡内金8克

射干6克　　　人参叶6克　　　甘草6克　　　浙贝母12克

麦冬10克　　　五味子5克　　　生牡蛎（先煎）20克

3剂。服药后精神、胃纳佳，病无复发。

按：因乳蛾而发热，在现代小儿中极为常见。但金元以前，未见此病名记载。至金代张从正才提出"单乳蛾""双乳蛾"等病名。其曰："热气上行，结薄于喉之两旁，近外肿作，以其形似，是谓乳蛾，一为单，二为双也。"（《儒门事亲·喉舌缓急砭药不同解》）。今人对本病之急性期，多从风热论治，其未成脓者，称"风热乳蛾"。但小儿发病容易，传变迅速，证多兼夹，往往表证未罢，里热已成，或外寒而内热，或邪实而正虚，临证需审症求因，准确把握病机要点，方能一药而愈之。

本案以热证为主，在以毛冬青、狗肝菜、蚤休、射干、桔梗、甘草清热利咽为基础外，尚配合其他治法。

（1）发散风寒：病发于大寒节气，又因受寒而起，且发热3日仍恶寒战栗不止，流涕清稀，脉浮，此为风寒客于表卫之征。虽里热已燔，仍必须解除外寒之约束，故重用苏叶、防风、荆芥辛温解表，配合青蒿以鼓邪退热，使风寒除而里热有外透之机。

（2）釜底抽薪：患儿3日未解大便，腑气不通，里热上攻，必致咽喉之疾益甚。故取大黄攻下积热，佐用玄参以清热润肠。下燃断而上热可除，故患儿之能迅速退热，与此当不无关系。《保婴撮要·喉痹》在论及咽喉痰患时曰："凡此积热内蕴，二便不通者，当疏利之……外感风邪、大便闭结、烦渴痰盛者，当内疏外解。""疏利""内疏"者，即通便之法，上病下取，为古医家所重视。至于选用药物，该文虽有"切不可用峻利之药，以伤真气"之戒。但病急而重用大黄之类，中病而即止，当无损正气，反能泄热以存阴气。

（3）凉血止血：患儿壮热而鼻衄，为血热妄行之故。若无其他部位出血见症，当无大碍。方中用侧柏叶凉血止血；以玄参助其凉血；狗肝菜又称"本地羚羊"，甘凉而善治小儿高热，且能凉血，在此用之，其效益佳。

（4）消痰散结：乳蛾为喉核肿大而成。急性期多为风邪热毒搏结所致。慢性期可从痰气郁结论治，有热者兼清其热，阴虚者兼滋阴降火。患儿初期发热咽肿，选用毛冬青、蚤休，是取其清热而能祛瘀散结，所用玄参亦有散结之效。复诊时，热退，咽红减轻，但喉核仍肿大，此与其平素常患乳蛾，喉核有痰气郁结有关，故在清解余热的同时，以生牡蛎、浙贝母、射干消痰散结。若能坚持治疗，日常戒食燥热之物，其肿当能逐渐消退。

第十七节　烂乳蛾

【案】岑某某，男，7岁，因发热、咽痛6日于1996年8月29日来诊。

患儿1周前进食油炸食品，次日发热、咽痛，即到某医院治疗，诊断为急性扁桃体炎，予服阿莫西林及抗病毒口服液5日，未见显效。现仍壮热，恶寒，流涕，咽痛、进食时益甚，干咳无痰，纳呆，口渴多饮，大便稀溏，日解2～3次。体查：体温39.5℃，形体略瘦，唇红，咽喉红赤，双侧喉核红肿，左侧多个脓点；舌红、苔厚微黄，脉浮滑数。

辨证：烂乳蛾（肺胃热盛，卫气同病）。

治法：疏风清热，解毒化湿。

拟方：

　　苏叶10克　　　藿香10克　　　柴胡12克　　　甘草6克

　　金银花15克　　升麻8克　　　射干8克　　　赤芍8克

　　毛冬青30克　　桔梗8克　　　石膏（先煎）30克

　　滑石（先煎）20克　　青蒿（后下）10克

3剂，复煎，分服。嘱戒食辛热之物，热退即去青蒿。

9月1日二诊：服前药1剂即退热，近2日无发热，咽痛止，今已开始上学。现偶有轻咳，间有鼻塞，额汗略多，胃纳好转，口干喜饮，大便略溏、日解1次。查其咽稍红，双侧喉核红肿减轻，未见脓点，舌稍红，苔白略厚，脉细。治以清热除湿为主，佐以生津敛汗法。拟方：

毛冬青20克	生牡蛎（先煎）20克	大青叶12克
连翘10克	藿香10克	麦冬10克	桔梗8克
人参叶6克	五味子6克	薏苡仁15克	甘草5克

3剂。经随诊，服药后诸症悉愈。

按： 烂乳蛾以咽喉赤肿成脓为主要特征，小儿罹患此疾，常兼壮热、饮食不能下咽，且病后易合并"急性肾炎""风湿热"等病，故须准确辨证，以重剂挫其病势，迅速控制病情的发展。

《诸病源候论·喉心胸病诸候·咽喉疮候》曰："咽喉者，脾胃之候也。由脾胃热，其气上冲喉咽，所以生疮。其疮或白头，或赤根，皆由挟热所致。"巢氏虽未提出"乳蛾"之名，但其论显然指"烂乳蛾"无疑。后人多宗其说，从"脾胃热"论治本病。但小儿证多兼夹，临证尚须细察详辨，扣紧病机论治。本病案治疗特点有三。

（1）升散风热：患儿虽发热6日，但仍恶寒，此为表邪未罢之征。且兼流涕、咳嗽、脉浮，可见表卫风热仍在。治当疏风散热，使邪热有外透之机。故方中重用青蒿、柴胡、苏叶发散透邪，合其他清热药以透发风热。此外，病在高位，宗《素问·阴阳应象大论》"其高者，因而越之"之说，加升麻以升扬发散其邪，其效更佳。若但见热盛而纯清里热，则热邪壅盛内结而不易清除。

（2）重用甘寒：病因进食油炸食品而起，且病呈一派热盛之象，用银、翘一类已不足以挫其热势。故重用石膏、滑石等甘寒之品清泻肺胃之火，合射干、毛冬青、金银花、桔梗、甘草以清热利咽。患儿发热渴饮，干咳无痰，津液已有所伤，而石膏清热兼能除烦止渴，于本证甚为适合。

（3）化湿散瘀：本病案特点之一，是热而挟湿。热盛之证，大便多干结，而患儿大便稀溏，日解2～3次，且苔厚，脉滑，可见其"湿"不轻。而湿性缠绵，与热邪胶结，势难退热。患儿发热6日，迭用中、西药物而热势不解，当与此有关。方用藿香芳香化湿，滑石清热利湿，使湿热分消而去，故有助于迅速退热，凡热势盛而肉腐成脓，患处气血亦必为邪热所壅遏而不能畅通。方用毛冬青、赤芍清热凉血、活血通络，有利于去腐生新，故复诊时热退而脓点亦迅速消失。

第十八节　喉痹

【案】霍某，男性，17岁，因咽部剧烈疼痛伴烧灼感1日，于2000年10月8日来诊。

患者素患慢性乙型肝炎，发病前正服用清热解毒中药。1日前于受寒后突然出现咽部剧痛，伴烧灼感，尤以夜间明显，吞咽不能，辗转难眠，伴声嘶、鼻塞涕清（患者素有过敏性鼻炎病史），自觉发热、恶寒，无咳嗽，胃纳一般，二便尚调。否认进食辛温燥热之品。查体：体温36.9℃，咽稍充血，双侧扁桃体不大，双鼻甲充血；舌边尖微红、苔薄白，脉浮紧而细。

笔者接诊后，初辨为喉痹（风热型），以疏风清热利咽为治，拟方：

桔梗15克	金银花15克	连翘15克	射干15克
桑叶15克	菊花15克	牛蒡子12克	蝉蜕8克
甘草8克	毛冬青25克	薄荷（后下）6克	

共2剂。

10月10日二诊，患者诉上症无明显好转，仍咽痛剧烈，夜间尤甚，状若火烧，伴咽部异物感，自觉发热。考虑为风热未解，循经入里，而成热毒炽盛之证，夜间甚者，乃热盛伤阴而兼有阴热证，遂加强清热解毒、养阴活血之药，处方在上方的基础上，去薄荷、桑叶、菊花、蝉蜕，加黄芩、蒲公英各12克，玄参、生地黄、赤芍各15克，共2剂。

10月12日三诊，证情如前，仍无改善，百思不解，遂求教于黎炳南教授。

黎炳南教授仔细诊察后指出：此乃风寒闭郁之证，却治以寒凉清热之品，以寒治寒，故当不应。惑曰：咽部剧痛，与风寒何关？答曰：风寒外袭，肺卫首当其冲，咽喉为肺卫之门户，风寒外束，寒主收引，局部气血郁滞不通，不通则痛，故咽部剧痛且有异物感；郁而化热，故咽部灼热；风寒属阴，夜亦属阴，二阴相得，故症状以夜间明显；风寒外束，营卫受遏，不能温养肌表，故见恶寒、自觉发热（但实质无发热）。问曰：如何辨识其非热毒炽盛之证？答曰：咽痛之辨证，传统多从"火热"入手，实证分"风热""热毒"，虚证则因虚火上炎。但本例患者却不能以"火热"解释，其理由有二：一者，从发病的病因辨，患者素患慢性乙型肝炎，体质素弱，发病前正服用清热解毒利湿之品，且无辛温燥热病史，因此，热毒内蕴及阴虚内热的病因不明显；又现今正处深秋，风寒当令，病起于感寒，宜先察其有否风寒见症。二者，从症状体征上辨，患者虽然自觉疼痛剧烈，但咽部检查并无明显喉核红肿甚至成脓之象，细察之下仅见赤丝隐隐，属气郁化热而非火热炽盛；而患者恶寒明显，足证其风寒未罢。因此，辨证当属风寒外束、气血郁滞、兼伴郁热之喉痹证。治以辛散风寒，宣通气血，兼清郁热为法。拟方：

荆芥12克	防风12克	苏叶12克	青蒿（后下）12克
升麻12克	柴胡12克	牛蒡子15克	桔梗15克
细辛5克	甘草8克	毛冬青25克	

2剂。上药以水2碗半，煎取1碗多，温分3服。

10月14日四诊，诉药进1剂，咽痛大减，当晚即可安睡；服药2剂，局部灼热感明显减轻，无自觉发热及恶寒。后再以疏风散寒兼以利咽之品善后而告愈。

按： 本病以咽喉疼痛为主要表现，辨证一般多从火热证入手，笔者亦尝试通过各种清热途径（疏风清热法、清热解毒法、养阴清热法）清除热邪而罔效。黎炳南教授从发病的内外因、气候环境、症状体征等方面进行辨证，认为其不属火热，证属外感风寒为主。指出其病机主要为"风寒外束，局部气血郁滞不通，不通则痛"所致；同时，由于气血郁滞化热，故见局部灼热感，此"热"非热毒炽盛之邪热，而属"郁热"，故治当有别。病因明确，乃确立以"辛散风寒，宣通气血，兼清郁热"为治疗原则。方中荆芥、防风、苏叶、细辛辛散风寒，细辛并有止痛之效，令风寒散、气血通、郁热清，其咽痛自止；升麻、柴胡、青蒿轻清升散，具宣透疏泄之性，可疏通局部气机，透解郁热；桔梗、甘草、牛蒡子宣肺清热利咽；毛冬青清热通络。全方合用，共奏辛温散寒、宣通气血、清热止痛之效。药证相合，故效如桴鼓。临床上喉痹虽以热证为多，但勿忽略风寒喉痹，抓住其恶寒较甚、鼻塞涕清、咽痛明显而充血不甚、舌苔薄白、脉象浮紧的辨证要点，当不至于误治。

第十九节　天行赤眼

【案】苏某某，女，12岁半，因突发双目红赤、涩痛不适2日余，于1997年8月7日来诊。

患儿2日前游泳回家后即开始出现双目红赤，涩痒不适，畏光流泪，目眵较多，自予氯霉素眼药水外用滴眼2日，症状改善不明显，双眼红赤加重，伴目胞红肿，目眵胶结，遂来求治于黎炳南教授。

来诊时症见：低热，双目涩痛，畏光羞明，口苦，口干，心烦，大便3日未解。查体：双目胞红肿较甚，不能睁眼，白睛赤丝鲜红满布，右眼球结膜近外眦部可见斑片状出血，目眵较多、色黄、质稠胶结；舌红、苔略黄厚，脉浮弦数。

笔者时侍诊在旁，黎炳南教授问：四诊合参，辨证何如？答曰：本证发于夏秋之间，有眼部不洁接触史，临床以双眼红赤、涩痒不适为主症，属"天行赤眼"范畴。病在眼目，属肝经所主，突发双目红肿赤痛，属风热外袭所为，四诊合参，可辨为肝经风热。黎炳南教授笑曰：然，却不尽然。本病确属天行赤眼。其病多发于夏秋之间，有较强的传染性，且得病后病状相似。《素问·刺法论》曰："五疫之至，皆相染易，无问大小，病状相似。"故本病为感受疫疠之邪所致，而非一般的风热之邪，此其一；其病初起时，双目涩痒不适，畏光流泪，属阳证、热证，其中双目涩痒为辨证要点。风胜则痒，微热则痒。故虽属感受风热疫疠所致，然有热而热不盛也。然现起病已2日多，症见双目胞红肿，目珠赤痛，目眵黄稠如脓，可见现症已热毒炽盛。此因风热未解，循经入里，与内热互结，合攻于目而成，已非病初单纯之风热致病可比，此其二；其三，本病病位不仅在肝，还涉及肺、胃。本病的辨证不仅要注意"肝主眼目"，还必须注意对眼部的分部辨证。根据中医基础理论可知，目睛分部所属，黑睛属肝，称为"风轮"，白睛属肺，称为"气轮"，眼睑属脾，称为"肉轮"。《灵枢·大惑论》亦指出："精之窠为眼，骨之精为瞳子，筋之精为黑眼，血之精为络，其窠气之精为白眼，肌肉之精为约束。"可见本病白睛赤丝鲜红满布者，属肺经热盛所致；目胞红肿者，阳明胃土实热也。再看兼症：发热、口干、口苦、大便秘结等，均是肺胃热盛，阳明腑实之佐证。肺胃热毒不解，与外感风热疫疠之邪相合，火热炎上，上攻于目，故成本证。肺朝百脉，肝主藏血，阳明为气血之海，肺胃肝三经热盛，血分受热，妄行脉外，故见白睛出血。因此，本病乃因肺胃积热，复感风热疫疠之邪所致，病位涉及肺、胃、肝、血分，治疗当以清热解毒，佐以疏散风热，凉血活血为法。拟方：

桑叶15克	野菊花12克	金银花15克	蒲公英15克
赤芍15克	夏枯草15克	决明子15克	升麻10克
柴胡12克	蝉蜕6克	大黄（后下）6克	

2剂。上药以水2碗半煎至1碗，温分3服。另药渣复煎后，以面盆盛之，用以熏蒸双眼。若服药后大便得泻下，则大黄改为同煎。

8月9日二诊：热退，胞睑红肿及双目红赤明显减轻，灼热、痛感消失，目眵明显减少，质转清稀，已能睁眼，大便数次、始硬后稍溏，无腹痛，查其白睛仍赤丝隐隐，少许畏光感，右眼尚余斑片状鲜红色出血灶。

黎炳南教授诊察后指出，经内服外用清热解毒泻下之剂后，患儿目赤肿痛明显减轻，目眵减少，质地清稀，乃热毒已去大半之征。现双目稍红，少许畏光者，乃余热未清所致；白睛出血灶不消退者，瘀血也。故现今之治疗，以清解余邪、凉血活血为主，同时应减少清泻之品，防止过用苦寒反冰伏邪气。遂于上方去蒲公英、大黄、升麻、柴胡，加紫草10克、栀子12克、川红花6克。3剂。用法同前。3日后再诊，双眼红赤消失，右眼出血灶明显吸收。再按上方调理3日后，出血灶吸收而告愈。

按： 天行赤眼，又名天行赤热、天行暴赤，俗称红眼病，始见于《银海精微》。乃因外感疫疠之邪而致的急性传染性眼部疾病。临证以白睛暴发红赤，眵多黏结，涩痒交作，怕热羞明，甚或白睛溢血成点成片为特征。多双眼同时或先后发病，好发于夏秋季，有较强的传染性，常引起区域性的大流行，且得病后患者常需隔离治疗，患眼又往往因畏光羞明而影响视力，严重影响了工作、生活。西医药对本病的治疗以抗菌、抗病毒、消炎为主，多仅以外用眼药水治疗，严重者可配合口服或静脉滴注药物，每获捷效。然对于部分重症病例及出血性结膜炎恢复期，若能配合使用中药，每能加快减轻临床症状，促进瘀血吸收。

本例患儿属于天行赤眼，且症情较重，出现白睛溢血。黎炳南教授通过详细辨证，对临证中容易出现的错误予以一一指正：首先，从病性上，指出本病乃外感疫疠之邪所致，有较强的传染性，与一般之风热邪气有别，同时，又不局限于外感之说，结合临床见症，指出证属风热未解、与里热互结之热毒炽盛证。其中，对于外感疫疠与内热炽盛的鉴别，则以眼部痒感还是痛感为主，以局部红肿情况、目眵质地为辨证要点；在病位的判别上，黎炳南教授不囿于"肝开窍于目"而笼统地把本病归于肝经风热或实热，强调应密切结合眼部分部所属而辨证：白睛属肺，本病以白睛红赤为主症，故与肺热密切相关；目胞属脾，局部红肿者，与阳明实热关联，且口干、口苦、大便秘结更是肺胃实热之佐证，故本病病位涉及肺、胃、肝三脏，乃肺胃实热，兼感风热疫疠之邪所致，治疗当以清热解毒明目，兼以疏风清热，凉血活血为法。方中桑叶、野菊花入肺、肝二经，疏散风热、清肝明目；蝉蜕疏散风热，明目退翳；金银花、蒲公英入肺胃二经，清热解毒，前者并疏散风热，凉血止血；夏枯草入肝经，清肝明目；赤芍清热凉血，活血化瘀；升麻、柴胡清热解毒，并升散肺胃积热；大黄泻热通便，凉血活血。

全方最大的特点是突破了传统"热者清之"的治法，除了使用金银花、蒲公英、夏枯草、赤芍等以清热解毒外，还运用了"透热""泻热"二途以祛除热邪。其中，所谓的"透热法"是指运用轻清上行之品以透散热邪的一种治法。本病病位局限于眼目，在人体之上，《素问·阴阳应象大论》曰："其高者，因而越之。"黎炳南教授在方中重用桑叶、菊花、蝉蜕、柴胡等性味轻清之品，尤其是配用升麻，其用意不仅在于疏散风热，还欲取其上行之性，以升散郁热。同时，在选取清热解毒类药物的同时，亦慎用苦寒质重之品，以保持全方性味轻清上行，令药达病所，因势利导。"泻热法"是指通过泻下类药物以导热下行的一种治法。此亦是黎炳南教授治疗本病的特色之一。本证虽以双目红赤肿痛为主症，然黎炳南教授的目光不仅仅停留于眼目，通过详细诊察，认为证属肺胃实热，复感疫疠所致，病位涉及肺、胃、肝三脏，其中发热、口干苦、大便秘结更是肺胃实热之佐证，乃因肺与大肠相表里，肺移热于大肠，阳明腑实，火热炎上所致。大便不通，则实热难解，目赤难除，故大胆使用一味大黄，泻热通便，以荡涤胃肠积热，并引火下行，起到釜底抽薪之效。药后，患儿大便得以通下，热毒大解，但瘀血未消，故去苦寒清泻之品，以防寒凝气机，阻碍瘀血消退；另加用川红花、紫草、栀子以清解余热、活血去瘀，药证相合，病乃速愈。

第二十节　痈证

【案】朱某某，男，6岁，1992年7月9日因左腹股沟肿痛伴发热6日来诊。

患儿6日前被发现左腹股沟有一肿块，当晚起高热不退。经门诊用多种抗生素及清热解毒中药治疗，左腹股沟肿块穿溃流脓，而发热不退。高热前常有恶寒感，间有轻咳，无流涕、咽痛，胃纳欠佳，大便2日未解。

查体温39.5℃，左侧腹股沟有肿块如核桃大，皮色不红，质软，中心已穿溃，流脓稀白。察其形体消瘦，面色稍苍白，肢冷，咽稍红；舌淡红苔白、脉细数。查血常规：白细胞10.4×10^9/升，淋巴细胞68%，中性粒细胞32%。

辨证：痈证（热毒炽盛，气血虚弱）。

治法：清热解毒，扶正托毒。

拟方：

黄芪15克	当归6克	川芎5克	白芷5克
蒲公英15克	紫花地丁15克	连翘10克	金银花10克
大青叶15克	天花粉10克	桔梗10克	甘草10克

3剂，复煎，分服。嘱忌食热燥食物及鹅、鸭、虾、蟹等发物。

7月16日二诊：前方服3剂后，发热减轻，患处流脓减少，家人因故不便来诊，遂按原方自购4剂再服。现症：发热明显减轻（38.3℃以下），无恶寒，患处近2日已无流脓，精神、胃纳好转，夜间多汗，轻咳无痰，大便3日未解（平时便结难解）。查其左腹股沟肿块消失，无红肿，无流脓。面色好转，咽稍红，舌淡红，苔白，脉细。拟方：

金银花10克	连翘10克	天花粉12克	枳实10克
胖大海5克	薏苡仁10克	冬瓜仁15克	青天葵10克
滑石15克	甘草6克	五指毛桃根20克	

3剂，医嘱同前。

7月19日三诊：发热已退，时觉手心较热，轻咳有痰，胃纳尚佳，多汗，稍烦躁，大便每日一解、较硬。面色稍苍白，手心略热，舌淡，苔薄白，脉细略数。拟方：

青黛4克	海蛤粉20克	麦冬15克	沙参15克
五味子8克	胖大海8克	神曲10克	陈皮6克
鸡内金6克	甘草6克		

4剂，医嘱同前。服药后诸症悉愈，随访2个月无复发。

按：患儿腹股沟皮下出现局限性脓肿，当属痈证。痈有内、外之别，发于脏腑为内痈，发于皮下肌肉之间为外痈，多因感受毒邪、气血壅塞不通所致。《景岳全书·外科钤》曰："痈者，热壅于外，阳毒之气也，其肿高，其色赤，其痛甚，其皮薄而泽，其脓易化，其口易敛，其来速者，其愈亦速。"对痈的病因及临床特点所言甚为精确。

患儿发病时壮热、时感恶寒、便结、咽红、脉数，为热毒炽盛、表邪未解之象。《外科证治全书·痈疽证治统论》曰："痈者，壅也。邪热壅聚，气血不宣，其为证也为阳，属六腑，高肿色红，焮热疼痛，而其发也必暴，故所患浮浅而易治。初起者，审其证而消之；成脓者，因其热而逐之；毒尽者，益其所不足而敛之，此治痈之大旨也。"按此治痈大旨，成脓者理应治以清热逐邪为主。但患儿虽壮热而面不红，甚至略显苍白，痈肿穿溃而流脓稀白，舌质不红，脉虽数而细，此又为气血虚弱之征。查其血常规，白细胞总数略增而中性粒细胞比例明显下降。黎炳南教授认为，在急性化脓性感染中，若见中性粒细胞下降，可视为气虚而致抗邪能力不足之兆。综合而言，此证虚实并见，若单用清热逐邪，反损伤气血而致邪恋不去。必兼用补益气血，方能托毒外出。故拟方用蒲公英、紫花地丁、金银花、连翘、大青叶清热解毒，配黄芪、当归扶正托毒，伍以川芎、白芷、天花粉、桔梗活血排脓，合奏扶正、解毒、排脓之功。复诊时发热减轻，痈肿消退，流脓已止，面色好转，可知气血渐复而邪毒渐去，乃以性味较平和的五指毛桃根取代黄芪，继用清热解毒之剂，并佐用胖大海、冬瓜仁润肠通便。三诊热退而手心热、大便硬、脉略数，为余热未清之征，治用养阴清热之剂以善其后。

患儿病初曾用多种抗生素及清热解毒中药治疗未效，而改用扶正托毒法，竟能迅速痊愈，可见攻邪需视正气之强弱，弱者不可蛮攻，当兼扶正。正如《外科启玄·明婴孩疮疡治法不同论》所言："婴孩之辈，乃气血未克，筋骨未坚，脾胃尚脆。凡有痈疽……止宜内托内疏汤剂，缓和之药。不可用大猛峻之剂，有伤胃气。"

第二十一节　顽固性湿疹

【案】程某某，男性，14岁，因腹股沟反复出现湿疹2年、加重1个月，于1999年7月21日来诊。

患者于1997年8月腹股沟开始出现红疹，开始仅为数个，瘙痒，自行外用皮炎平等后，瘙痒暂时缓解，但皮疹不退，数小时后瘙痒复作。之后皮疹逐渐增多，遍布腹股沟，瘙痒剧烈，局部潮湿。曾在外院求治，诊为顽固性湿疹，予皮炎平、艾洛松等抗炎药物外用，配合清热解毒利湿类中药内服并外用，症状稍为缓解。但停药后又复作如初，症状每于秋冬季缓解，天气炎热，尤其夏季加重，夜间尤甚，甚则行走时亦瘙痒难忍，以手挠抓导致局部破损，无奈中以酒精等外涂亦不得缓解，严重影响睡眠、工作，痛苦莫名。

来诊时症见腹股沟处簇集细小红疹，皮肤潮湿，部分因常抓挠而有破损，瘙痒剧烈，伴精神疲倦、胃纳欠佳、大便溏烂等；舌红、苔白腻，脉滑略数。诊为湿疹（湿热下注型）。拟方：

　　　土茯苓30克　　　白鲜皮15克　　　苦参15克　　　黄柏15克

　　　地肤子15克　　　茯苓20克　　　甘草8克

3剂，每日1剂，温分3次服。另嘱予舒乐宁洗剂（本院制剂，为黄柏、徐长卿、地肤子、苦参等的中药煎剂）外搽患部。

7月24日二诊，自诉服上药后症状稍为减轻，外搽药后瘙痒亦暂得缓解，但片刻复作。察脉证如前，遂于上方加茵陈30克、车前草15克以加强清热利湿之力，嘱继服1周，外用药如前。

7月31日三诊，症状仍如旧。笔者颇感棘手，遂嘱转诊于黎炳南教授。

黎炳南教授仔细察看患者后指出，病症为湿疹，确属湿热为患。然湿者属阴，热者属阳，阴阳殊途，病之属性当权衡阴阳偏胜而定。本患者面色泛黄而不红，口干而不欲多饮，舌虽红但苔白厚腻，边有齿印，均示湿浊困阻，脾运失健，虽有热而热不甚也；湿者重浊趋下，性潮湿，而火热炎上，性干燥，现病在下部，局部无明显红肿灼热，而潮湿较甚者，因于湿也；瘙痒者，《黄帝内经》云"微热则痒，热胜则肉腐成脓"，可见本证有热而尚微；病于夏季加重、夜间尤甚者，非因于热，乃因于湿也，因长夏湿邪当令，夜间属阴，二阴相得，故然；且寒热易除，唯湿邪黏腻难祛，本病缠绵多时，经屡用清利之品而罔效者，可知其病不在热，而在于湿。因此，本病证虽为湿热致病，然于湿热二邪之中，以湿邪为主，故治当以治湿为主。

治湿者，有清热利湿及芳香化湿二途。前者重于清热，治湿之力不强，故前用清热利湿法治本病，症状虽可暂缓，但湿邪随祛随生，病情缠绵难愈。若湿重热轻者，治宜分湿、热二邪而祛之，其中，治湿者当首推芳化之品。黎炳南教授认为，湿邪属阴，当用阳药。《金匮要略·痰饮病》亦提出："病痰饮者，当以温药和之。"所谓"温药"即是"阳药"，是指通过健脾化痰，或温肺化饮等具有温热性质的药品以起到消除痰饮的目的。水湿与痰饮同属一源，故治湿邪亦非阳药不可化之。正所谓：阴处积水，与其导而利之，莫若一轮旭日之蒸化来得迅速而彻底。再者，寒凉清利之品容易凝滞气机，于湿邪之祛除亦为不利。宗于此旨，本病的治疗应以芳香化湿为主，佐以清利之品，令湿、热分途而去。由于本病病位局限，故主要用外治即可。前用舒乐宁洗剂外搽，此仅重于清利，而疏于芳化，且外涂药物后，局部皮肤更为潮湿，不利于病情康复。今之治疗，可继用舒乐宁外涂，另以艾条点燃后，熏灸患部，热感以患者能忍受为度，每次15～20分钟，直至外涂药物处干燥为宜。此举一者取艾叶温经通阳化湿之效，二者可促进外用中药的吸收，使其与艾叶相配，令湿、热二邪分途而去，同时可保持局部干燥，有利于病情康复。遂遵嘱执行。结果患者当晚瘙痒明显减轻，可安睡，治疗1周后，局部皮肤由潮红转黯晦、干燥，皮疹明显减少，瘙痒感消失。再如法调治10日后，皮疹、痒感消失而告愈。随访近3年，未再复发。

按：顽固性湿疹，属于免疫性疾病的一种，乃因致敏原进入机体后，抗原抗体产生免疫反应而致的皮肤病变。现代医学多采用抗炎、抗过敏等治疗，疗效颇捷，然亦有部分反复难愈的病例，转而寻求中医药的治疗。本例患者病情反复发作2年，经前医用中、西药治疗而罔效。黎炳南教授仔细诊察病情，从大处着笔，把握总体病机属湿热致病，同时又不泥于"湿热属阳热证，治宜清热利湿"之成俗，提出湿邪属阴，热邪属阳，病之属性当权衡阴阳偏胜而定。阴阳殊途，治有所别。通过详辨患者的症状、体征、病位，结合发病过程、治疗经过及结果，以及病情与气候的关系等情况，指出"湿为主邪"此一病机关键，从而明确了病之总体属性为属阴而非属阳；接着，进一步提出"治湿者当用温药"此一治疗关键，辨证明确，有是证即可用是药，故虽在暑月及辨为"湿热下注"的患者身上，亦大胆采用艾灸疗法。同时，亦不拘于"顽疾"之名，指出"病位局限，仅用外治即可"。治疗没有使用庞杂的药物，而仅在外搽中药的基础上加用艾灸，既取其温经通阳化湿之效，又促进清热利湿中药的吸收，令湿、热二邪分消而去，病自可愈。同时，艾灸一法，仿效自然界"旭日之蒸化"作用，令局部保持干燥，亦是病愈之关键。其用药、治法看似简单，而深意存焉。老中医精湛的辨证思想、灵活的治疗方法，值得后学深思。

第二十二节　小儿抽动症

【案】邓某某，男，8岁，1993年6月15日因反复出现面部肌肉抽动、阵发眨眼4个月来诊。

患儿4个月前无明显诱因而偶见面肌抽动、眨眼，家长初不为意，后发作渐频，老师诉其上课不专心、常扮鬼脸，且经多次教育无效。家长乃携其到医院神经科检查治疗，诊断为小儿抽动症。予服西药，略见好转，减量则复发如故。且服药后出现头晕、上肢震颤而影响学习，乃停药而转求中医治疗。

就诊时患儿不时出现摇头、耸肩、眨眼，经提醒亦不能自止。询其胃纳欠佳，间有喉间痰鸣，夜眠不安，学习容易疲乏，此外无何不适。察其精神倦怠，面色苍黄；舌淡、苔白厚腻，脉弦滑。

辨证：土虚木亢之搐症（小儿抽动症）。

治法：平肝息风，健脾化痰，佐以宁心安神。

拟方：

钩藤15克	白芍15克	全蝎4克	石菖蒲10克
龙骨20克	珍珠母20克	陈皮5克	五味子5克
甘草5克	制胆南星10克	酸枣仁10克	
五指毛桃根20克			

7剂，复煎。嘱忌食寒凉生冷之物，学习时间不宜过长，勿久看电视，保持充足睡眠。家长勿过多指责患儿，尽量使其保持宽松、愉悦的心态。

6月22日二诊，不自主的抽动明显减少，睡眠亦较安稳，精神好转，舌淡，苔白略厚，脉弦滑。乃守前法，按上方去全蝎，加僵蚕10克。7剂。

6月29日三诊，除偶有不自主眨眼外，已无摇头、耸肩、痰鸣，眠纳均可，精神亦佳，舌淡，苔白，脉弦细。拟方：

党参15克	白芍15克	法半夏10克	茯苓10克
蝉蜕10克	天麻10克	珍珠母20克	远志5克
陈皮5克	五味子5克	甘草5克	

7剂。

7月6日四诊，已无眨眼等不自主抽动，余亦无不适。乃守前方再服14剂。

7月20日五诊，患儿无何不适，精神、胃纳佳，察其面有华色，精神活泼，舌淡红，苔薄白，脉略细。拟方：

党参12克	白芍12克	菟丝子12克	女贞子12克
法半夏10克	茯苓10克	山萸肉10克	生牡蛎15克
白术5克	陈皮5克	五味子5克	炙甘草5克

14剂，复煎，隔日服1剂。

1个月后病情稳定，乃停药。随访8个月无复发。

按：小儿抽动症又称抽动-秽语综合征，是小儿精神行为异常性慢性疾病，以局部肌群爆发性不自主的快速、短暂、不规则抽动、反复发作以及部分患儿伴无意义的单调怪声或秽亵言语为临床特征。本病确切病因尚不清楚，多认为与遗传因素、产伤、窒息、感染、精神心理因素有关。中医多按"搐症"论治。其病机要点重在肝风内动，亦与脾虚生痰、心神不宁以及肝肾阴虚导致虚风内动有关。

本案例患儿初诊时一派风痰内动见症，故重用钩藤、白芍、全蝎、龙骨、珍珠母以平肝息风，配五指毛桃根、石菖蒲、制胆南星、陈皮、甘草以健脾化痰，佐用酸枣仁、五味子养心安神。此法以治标为主，兼以健脾扶正。药中病所，其病乃初见转机。经此方加减调治4周后，患儿抽动止，标症已除，乃转以治本为主。7月20日方用陈夏六君子汤健脾以绝生痰之源，配用山萸肉、白芍、菟丝子、女贞子、五味子、生牡蛎滋养肝肾，敛阴潜阳，以防肝风内动。药中病机，故此痼疾能得以根治。

第二十三节　顽固性咳嗽

【案】患者Michael，男，50岁，澳大利亚人。以"反复咳嗽2个多月，夜间尤甚"于2019年1月30日来诊。

患者于2018年11月劳累后开始出现咳嗽，有痰难咯，无发热恶寒等症状。遂于墨尔本当地医院就诊，医生诊以"气道感染"而给予抗生素治疗5天（用药不详），效果不明显。由于患者工作强度很大，为了能坚持工作，遂先后在医生指引下改用了六种抗生素治疗，取效均不佳，百般无奈之际，经人介绍到墨尔本上池医馆找黎凯燕医生治疗。来诊时症见面色苍白，体形略胖，口气秽臭，说话时咳嗽不断，痰多难咯，据患者描述夜间咳嗽更甚，导致夜睡不宁。伴鼻塞胀痛，纳可，二便调；舌红、苔厚腻，脉浮紧滑数。

诊断：顽固性咳嗽（风寒入络，痰热互结，肺卫不足）。

治疗原则：散寒通络，清热化痰，以针灸鼓舞卫气。

治疗方法：中药以黎氏哮喘Ⅰ号方加减。

桂枝15克	杏仁15克	苏子15克	葶苈子15克
陈皮12克	半夏15克	茯苓20克	甘草8克
黄芩15克	毛冬青30克	丹参20克	百部15克
僵蚕15克			

7剂，日1剂，分3次温服。（因西方人不喜煎药，临床多用中药颗粒剂。以上药量为颗粒剂量折合之饮片量。）

刮痧：取背部督脉、膀胱经，尤其在风池、大椎、定喘、风门、肺俞等穴位重点刮拭。

针灸治疗：关元、气海、足三里，用补法；中脘、膻中、天枢、丰隆、中府、尺泽、列缺，用泻法；同时平补平泻印堂、四白、迎香。

2月7日二诊，自诉治疗24小时后，症状大减，咳嗽已去八成，48小时后咳嗽消失，因而未再来针灸。现无咳，睡眠甚佳，但工作压力大，自觉稍疲倦，余无所苦。遂在上方基础上去苏子、葶苈子、百部、僵蚕，加柴胡15克、白芍15克、白术12克、厚朴15克收功。追访2周，未见复发。

按：本证患者始因风寒袭肺，肺失宣降，发为咳嗽。治疗期间由于过度劳累，加之长时间大量使用抗生素（抗生素从中医角度看属于苦寒清热之品，多用久用容易损伤肺脾之气），导致邪盛气衰，病情迁延不愈。肺气受损，风寒入络，夜为阴，两阴相得，故咳嗽夜甚。脾胃受损，痰湿内生，久郁化热，痰热交煎，故痰多难咯，口气臭秽，舌红苔厚腻，脉浮紧滑数。

此证以风寒在肺络，痰热储肺为特征，兼有卫气不足，故先以刮痧治疗督脉与膀胱经，鼓舞卫阳。其中风池、大椎、定喘、风门祛风定喘止咳，肺俞为肺脏的背俞穴，可鼓舞卫气，补肺气之不足。同时针刺关元、气海、足三里以调补正气，中脘、丰隆健脾化痰，膻中清肃肺气，中府、尺泽清肺化痰止咳，四白、迎香、印堂开窍通鼻，以兼顾鼻渊的兼证。治疗后患者顿觉鼻窍通畅，呼吸平顺，在此基础上遂以黎氏哮喘Ⅰ号方加减。由于澳洲禁止使用麻黄，故以桂枝代麻黄宣肺祛风通络，杏仁、苏子、葶苈子化痰泄肺，二陈汤燥湿化痰，黄芩、毛冬青清热活血，丹参行气活血，百部、僵蚕搜风通络止咳。全方共奏散寒通络，清热化痰之效，加上以针刺调补正气，针药并施，各达其所，故效如桴鼓，一天病去大半，二日即瘥。

第二十四节　克隆氏病（痛泻证）

【案】患者Melissa，女，38岁，澳大利亚人。于2010年7月28日首诊。

患者两年前无明显诱因而突然出现腹部疼痛，恶心呕吐，大便稀溏，日解十余次，体重急剧减轻10余斤，最低时体重仅44千克（身高约155厘米），伴皮肤干燥，口干索饮。经当地大医院住院检查，确诊为"克隆氏病（Crohn's Disease）"，遂予激素及免疫抑制剂治疗，稍有好转，但停药后反复，如是者反复多次，曾因腹痛腹泻急剧而多次急诊就医，一年内住院6次，患者百般无奈下欲试寻中医治疗，经人介绍到墨尔本上池医馆找黎凯燕医生求治。来诊时症见面容憔悴，情绪紧张焦虑，皮肤干燥无华。自诉脐周及上腹部疼痛，无恶呕，肠鸣，大便日解5～6次，水样，夹黏液及不消化食物，无特殊异味，泻后痛减。口干口渴，睡眠不安。月经量少，2天即净。查体脐周及上脘压痛，有反跳痛，肠鸣音亢进。舌干红、苔白略厚，舌体裂纹深如刀切；脉细弦紧，以关部为甚。

诊断：肝脾不和，胃阴不足。

治疗原则：柔肝和脾，养阴生津。

针灸治疗：针刺关元、气海、足三里、三阴交，补法；同时针刺合谷、太冲、天枢、中脘，泻法；平补平泻印堂、内关、章门、膻中。配合远红外线灯照射腹部20分钟。

方药：痛泻要方加减。

防风12克	白术10克	白芍12克	陈皮10克
柴胡12克	枳壳5克	麦门冬15克	党参15克

　　乌梅12克　　　　延胡索15克　　　龙骨20克　　　葛根15克

　　甘草6克

　　7剂，日1剂，分3次温服。（以上药量为颗粒剂量折合之饮片量）

　　一周后二诊，患者诉腹痛明显减轻，大便日解2～3次，成形，黏液减少，口干减轻，睡眠佳，精神好转。再按照上述方法调理8周后患者诸症改善，胃纳佳，体重增加2千克。之后继以疏肝理脾，益气养阴之法断续调理。追踪8年未有复发，期间曾有2次腹痛腹泻，续用上方后疼痛与腹泻均有好转，无需使用激素与抗免疫药物。中医药治疗期间，不再需要急诊或住院治疗，体重回升至52千克。

　　按：克隆氏病是一种免疫相关性的炎症性肠道病，由于病因不明，西医尚未有确实有效的治疗手段，短暂的激素治疗能暂时缓解症状，但常常复发，部分患者最终选择手术切除病灶，严重影响工作和生活。中医学虽没有克隆氏病之说，但根据患者的临床特征，急性期可归为"痛泻证"，缓解期则可按"虚劳"论治。本症患者腹痛腹泻，泻则痛减，同时伴有肠鸣及情志焦虑紧张，脉细弦紧，属于木旺乘土，肝脾不和之证。同时久泻气阴受伤，脾气不足不能升发津液上荣于口，故口干渴。阴液亏竭，进而阴血不足，不能濡养肌肤，故皮肤干燥，经量稀少。治当柔肝和脾，养阴生津。

　　针灸治疗中，关元为小肠募穴，可以调和胃肠功能，气海补益元气，与足三里一并为强身健体，补益脾胃的要穴，使"脾旺而不受邪"。同时三阴交为肝、脾、肾三经的交会穴，可以同时调补三脏的功能，并养阴生津。合谷、太冲合用取"开四关"之意，可打通人体气机，疏肝解郁。同时配合大肠募穴天枢、胃之募穴中脘、脾之募穴章门，可进一步调整肠胃功能。印堂、内关、膻中镇静安神、降逆止呕。远红外线灯用以温脾活血，加强针灸的功效。

　　中药治疗以痛泻要方合四逆散与生脉散加减。其中防风、白术疏风健脾；白芍柔肝止痛；乌梅酸收涩肠，同时与白芍、甘草一并"酸甘化阴"，生津止渴；

四逆散疏肝理气；加陈皮化湿理气；生脉散养阴生津，加葛根升阳止渴；再加延胡索加强活血止痛之功。全方疏肝理脾，行气活血止痛。同时益气养阴，生津止渴。方证切合，故效如桴鼓。

现代医学研究表明精神情志对免疫系统有明显的影响，同时又有"胃肠是人体的第二个大脑"之说，说明胃肠功能的紊乱，或者免疫性的疾病，与精神情志的因素密切相关，这也进一步印证了中医"肝脾不和"理论的科学性。针灸配合中药治疗对于这种免疫性胃肠疾病有独到的优势，值得进一步发扬与推广。

随着社会的不断发展，疾病谱亦有所演变，由从前的感染性疾病为主逐渐变成免疫相关性疾病的增加，西医学对此类疾病尚未找出良好对策，这也为现代中医提供了机遇。只要我们坚守中医理论的精髓，虽有错综复杂的证候出现，也能通过条分缕析、审症求因，把握其病机，用中医的辩证思维为现代疑难病症的治疗闯出新的出路。

第二十五节　儿童抑郁症

【案】患儿Abbey，女，10岁，澳大利亚人。因精神抑郁1月余，胸口闷堵1周于2018年9月17日来诊。

患儿母亲代诉1个月前患儿无明显诱因出现情绪低落，抑郁易哭，刚开始时还勉强能够上学，近一周来患儿诉胸口闷堵，呼吸不畅，拒绝上学，在家躲在房间里，时时哭泣。其母带她到西医院检查，包括验血，心电图等，均未发现异常。遂转介到心理医师治疗2次，未见明显改善，医生建议使用抗抑郁药物治疗，其母因担心药物依赖和副作用，拒绝使用，遂求治于黎凯燕医生。

来诊时患儿精神萎靡，形体消瘦，情绪低落，反应迟钝，自诉胸口如有物堵，呼吸不顺，伴有恶心，无呕吐，胃纳欠佳，大便偏硬，自觉疲累，但入睡困难，易醒多梦。查体发现乳房开始发育，其母亲代诉近几月患儿发育迅速，曾诉乳房胀痛。舌边尖红、苔薄白，脉弦细数。

诊断：肝气郁结，冲任失调。

治法：疏肝解郁，宁心安神，调理冲任。

针灸治疗：由于患儿拒绝用针，故改用气罐拔罐心俞、肝俞、膻中、关元。指压内关、印堂2分钟。

拟方：

柴胡9克	白芍10克	当归6克	白术6克
茯苓12克	薄荷6克	甘草6克	香附9克
厚朴9克	合欢皮9克	酸枣仁12克	牡丹皮10克

7剂，每日一剂，分2次服。原方使用浓缩颗粒剂，以上用量均为换算后的饮片用量。

穴位按压及拔罐治疗后，患儿即时诉心情放松许多，并频频嗳气，气出后顿觉胸中闷堵舒缓。

9月24日二诊，服中药一周后，精神情绪大有改善，活泼开朗，已会说笑，并于3天前恢复上学。守上方继进2周。经随访，其母代诉患儿稳定好转，期间有几天忘记吃药，但病情没有反复，精神睡眠好，胃纳佳，情绪开朗。因假期外出，患儿不能继续治疗，遂予逍遥散一瓶备用，嘱病情反复时按说明服用。随访半年，未见复发。

按：随着社会的发展，儿童抑郁症的发生日益增多，发病年龄有年轻化的趋势。据不完全统计，目前中国约有20%的少年儿童出现不同程度的抑郁症状，其中4%为临床抑郁，即需要接受临床治疗的重症抑郁。父母、学校老师常忽视了孩子的抑郁表现，误认为是性格不良而忽视治疗，导致延误病情。

中医古籍鲜有提及儿童抑郁症，但在儿童生长发育的论述中有提到"肝常有余"的特点。肝喜条达而恶抑郁，儿童生长迅速，尤其在青春期，其发育速度远远超过其他的时期。当"有余"的肝气不能很好的条达，就容易出现抑郁之证。同时《素问·上古天真论篇第一》曰，"女子七岁，肾气盛，齿更发长。二七而天癸至，任脉通，太冲脉盛，月事以时下，故有子。"本例女性患儿10岁，正值"一七"与"二七"之间，肾气已盛，天癸初至，太冲脉盛而地道未通。冲脉起于气冲穴，伴随足阳明胃经，挟脐旁上行，到胸中布散。若冲脉气盛而地道不通，患者易患胸中满闷、乳房胀痛之证。肝郁化火，扰乱心神，则情绪不宁，入睡困难，多梦。肝气犯胃，胃气上溢，故恶心欲呕。舌边尖红，脉弦细数均为木郁化火之证。治法以疏肝清火、宁心安神，兼以调理冲任为要。其中拔罐治疗膀胱经的心俞，肝俞穴，取"阴病阳治"之意，疏肝宁心；同时取膻中穴，因气会膻中，治之可疏散胸中之气，并能降逆止呕；关元穴调理冲任，内关穴主治胸闷并降逆止呕，《针灸甲乙经》曰"心悲，内关穴主之"。配用印堂则可宁心安神。

方药则以逍遥散为基础，其中柴胡疏肝理气为君，与合欢皮一起宽胸解郁宁心；白芍柔肝，配合当归可补养肝血；厚朴行气降气，解除胸中异物感；白术、茯苓健脾利湿，取"见肝之病，当先实脾"之意；薄荷行散胸中之郁气，香附理气调理冲任；酸枣仁安神助眠，牡丹皮清热凉血。全方共奏疏肝清热宁心、调冲任之效。药切病机，故立竿见影，患儿于短期内获得良好的疗效。

本病治疗的关键在于抓住发病的本脏及其与五脏的关联。精神情绪疾病虽属"心"病，但病机牵涉肝、心、脾、胃等脏腑。治疗须谨守五脏五行的关系，通过调理各脏的平衡以达到速效长效的目的；同时抓住儿童生长发育时期的特征，通过调理冲任来调节青春期引起的精神抑郁证候，故能效如桴鼓。

第二十六节 时行感冒高热

【病案】李某某，男，6岁7个月。因高热2天于2018年12月3日来诊。

患儿2天前突发高热（热峰41.1℃），经服退热药热暂退而复炽，伴流清涕、喷嚏、口腔疼痛、口臭、干呕、纳呆、溺黄、大便2天未解。其时广州流感流行，询其学校亦有多人高热而不能上学。查体温38.9℃，口腔左颊黏膜溃疡，咽红，舌红，苔白厚，脉浮数。

辨证：时行感冒（卫气同病，湿热蔓延三焦）。

治法：清热利湿，透解风热。

拟方：

> 石膏（先煎）15克　　滑石（先煎）15克　　水牛角（先煎）15克
>
> 金银花10克　　板蓝根15克　　大青叶10克　　毛冬青15克
>
> 柴胡12克　　苏叶7克　　藿香10克
>
> 连翘10克　　桔梗10克　　甘草5克　　青蒿（后下）10克

3剂，每日1剂，复煎，分3次服。（若高热持续不退，可2天内服完3剂药。嘱饮食以白粥、面条、青菜为主，热退前不食肉类。）

12月6日二诊：服上药2剂即热退，现仅轻咳无痰、鼻塞流涕、出汗不多、纳便调、查口腔溃疡消失、咽稍红、苔略厚、脉浮。肺部听诊未闻啰音。患者热势已去，湿邪亦消，余邪未罢，乃拟疏风宣肺清咽法以善其后。

按：三石汤是清代吴鞠通《温病条辨》的名方，用治暑温蔓延三焦、邪在气分、身热汗出不解之证。其特点是清热利湿力强，通治邪热湿浊弥漫三焦之证。

本案患儿以壮热为主症，伴流涕、口疮、干呕、尿黄、咽红、舌红苔厚、脉浮数，一派邪热湿浊蔓延三焦之象。黎世明老师指出，虽时在冬季，病非暑温，但有是病即可用是法，故投"三石"以清利其三焦之湿热。邪热炽盛之时，"三石"质重性寒，善清热坠火以遏制上炎之火势，此为其所长。因药房缺寒水石，以水牛角代之，其除有清热解毒之功外，尚有凉血定惊之效，可防小儿高热惊厥发生。三石汤原治邪在气分、身热汗出不解。而本案患儿身热无汗，且伴流涕喷嚏、口疮、咽红、脉浮数，显然为卫气同病。故加青蒿、苏叶、柴胡以解表邪，以金银花、连翘、板蓝根、大青叶、毛冬青、桔梗以加强清热解毒利咽，投藿香以解表化湿、和中止呕。诸药合用，卫气同治，使邪热湿浊从三焦分消而去，故能奏速效。

（本节作者为香港中医博士叶宝林）

第五章 世家验方

第一节　黛麦养肺止咳汤

【组成】青黛5克、海蛤粉30克、党参20克、麦冬15克、五味子10克、细辛3克、炙甘草6克。此为成人量，小儿用量酌减。

【功效】益气生津，清咽止咳。

【主治】气阴虚咳嗽（外感后咳嗽、慢性咽喉炎、气管炎等）。

【用法】水3碗煎取1碗，药渣重煎1次，共分2～3次服。每日1剂。

【方解】本方为黛蛤散合生脉散加味而成。生脉散方载《内外伤辨惑论》，有生津养阴之效，对热病后期气津两伤者每可广泛应用。黛蛤散方载《卫生鸿宝》，有清咽除热、化痰去烦之功。方中人参味甘、微苦，性温，能补益元气，固脱生津，李杲称其能补肺中之气，肺气旺则四脏之气皆旺，肺主诸气故也。党参功效相近，而药性平和，故以之易人参。麦冬气味甘凉，能养阴润肺，清心除烦，是治阴虚咳嗽的要药。五味子味酸性温，可敛肺生津，治咳逆上气，《本草求原》指其为治诸种咳嗽之要药。以上3味，一补、一清、一敛，相辅相成，功效益彰。青黛性味咸寒，有清热、凉血、解毒之能。海蛤粉为性寒之品，得之则火自降，痰结自清，善治热痰、老痰、顽痰。细辛，气味辛温，功在搜剔阴络之邪，祛风止喉痒，增强镇咳之效。咳久者邪据阴络，深潜难除，投之每获捷效。炙甘草益气化痰，调和诸药，尚可合五味子以酸甘化阴。各药合奏益气养阴、清咽除痰、祛风止咳之功。

【加减运用】痰多而稀白、纳呆苔白者，加白术、陈皮、法半夏；咽红、扁桃体增大者，加射干、板蓝根、金银花；其中兼便结者，再加胖大海；素有喘咳

（哮喘、哮喘性支气管炎）、气逆痰多者，加麻黄、苏子、葶苈子；若见阵发痉咳，状若百日咳者，加百部、马兜铃；时有低热者，加青蒿、鳖甲；自汗、盗汗明显者，可加黄芪、防风；咽痒甚者，加僵蚕、胆南星，细辛用量酌加；血虚心悸、舌淡脉细者，酌加当归、熟地黄、丹参。

【方歌】黛麦养肺止咳汤，气阴虚咳效著彰；参味蛤粉细辛草，生津益气又清咽。

【案】霍某某，男，25岁，1991年6月5日初诊。

反复咳嗽半年。年初因感冒发热后，一直咳嗽不愈，喉咙发痒，有痰难咯，夜晚较甚，常因频频咳嗽而致整夜辗转难眠；曾拍胸片，显示双肺清晰。在这期间，进服清热解毒、止咳化痰、活血化瘀等中药及多种抗生素，均未能收到满意效果。就诊时大便干结，两日一行，咽稍红，咽后壁滤泡增生，双肺听诊未闻干湿性啰音；舌薄白，脉细数。诊为咳嗽，属气阴虚型，拟用养肺清咽止咳法。拟方：

海蛤粉30克	青黛5克	党参20克	麦冬15克
五味子6克	细辛3克	炙甘草6克	胖大海10克
射干10克	毛冬青15克		

上方连服4剂，咳嗽顿减，喉咙异物感消失，大便通畅，继服上方6剂痊愈。

按：久咳不愈，常见于素体虚弱，或外感病后，此多因气阴不足、正虚邪恋故也。小儿阴阳稚弱之体，尤易罹患。其症见气短神疲，面色苍白，久咳不止，甚或呛咳频频，痰难排出，纳呆多汗，舌淡或嫩红，脉细无力。施治之要，在于扶正祛邪。长期咳嗽者，咽部常见充血，但多呈暗红，与外感风热有所不同。若误投苦寒，愈服清凉，则其咳愈甚。本方以清养肺胃为本，令气津得复；配合清解余热，搜风剔邪，以理其标，寓有攻补兼施、标本同治之意，正复邪祛，咳嗽自愈，服后每见显效。

第二节　小儿止咳平喘汤

【组成】麻黄5克、杏仁6克、苏子6克、葶苈子5克、海蛤粉15克、蚤休6克、毛冬青15克、五味子6克、白术5克、甘草5克。以上为2～3岁小儿用量，余酌情加减。

【功效】宣肺平喘，清热化痰，扶正祛邪。

【主治】小儿喘息性支气管炎（痉挛性支气管炎）。

【用法】清水1碗半，煎取半碗，药渣重煎1次，共分2～3次服。每日1剂。

【方解】麻黄味辛性温，功能发表散寒，为定喘要药。本病发病时常见气喘汗多，不必因此而忌用麻黄。汗多者，乃肺气失宣、表卫不固之过。方中配用五味子、白术，可防过汗。五味子敛肺治咳止汗，白术健脾护正固表，寓散中有收、攻中有补之意。且麻黄宣肺定喘功著，随着喘息渐平，其汗自可渐止。或谓麻黄会加快心率，故对气喘心悸者疑而不敢用之。实际上，在复方中以麻黄配伍其他宣肺平喘、化痰通络之品，令其气顺血和，则其喘自平、心悸自息。杏仁、苏子、葶苈子、海蛤粉、甘草能降气化痰，可助止咳平喘。其中葶苈子擅于泻肺消痰，对痰声辘辘、肺部听诊有湿啰音者，其效尤佳。毛冬青、蚤休略苦而性寒，其清肺之功不亚黄芩，兼能化痰止咳，祛瘀通脉，于本证甚为适合。

【加减运用】唇周发绀、舌质黯晦者，加丹参8克、当归4克；咳频痰多者，加僵蚕6克、法半夏6克；面赤、舌红、苔黄者，去白术，加连翘8克；其中兼发热者，再加青蒿6克；多汗者，加龙骨15克；面色苍白、手足不温者，去蚤休加当归4克、细辛2克。

【方歌】小儿止咳平喘汤，苏葶北杏共麻黄；蛤粉蚕休毛冬青，五味白术甘草尝。

【案】郑某某，女，2岁，1991年11月20日初诊。

患儿反复咳嗽半个月，加重2日，伴气喘。曾屡用中、西药物治疗未效。现咳嗽气促，夜间为甚，痰鸣辘辘，流涕清稀，多汗，查面色苍白，咽稍红；舌淡红、苔白略厚，脉细数。双肺听诊闻喘鸣音及痰鸣音。证属小儿喘咳（喘息性支气管炎），乃外感风寒、痰郁化热、卫气不固所致。治以散寒平喘，清热化痰，益气固表。拟方：

麻黄5克	杏仁6克	苏子6克	毛冬青15克
连翘8克	海蛤粉15克	五味子6克	白术5克
法半夏8克	桔梗6克	僵蚕6克	细辛2克
甘草6克			

上方连服3剂，喘止，咳嗽大减，痰少，肺部啰音消失。继以上方加减调服3剂而愈。

按：小儿喘息性支气管炎，过去认为是婴幼儿一种特殊类型的支气管炎，以咳嗽气喘、肺部出现哮鸣音为主要临床表现，病因为患儿对感染过敏而致支气管痉挛，故又称痉挛性支气管炎。现认为其与变态反应关系密切，是支气管哮喘的初期阶段，或可诊断为疑似支气管哮喘。本病以3岁以下发病者居多，其中虽不乏消瘦体弱者，而平素虚胖多痰者，尤为多见。其病每因受寒饮冷而起，又常挟痰化热，临证多有虚实互见、寒热错杂之象。气闭喘促之时，脉络为之瘀滞不畅。活血通络之品，宜早投用，势所必然，不可待唇绀舌暗方用之。本方之特点，在于散寒之中，兼以清热；攻邪之时，不忘护正；降气宣肺，与活血通络并举；发散外邪，与敛肺固表同施。随证加减运用得宜，每有卓效。

第三节　哮喘Ⅰ号基本方

【组成】麻黄、细辛、苏子、葶苈子、鹅管石、五指毛桃根、毛冬青、当归、五味子、炙甘草等。

【功效】化痰平喘，散寒清肺，扶正祛邪。

【主治】用于小儿哮喘发作期寒哮型、寒热夹杂型及虚实夹杂型。

【用法】清水1碗半，煎取半碗，药渣重煎1次，共分2～3次服。每日1剂。

【方解】方中用麻黄、细辛宣肺散邪以平喘止咳；葶苈子、鹅管石、苏子、炙甘草降气除痰；然纯用辛温发散，恐伤肺气，故配用五味子以敛肺气；当归养血活血并助平喘；又伍毛冬青既清肺热，又兼以化痰、活血。哮喘发作期，治肺攻邪实为当务之急。然攻邪虽为大法，却非唯一治法，攻邪之中辅以扶正，亦常为必不可少之法。又因小儿肺脏娇嫩，脾常不足，易为外邪所侵，加之哮喘顽症，反复发作时往往虚实互见，因此配伍五指毛桃根补肺以固表、健脾以除痰。诸药相合，共奏化痰平喘、散寒清肺、扶正祛邪之功。

【加减运用】参见"世家秘传"。

第四节 哮喘Ⅱ号基本方

【组成】熟地黄、当归、党参、白术、茯苓、陈皮、法半夏、鹅管石、五味子、炙甘草等。

【功效】补肺健脾，温肾化痰。

【主治】用于哮喘缓解期。

【用法】清水1碗半，煎取半碗，药渣重煎1次，共分2～3次服。每日1剂。

【方解】本方由金水六君煎化裁而成。方中以四君理脾，培土生金，以杜生痰之源。当归补血活血，熟地黄滋肾养阴，二者合用，养血滋肾，使精血充沛，填补下焦不足。当归尚可平上逆之肺气。鹅管石性甘温，温肾阳，除顽痰；五味子微酸，温肾敛肺，尤其适用于久咳哮喘肺气耗散者。二者相合，助归、地温肾纳气，促进金水相生。方中陈皮、法半夏、鹅管石温化痰浊，以求祛邪务尽，乃补虚不忘攻邪之义。诸药相合，共奏补肺健脾、温肾化痰之功。三脏同治，使下焦精血充沛，中焦脾胃健运，上焦肺气宣通，气血调和，气机通畅，其喘自不易复发。

【加减运用】参见"世家秘传"。

第五节　百马汤

【组成】百部10克、马兜铃3克、炙甘草6克、大枣4枚。

【功效】降气止咳，补益脾肺。

【主治】百日咳。

【用法】水煎服，日一剂。

【方解】方中百部、马兜铃擅于降气止咳，对于痉咳连连之症颇有捷效。而证多起于体虚，久咳必伤肺气，若专于攻邪则重伤其气，此病势缠绵之因也，故对体虚者，能否恰如其分地运用攻补兼施之法，是速愈本病之关键。本方用大枣、炙甘草即示扶正之意，惟马兜铃性寒而味甚苦，婴儿服之易吐，当以轻剂取效（3～4克），配用大枣、炙甘草可调其味。体若虚寒者，更助以温补之品，则量虽小而可获事半功倍之效。

【加减运用】本方为治百日咳的基础方。若外感风邪、痰热束肺，证见发热、流涕、咳嗽阵作，夜间尤甚、痰黄、舌质略红、苔薄白、脉滑数，以百马汤选加麻黄、防风、前胡、桔梗、大青叶、连翘等；若痰浊互结、肺络受阻，症见痉咳连连，面赤发憋、涕泪俱出、痰黏难咯，咳甚呕吐粘痰或伴食物，可予百马汤选加苏子、葶苈子、鹅管石、沙参、地龙；偏热者再加毛冬青、蚤休；若肺阴不足，正虚邪恋，病久阴伤，余热留恋，证见低热不退，或五心烦热，咳嗽痰少、盗汗、口干、咽红，百马汤加青黛、海蛤粉、沙参、麦冬、五味子、花粉；若中运不健、肺脾两虚，素体虚弱，或病久正伤，证见面色萎黄、咳嗽无力、纳呆便溏、自汗盗汗，百马汤加党参、白术、陈皮、法夏、鹅管石、五味子。

【案】邝某，男，3岁半，1979年11月26日初诊。

患儿咳嗽3个多月，加剧月余，呈阵发性咳嗽，每晚10余次、痰多、时现气促，曾用多种西药未效。舌淡、苔薄白、脉细数；双肺音稍粗，未闻啰音。血象：白细胞9 700／立方毫米，淋巴细胞65％，中性粒细胞29％，嗜伊红细胞6％。证属脾虚痰盛、肺络受阻。

拟方：

麻黄4克	党参15克	沙参15克	鹅管石15克
白术10克	百部10克	茯苓10克	苏子6克
炙甘草6克	葶苈子6克	马兜铃3克	大枣4枚

共服7剂、咳嗽大减，偶尔晚间阵咳1～2次。以百合汤合六君子汤续进4剂，咳愈。

第六节　固肾缩泉汤

【组成】补骨脂6克、党参7克、麦冬7克、益智仁7克、五味子4克、龙骨（先煎）15克、桂枝4克、白芍8克、炙甘草4克。以上为3～5岁小儿用量，其余酌情加减。

【功效】温补脾肾、固涩小便。

【主治】脾肾阳虚之尿频、遗尿证。

【用法】清水2碗，煎取半碗，药渣重煎1次，共分2～3次服。每日1剂。

【方解】补骨脂补肾壮阳，党参、炙甘草益土生金，益智仁、五味子补肾而涩尿，龙骨收敛固涩，桂枝温经散寒、宣通气血，白芍、麦冬敛阴和营，可防补骨脂、桂枝温燥之弊。全方合奏温补脾肾、固涩小便之功。本方补敛并行，阴阳兼顾，温而不燥，对于小儿阴阳稚弱之体，甚为适合。

【加减运用】肾虚寒甚者，症见小便清长、面色苍白、怯寒肢冷、舌淡脉弱者，去桂枝，加熟附子、肉桂以加强温补肾阳之功。肾阳肾阴两虚者，其症面白而兼见颧红、怯寒肢冷而手足心热、口干便秘、舌苔少或剥苔、脉细无力，可加菟丝子、熟地、黄柏以补阴津、降虚火。肺脾气虚而肾虚不甚者，症见面色无华、少气懒言、时自汗出、纳呆便溏、舌淡红、脉细，可加五指毛桃根、黄芪以培土生金。夜遗次数多者，加桑螵蛸、金樱子补肾涩尿。

【案】叶某某，男，2岁5个月，因尿频6个月于1987年3月12日来诊。

患儿半年前因发热用青霉素静脉滴注4日，并多次口服退热药，热退后出现频频排尿，每日可达数十次，每次量少，甚至仅有数滴，无尿痛，夜间尿床约

2次。口干喜饮，多汗，胃纳欠佳，大便稀溏，臭味不甚，察其面色苍白，形体消瘦，四末不温；舌淡，脉弱。查尿常规无异常。

辨证：尿频（下元虚冷）。

治法：温补肾阳，固涩小便。

方药：以自拟固肾缩泉汤加减。

补骨脂7克	益智仁7克	桂枝6克	党参10克
白芍10克	茯苓10克	五味子5克	炙甘草5克
牡蛎（先煎）15克		龙骨（先煎）15克	

4剂，复煎，分服。

3月16日二诊：小便次数减半，出汗亦减少，胃纳好转，手足仍冷，舌淡，脉弱。守上方去桂枝、白芍、茯苓，加肉桂3克（焗服），熟附子、当归各6克，熟地黄20克。4剂。

3月20日三诊：小便恢复正常，每日约10次。尿床亦减少，夜间偶见1次。出汗不多，胃纳佳，大便调，手足微温，舌淡红。按上方去熟附子、肉桂，加女贞子、菟丝子各10克，继进4剂，以巩固疗效。2个月后随访，病无复发。

按：尿频有虚、实二证。实证者多因湿热下注。《诸病源候论·小儿杂病诸候·小便数候》指出："小便数者，膀胱与肾俱有客热乘之故也。肾与膀胱为表里，俱主水，肾气下通于阴，此二经既受客热，则水行涩，故小便不快而起数也。"其辨证要点，必有小便赤涩疼痛，婴儿不能诉说病情，但小便时啼叫哭闹者多为尿痛所致。兼见面红、口干、舌红、苔黄、脉数等症。其证多按"热淋"论治。

尿频之虚证者，多因肾虚不固，膀胱失约所致。如《素问·脉要精微论》所言："小泉不止者，是膀胱不藏也。"此外，与脾肺气虚亦有关系。辨证之要，为尿频数而无尿痛，多兼面白、肢冷、便溏、舌淡胖、脉细弱等脾肾阳虚见症。治以温补脾肾、固涩小便为主，故可与遗尿症同用固肾缩泉汤治疗。

　　本案患儿小便频数无度而无尿痛，兼见下元虚冷见症，故拟方用补骨脂温肾壮阳，龙骨、牡蛎收敛固涩，投益智仁、五味子补肾兼固涩小便，伍党参、茯苓健脾渗湿，以助后天生化之源，更以桂枝温经散寒，宣通气血，佐用白芍、炙甘草敛阴和营，全方标本兼治，合奏温补肾阳、固涩小便之功。复诊时尿频明显减轻，但面色苍白，手足仍冷，舌淡脉弱，可见下元虚冷未愈，故加熟附子、肉桂温阳益火，以消阴翳；再加当归、熟地黄补养阴血，既有阴中求阳之意，又可以熟附子、肉桂之温燥，此为温润之法。故服药后患儿尿频愈，自汗止，手足复温，舌亦转红。其阳气恢复，则附、桂等大热扶阳之品不宜久用，以免矫枉过正。三诊乃去此二药，易以女贞子、菟丝子滋养补肾，以善其后。

第六章 世家医话

第一节　黎炳南谈养生

今年（2010年）为庚寅年，是我经历的第9个虎年。虽已度96个春秋，尚能耳聪目明，独立行走，寝食皆安。若问有何秘诀，我书房悬挂的一副自题对联，是为要诀："手劳脚动身应健，目远胸宽心自安。"此对联其实是参悟《黄帝内经》养生法后有感而发。我的养生之道，源于成书于2 000多年前的此中医经典著作。其开卷第一篇《素问·上古天真论》曰："虚邪贼风，避之有时，恬淡虚无，真气从之，精神内守，病安从

黎炳南96岁时留影

来，是以志闲而少欲，心安而不惧，形劳而不倦，气从以顺……乐其俗，高下不相慕……故合于道。所以能年皆度百岁而动作不衰者，以其德全不危也。"此段话，精辟而深刻地概括了养生的四大要素。

一、保养形体

保养形体，是养生的基础。

首先是强调运动。《荀子·天论》道："养备而动时，则天不能病……养略而动罕，则天不能使之全。"故养生有方且适时运动则不病，养生无方又少有运动，那么老天也不能保全他的健康。现代人由于经常坐办公室，腿脚运动较少，胸部经常受伏案的压力，常致气血不能调顺、脏腑功能失调。所以我很重视手脚、胸部运动。年轻时经常抽空散步、登山，或自编一些体操动作进行锻炼。我喜爱种花、浇水、修剪、换泥等都是我的乐事。年纪大了，我会每日上下举拐杖200下。

黎炳南自书对联

即使今年96岁了，仍坚持每日由子女陪同在校园散步2次，每次约40分钟。但形体的锻炼，必须量力而行。过犹不及，过度的运动反而耗气伤筋。必须"形劳而不倦"，方能"气从以顺"。

其次，尚须调理饮食。我遵循《素问·脏器法时论》提出的"五谷为养，五果为助，五畜为益，五菜为充，气味合而服之，以补精益气"的饮食基本准则。对于饮食的质，以"清淡"为原则。除了煎炸及寒凉、冰冻之物，我从不挑吃，鱼、肉、蛋、奶以及蔬菜、水果，什么都可以吃。葡萄酒也适量喝一点。这样才能保证营养的全面、均衡。当然，最好是"不时不食"，要食用当令的农产品，少吃反季节的蔬果，特别要注意避免进食那些用药物（如激素、瘦肉精、化肥等）催熟、催大的动植物产品。至于饮食的量，宜"食饮有节"，以吃不过饱、饿不过饥为原则。餐后不觉过饱，至下一餐前略有饥饿感，此为最佳状态。广东人嗜好喝茶，对此我亦略有讲究。年轻时阳气较盛，常饮绿茶以清热生津；中年喜饮青茶（铁观音），取其气香清润；老年则多饮黑茶（普洱茶），用以温润养胃，兼有风热时，加菊花以疏风清热。

二、颐养精神

颐养精神，是养生的根本。

能做到"志闲而少欲，心安而不惧"，就能精神清爽怡悦，意念淡雅平和。我主张清心寡欲、知足常乐，从不刻意追逐名利，因而不会因孜孜攀求而殚精竭虑，亦不因所愿不遂而沮丧懊恼，更不会面对权势而惊悚恐惧。如孔子所言，"君子坦荡荡"。我拥有的只是内心的宁静与自在，因而能专注地在学海里遨游和治病救人中享受无穷的乐趣。工作之余，我喜欢寄情于山水花木之间，暇时常以种植花木为乐。20世纪60年代在家中制作一些盆景以自娱，有友人羡之，曾戏言欲高价收购。我亦笑言：君子莫夺人所爱也。现年逾90高龄，已不能远足旅行，唯在家中30多平方米的小花园内栽种数十盆花木和盆景，尤钟爱一大型盆景，内有高山、瀑布、亭台、草木以及小桥下悠然游动的金鱼，每日"相看两不厌"，恍如身临名胜山水之间，自有陶渊明所谓"悠然见南山"般的写意。

人生不如意事十常八九，困难、挫折在所难免，若能把眼光放远一点，胸怀放宽一点，看问题全面一点，任何不如意事就都能泰然处之。数十年来，我亦遇到不少不如意、不公平之事，我都看得开、不计较，不耿耿于怀，个人力所不逮之事，唯随遇而安而已。我所题写的"目远胸宽心自安"，就是强调心态平和，超然物外，不以物喜，不以己悲，修养身心，求和求善，此为延年益寿之道。一些不良心态，如心胸狭隘、暴躁易怒、贪婪、妒忌、恐惧、焦虑、抑郁等，均有损健康，甚至引发多种疾病而令人难以尽享天年。而目远胸宽、豁达乐观，则是化解种种不良心态的有力武器。

炳南硯兄正屬

甲申仲夏上浣錄舊作以應

承朱敬修書於贊生醫廬

芸窗憶昔共研醫 瓻詩如君信可兒 莞水早驚春滿
座惠垣今見口鍋 碎青囊有藥皆仙 草金匱無方不
紫芝愧我父書猶 未讀十年應悔篝 燈遲

此予六年前贈茶君詩也去冬甲午五律一章云

松菊凌寒微我思 黎烏南

嫋嫋閒庭詩蒲室 靜中余翁杳杳壁 乾坤滿藥籃何時 再相訪烟雨話相 聞

黎炳南与广东省名老中医朱敬修诗画往来

三、人际和谐

人际关系和谐，亦是身心健康的重要标志。

《黄帝内经》所言"乐其俗，高下不相慕"，是指乐于接受社会上的习惯风俗，地位不论高低都不互相倾慕，人人能和谐相处，这对身心健康非常有利。我的性格很随和，对上不卑躬，对下不倨傲，对朋友谦恭以待。我待友的宗旨是"君子相交淡如水"，或以医道会友，或以书画会友。吾父黎德三平生喜好吟诗、作画，其画作《芦芽溪水荻花秋》被《惠州志·艺文卷》收录。我受父亲影响，少时即好学诗画，早年画作《风雨同归》保存至今，乃敝帚自珍也。内子严瑞罗，乃开明乡绅家庭出身，亦好诗文，彼此吟咏并合订印有《南山绮琴诗词抄》，其乐融融。原广州中医学院教务长朱敬修是吾校友和挚友，其早年在东莞行医时曾赠我诗云：芸窗忆昔共研医，孤诣如君信可儿；莞水早惊春满座，惠垣今见口镌碑。青囊有药皆仙草，金匮无方不紫芝；愧我父书犹未读，十年应悔篝灯迟。

我亦曾赠一画予朱君，内题有"春江水暖鸭先知"句。岂料"文化大革命"时，朱君虽已仙逝，仍难逃被抄家厄运。此画被造反派搜出张贴于广州中医学院内，曰封资修毒草。后我未被牵连，算是万幸。

惠州著名画家李长天亦是我的书画好友，其挥笔为我作了一幅《杏林春满》国画，惠州名士黄亦良亦有书法作品《何处飘来橘井香》相赠。虽是斯人已逝，但故人60多年前的书画仍时常带给我美好的回忆。

四、防治未病

防治未病，是保护身体免受病魔侵袭的重要手段。

《黄帝内经》所云："虚邪贼风，避之有时，恬淡虚无，真气从之，精神内守，病安从来？"就是要求避开不正常的气候和有害的致病因素的侵害，并保持安闲清净的心态，使真气顺从，精和神守持于内，疾病就无由发生。防患于未然，这比发病后再去治疗更高明，故曰"圣人不治已病治未病"。人要顺应四时阴阳变化，适时感受寒冷和暑热，不要经常处于温室或空调房中，方能增强自身的调节能力和

旅美华人雕塑家吴信坤（黎炳南女婿）所作黎炳南铜像

抗御"虚邪贼风"的功能。当然，天气骤变之时，及时增减衣服，对于规避邪气也是非常必要的。

现代人工作紧张，精神压力大，加上环境及食物污染，很易出现亚健康状态。此状态似病非病，就是阴阳气血失调的开始。对此，我常用药膳调理之。数十年来，我经常以药汤佐膳。选用的药材，首先要因时、因地制宜。广州地处岭南，春天湿气较重，常用扁豆、薏苡仁、眉豆以健脾化湿；夏日暑热熏蒸、津液易伤，可用鲜荷叶、绿豆、冬瓜以消暑生津；秋季气燥，选用沙参、玉竹、雪耳或酌加西洋参以滋阴润燥；冬令阴寒伤气，多用黄芪、山药、五指毛桃根以补气固表。以上药材均可配适量陈皮，加入猪骨或瘦肉一起煲汤。此外，药膳尚须因人制宜，就是要结合个人身体具体情况，调整所用药材。若燥热便秘时，可用生地黄、玄参、石斛煲猪骨；风火齿痛、咽痛，用芫荽、豆腐煲大鱼头（鱼头须先煎至微黄）；阴血不足、心悸失眠，以桂圆、百合配灵芝煲猪排骨；神疲体倦、抵抗力下降，用冬虫草（或虫草花）、瑶柱煲乌鸡；咽干偶咳，选用南杏、白果、无花果、罗汉果、陈皮煲猪扇骨（肩胛骨）；腰膝酸软、肢冷，则用杜仲、巴戟天、熟地黄煲猪脊骨或猪尾骨；大便溏泄臭轻或尿频夜尿，以山药、芡实、莲子、益智仁煲猪腰；气滞腹胀、纳呆，可用谷芽、麦芽、陈皮煲腊鸭肫及鲜鸭肫（各1个）；脾虚足肿，则用黄芪、茯苓煲鸡爪或瘦肉；头痛眩晕，可以川芎、白芷、天麻煲大鱼头（鱼头先煎至微黄）。根据天时和人身状态的改变，时时通过饮食药膳加以调适，常可保持精神饱满、气血旺盛，从而避免疾病的发生。

上述养生的四大要素中，最重要的是保养形体和颐养精神。其中又以颐养精神为根本。当下很多人过于专注运动与饮食，这仅得养生之道的皮毛。其实更重要的是内心怡悦、安宁与自在，故古人有"太上养神，其次养形"之说，"形神双养"，才是全面的养生之道。人的生命是最宝贵的。只要根据自身的条件探索适合自己的养生方法，那么，延年益寿应是人人都可期待的。

第二节　谈谈小儿饮食摄生法

一、婴幼儿护养法

儿童时期，特别是婴幼儿阶段，是人生发育最迅速的阶段。但因其脏腑娇嫩、阴阳稚弱，且卫外未固、饮食不能自调，也是人生最易发病的"多事之秋"。黎炳南教授素怀"如护风烛，心常凛凛；若惜掌珠，意惟拳拳"（《万氏秘传片玉心书》）之心，认为对婴幼儿必须悉心护养，是防病、治病过程中的重要环节。不但为父母者要注意，为医者亦有责任授其正确的调护方法。古代医家对小儿护养法多有精辟之论，结合现代的条件，要注重以下几个问题。

1. 衣着

初生小儿肌肤娇嫩，贴身所穿最好用柔软的旧衣裤。因新衣多质硬，仍残留部分化学染料，对小儿皮肤不利。若用化纤衣料，可致瘙痒、瘾疹等皮肤疾患。很多父母认为：小儿从母腹暖处而来，不耐外界之寒，故多以厚衣衿被裹之。其实这是错误的做法。小儿衣着应以适度保暖为宜，但不可过暖。隋代巢元方曾言："小儿初生，肌肤未实，宜旧絮护其背，不可太暖。"保暖过度，令其汗湿衣衫，或冬卧电热毯之上，皆可致阴液耗伤。在发热期间，甚至可变生高热惊厥等症。

如何着装，才能保持小儿衣着暖而不过？明代王大纶总结为："一要背暖，二要肚暖，三要足暖，四要头凉，五要心胸凉。"（《婴童类萃·调理五法》）他认为：背部有肺俞二穴，若伤风受寒，使皮肤毛窍闭塞，易变生咳嗽、喘促、呕哕、吐逆、胸满、恶寒、高热等症，故宜保持背暖；肚为胃之所居，胃为水谷之海，若受凉则传化不利，食入之物不能腐化，易出现肠鸣腹痛、呕吐、泄泻等，故宜保持肚暖；足阳明胃经绕足而过，足影响着整个胃经经络，常言道：寒从下起，故宜保持足暖；而头部"乃六阳之会，诸阳之所凑"及"髓之海"，过热则"髓溢汗出，或颅囟肿起，或颅囟开解，或头疮目疾"，故宜保持头凉；"心属丙火，若外受客热，内接心火，则内外俱热"，轻者可出现口干舌燥，重者可引起惊叫抽搐，故宜保持心胸凉。王氏之说，颇值深思。正常情况下，小儿衣服比成人多一件薄外套或背心即可。活动时或进食时衣服酌减，静坐当风时宜加衣，多汗者勤换衣服或背部垫以毛巾，咳喘者重在护其背，泄泻者重在护其肚，凡此种种，可举一反三。

2. 饮食

古人言"忍三分饥，吃七分饱"，可谓至理名言。对于乳儿，乳母宜饮食清淡，少吃辛辣肥腻、炙煿厚味之物，亦不可贪凉饮冷，且宜调情志、节六欲。"否则，阴阳偏胜，气血沸腾，乳汁败坏，必生诸症"（《幼幼集成·初生护持》）。乳食宜定时，初生婴儿可2～3小时哺乳1次，3个月后则可延长至4小时1次。常见一些妇人但见婴儿啼哭，不管其为何啼哭，即予哺乳。岂知婴儿啼哭有因过热，有因寒冷，有因口渴，有因尿布湿，有因蚊叮肤痒，甚至抱恙不适等等，哺乳过多，毫无规律，反致饮食积滞，损伤脾胃。脾为后天之本，脾胃伤则百病由生。

要使小儿脾胃健，饮食宜清淡，不宜过食肥厚甜腻、辛辣香燥之物，不宜以煎炸之快餐代替主食，不宜多饮碳酸饮料及冰冻饮料，亦不可过饱，食得八分饱，使之下一餐前有饥饿感，此为饮食得宜的标志。部分家长在孩子病后，立即予食补品及高蛋白食物，希冀尽快补充由于疾病、节食所损失的营养。殊不知"多食则遗，食肉则复"，其结果往往使疾病死灰复燃，或引起呕吐、泄泻、伤食积滞等，徒生烦恼。

3. 服药

广东常有家长认为婴儿初生，内蕴胎毒，用清热解毒药泻其胎毒，可防其日后生疮、发热；亦有家长以为小儿经常发热是由于热气太重，故擅自给小儿频服"凉茶"；还有些家长则希望借人参、黄芪之类的补药能增强小儿体质。这些都是错误的观点。小儿乃稚阴稚阳之体，易虚易实。易虚，指正气易虚；易实，指邪气易实。常用寒凉药物，损伤小儿正气，邪必凑之，可使疾病接踵而至。常服人参、黄芪等补药，则阳气偏亢，易发热，甚至有性早熟之虞。故其服药越多，疾病越多，此应引以为戒。有是病则用是药，无病则不可轻服药，体弱者日常服药调理，亦必符合辨证论治的原则。

4. 住行

巢氏曾言：小儿"宜数见风日，则血气刚强，肌肉致密。若藏于重帏密室，或厚衣过暖，则筋骨软脆，不任风寒，多易致病"（巢元方《诸病源候论·小儿杂病诸候·凡二十九论》），确得小儿调护之精髓。婴儿满月后就宜多出来晒太阳，稍大则应多到户外活动，劳其筋骨，益其心智。夏天要让小儿感受一下炎热，不要整天置于空调环境中。酷热之时开空调，使室内温度比室外低3～5℃即可。冬天要让小儿感受寒冷，不要经常处于温室中，使其适应四时阴阳变化，方能健康成长。万勿使其养尊处优，四体不勤，使小儿变成只可观赏、不耐风雨的"温室花草"，此非爱儿，实则害儿。

二、常见病的食疗

中医向来重视食疗，早在《素问·藏气法时论》就提出"毒药攻邪，五谷为养，五果为助，五畜为益，五菜为充，气味合而服之，以补精益气"。在许多医著中，如《备急千金要方》、《太平圣惠方》等，专设有"食治"门，可见中医对食疗的重视。黎炳南教授从事临床多年，对食疗亦颇有心得。他认为药食同源，治病非独靠药物，食物亦具有四性五味，可辅助治疗疾病。

1. 感冒

若因淋雨、受凉等原因触冒风寒，出现发热恶寒、全身酸痛、喷嚏、鼻塞流涕者，可予生姜数片、红糖适量、葱白3～4根，煎水热饮，可祛风寒。饮后予喝热粥、温覆取其微汗出，效果更佳。

若因感受风热，出现发热、微恶风寒、咽痛、流涕者，可以鲜芫荽15克、粉葛50克、芦根10～15克（新鲜者尤佳，用量25克）、竹蔗或甘蔗50克煎水频服。鼻塞、流涕明显者，可加鲜薄荷10～15克。

发热期间，尽量戒食鱼、肉、蛋、奶等高蛋白食物。可适量食用白粥、面条、蔬菜，年幼未能戒奶者，乳母亦只宜进食清淡食物，奶粉喂养者，则奶粉减量。小儿发热时，脾胃功能必有减弱，若为"保证营养"而如常进食高蛋白食物，易致饮食停积而化湿化热，反致发热缠绵难退或退而复发。

2. 咳嗽

若感受风寒，出现咳痰稀白有泡、咽痒、鼻塞、流清涕、舌淡苔薄白者，以鲜柑皮10～15克、无花果1个、南杏6～10克、生姜2片与瘦肉50克煲汤饮服。

若感受风热，咳嗽痰黄，流涕黄浊，或伴咽痛，舌红，苔黄者，可以白果5～8粒、罗汉果1/4个、南杏仁6～10粒与瘦肉煲汤饮服。罗汉果又名"拉汗果""假苦瓜"，为葫芦科植物罗汉果的果实，产于我国南方，性味甘凉，具"清热润肺，滑肠通便"（《广西中药志·果实、种子、孢子类药材》）的功效，故亦可用于燥咳。

若秋季感受燥邪，干咳无痰，声音嘶哑，口渴咽干或咽痛者，可用雪耳10克、无花果1个、川贝母3～5克，与猪肺100克煲汤饮服。此亦适用于风热咳嗽无痰者。

若咳久不愈，面色青白，自汗或盗汗，精神疲倦，舌淡，苔薄白者，可以白果6～8粒、生姜数片、鲜柑皮1块与鲜胎盘1/3具共煎，饮服汤汁。

若阴虚肺燥，出现形体消瘦，干咳无痰，或痰黏稠难咯，痰中带血，伴声嘶、潮热、盗汗、舌红、苔少、脉细数者，可予白果6～8粒、沙参12克、南杏仁10克，加猪肺100克，煲汤饮服，有润肺止咳化痰之功。

3. 哮喘

哮喘发作期若因感受寒邪，症见咳嗽喘促，喉间痰鸣哮吼，痰稀白、多泡，形寒肢冷，流清涕，舌淡红，苔白腻者，可予白果5～8粒、生姜2～3片、鲜柑皮1块煎水饮服。

若哮喘发作期，症见气喘咳嗽、痰鸣哮吼、痰色黄稠、咽红、便秘、舌红、苔黄腻，辨证为热性哮喘者，可以罗汉果1/4个、无花果1个、白果5～8粒、鲜柑皮1块与猪肺100克煲汤饮服。

哮喘缓解期肺脾气虚，面色苍白少华，喉间有痰，倦怠乏力，自汗，食少，易感冒，脉无力者，可以鹌鹑半只，加五指毛桃根15克、山药10～15克、鲜柑皮1块煲汤，饮汁吃肉。鹌鹑性甘平，《本草求原·禽部》言其可"补土续气，调肺利水湿，治腹大如鼓，泻痢，疳积"。便溏、肢冷者加芡实10～15克、干姜少许共煲，分多次服用。

若脾肾阳虚，症见面色苍白、畏寒肢冷、气短乏力、纳呆便溏、舌淡脉弱者，可予蛤蚧10～15克、五指毛桃根15克、陈皮2克、瘦猪肉适量煲汤，饮汤食肉，有健脾、补肾、纳气功效。年长儿阳虚甚者，用小公鸡1只，加当归6克、熟地黄15克、白酒20毫升文火熬汤，饮汤食肉后每见面色转红、手足复暖。

若肺肾两虚，症见颧红潮热，动则心悸气促，口渴咽干，自汗盗汗，遗尿或夜尿多，舌嫩红，苔少或剥苔，脉细无力者，可予新鲜胎盘1/2具，洗净后，加南杏仁10克、玉竹12克、生姜少许，煲汤饮服。阴虚有热者，加荸荠3个或红萝卜40克。

4. 便秘

现代城市中，许多小儿未曾吃过母乳，自小以奶粉喂养，且常服钙剂，大便往往燥结、难解，数日一行，有些甚至出现肛裂。由于害怕疼痛而不敢大便，更加重便秘。对此类婴幼儿，可取胖大海（大者）4～6枚，以开水150毫升泡15分钟，再加新鲜蜂蜜少许饮服。每日吃适量大蕉亦可。

较大小儿由于过食燥热之物或常吃高蛋白食物、但又不愿吃青菜、水果而引起大便难解者，应纠正其不良饮食习惯，宜让其多饮水，进食含粗纤维的食物，如青菜、红薯等。另可以决明子8～10克、沙参、生地各10～15克瘦猪肉80克煲汤饮服。

5. 泄泻

小儿"脾常不足"，因饮食不节、饮食不洁、感受外邪等都可引起腹泻。

若因饮食不节，内有积滞，泻下大便酸臭，腹胀腹痛，伴嗳酸腐气或呕吐，舌苔厚腻者，可予鸡内金2个、薏苡仁10克、鲜柑皮少许、粳米30克，熬稀粥作正餐服。

若因感受湿热之邪，腹泻水样或蛋花样，伴发热、烦渴、尿黄、舌红、苔黄腻者，可予粉葛50克，赤小豆、薏苡仁各10克，鲜柑皮少许，粳米30克煮稀粥，少量分次进食。

若脾虚久泻不止，大便不臭，面色萎黄，食少倦怠，舌淡苔不厚者，可取粳米30克与薏苡仁15克共略炒，加腊鸭肫（或鲜品）1个、山药10～15克、芡实

10～15克共煮粥，分次进食。

6. 水肿

阳水初起尿黄、少，甚至无尿，皮肤浮肿，按之凹陷即起者，可用冬瓜60～120克、赤小豆10～15克、薏苡仁10～20克，共煎水当茶饮。或可将鲤鱼、冬瓜共煲，去渣取汤服。此期宜禁吃酱油、咸菜、榨菜等含盐多的食物，少吃肉食。

阴水全身浮肿，呈凹陷难起，舌淡胖，苔白滑，脉沉细或沉迟无力者，可予鲫鱼1条，合黄花菜干10～15克共煮（不放盐），饮汤。《本草备要·鳞介鱼虫部》曰："鲫鱼甘温，诸鱼属火，独鲫属土，土能制水，故有和胃、实肠、行水之功。"黄花菜又名金针菜，《云南中药资源名录·被子植物门·单子叶植物纲》载其性味甘凉，具"养血平肝，凉血，利水消肿。治头晕、耳鸣、水肿、尿路感染、小便不利、淋浊、带下、黄疸、衄䘐血、便血、崩漏、乳痈"。

对上述阴水亦可将老鸭半只，黄芪10～15克，茯苓15克，黑豆、白扁豆各15克共煎（不放盐），饮汤食肉。鸭肉性甘、咸、微寒。《本草纲目·禽部》第四十七卷谓："鸭肉补虚除客热，利脏腑及水道，疗小儿惊痫，解丹毒，止热痢。"配合甘温之黄芪补气利水，可制其寒而取其利水道之用。

7. 遗尿

小儿超过3～5岁仍出现睡中小便自遗，醒后方觉者，称为遗尿，多由于肾气不足、下焦虚冷或肺脾气虚所致，可用猪腰（猪肾）1个，切开洗净，加益智仁10～15克、芡实10克、胡桃肉10～15克、姜少许，煮汤，空腹饮汤食肉。同时，忌食冷冻食物，睡前不可饮太多水。《本草备要·禽兽部》言："猪脬，治遗尿疝气，用作引经。"猪脬即猪膀胱，为方便购买，此处以猪腰代猪膀胱，效亦相同。

8. 汗证

小儿自汗盗汗多因气阴不足而致。可用泥鳅150克，洗净，煎至微黄，加入黄芪8克（或五指毛桃根15克）、浮小麦10克、玉竹8克、陈皮适量，煲汤饮用。平时尽量少用抗生素及感冒药（因其多含退热成分），不可滥饮凉茶及进食寒凉生冷之物。

9. 夜啼

夜啼多见于婴幼儿，常由于脏寒、心热、惊恐所致。可将蝉蜕去翅、足，焙干研末，每次1.5～2克，冲服或加入稀粥中，早晚各1次。早在明代薛己《保婴撮要·夜啼》即有"安神散"以"蝉蜕四十九枚，只用后半段，截去前半段并去足翅，上为末，分四服，用钩藤汤调下"。若以蝉蜕4克、钩藤6克、白芍6克、猪瘦肉适量煲汤饮服，其效更佳。无论虚实均可用。心热烦躁者，可予灯心草1～2扎、淡竹叶6克、百合10克（鲜者15～20克）煎水服，每有良效。

第三节　哮喘治法之活用

支气管哮喘，为国际上公认的"难治性疾病"，前贤早有"此为宿疾，不可除也"之叹，而顽固性哮喘，治之尤难。曾治一病情极顽固之哮喘患者陈某某，女性，35岁，因反复发作哮喘4年于1991年6月入院。其病情之顽固实属罕见。患者30岁前身体健壮，作为一名女电工，能敏捷爬上电线杆操作，据其家人称，曾被评为"广州市三八红旗手"。后因产后失调，继发哮喘。近年发作频繁、严重，经常处于哮喘发作持续状态，用大量氨茶碱、肾上腺素等均不能明显缓解，舒喘灵气雾剂对之亦无多大作用，曾由某呼吸道疾病研究所行胸导管引流术罔效。到各大医院住院7～8次，近年基本上未能离开医院病房，即使出院亦往往旋即复发而重新入院。此次住院期间，经黎炳南教授与病房同仁共同调治数月（当时儿科病房尚收治少量内科病人），终能使其病情趋于缓解，并大大减少西药用量。其治疗除用三脏（肺、脾、肾）同治、攻补兼施、寒热并用、收散并行等基本治法外，尚据患者体质、心理、病理以及节气之特点，配合一些变通治法，方取得较好的疗效。兹分述如下。

（一）重用温阳

入院初期，患者喘促不能平卧，甚至气短不能言语，咳嗽痰白，汗出怕冷，眩晕胸闷，手背、足背浮肿，面色红紫晦滞，舌淡暗，苔白，兼见剥苔，脉数乏力，据此可知其病机以脾肾亏损、气血不调为主，患者虽有体胖面红以及脉数等表现，但前者是长期使用激素所致之"热证"假象，"脉数"则是久喘气郁，以致心血瘀阻、心阳不振的结果。故治以温补脾肾、降气除痰、养血行瘀为主，因虑其沉寒凝痼，非重用大热之品不能振其阳气，故打破常规，重用肉桂（焗服）、吴茱萸各8克，以暖其脾肾，同时，配甘润之熟地黄、当归以和之，此"温而勿燥"也。此后，但凡见有怯寒肢冷、手足浮肿、自汗、口淡、舌淡、脉弱诸症，皆投肉桂、吴茱萸或熟附子、桂枝、紫河车，每有满意之疗效。

（二）行气调经

初诊时，患者已有3个月未见来经（以往月经先期，量少色淡），此乃天癸枯涸，经气郁结所致。黎炳南教授认为，气结于下，亦影响肺气之宣降，治疗时不可忽视之，故方中加入香附15克、艾叶6克以行气通经，其中艾叶本为止血之品，但其兼能温经，故对宫寒经闭者，又可通过温经而达调经之效。且其亦有一定的平喘化痰作用，此时用之甚宜。以上两药配合滋补脾肾、益气扶脾之当归、生地黄、党参、白术，加上温阳之肉桂、吴茱萸，服药3剂即见月事来潮，哮喘亦逐渐减轻。此后因气血瘀滞而出现停经，则用桃仁、红花、当归、赤芍，配补气养血之品，每有良效。由此可见，哮喘之轻重，与月事之通调与否有关。经闭则通之，可为平喘的辅助疗法。治病贵在因人而异，灵活施治，不拘常法，方能切合病机。

（三）解郁舒肝

患者住院初时，因久病不愈，情绪低落，加上家庭失和（住院数月，从未见其丈夫探视），故其对前途极为悲观，曾言及死后要献出遗体供医学研究之用。如此精神不振，甚至崩溃绝望，则正气极难重振，且肝气郁结不舒，亦可反侮于肺，加重哮喘病情，故查房时每临病榻，必循循善诱，亲切安慰、开解，处方酌加柴胡、白芍以疏解肝郁，调畅气机。随着病情好转，患者终于渐展愁容，信心大增，积极配合治疗。

（四）疏散暑热

时至大暑，患者自觉胸内翳热，喘促加重。治病须察天时，现常人尚觉闷热难当，何况困卧病床一隅之患者！其闷热气塞，必令病情加重，故嘱开风扇以散热（不直接吹患者），并在坚持治本——温补下元的同时，加入青蒿12克，本品苦寒而辛香，功擅解暑清热，一般气喘多汗者不宜多用。现于大队温补药中加入12克，可使暑热有疏散清透之机，并无发汗伤正之虞，因时制宜，勿可轻忘也。

（五）降气通腑

患者证属顽固性寒喘，有时气郁上逆，诸药难于见效。此时可加用沉香（后下），其作用一可降气平喘，二可合补肾药温肾纳气。但其用量宜大（成人8～12克），效力方著，亦可试用旋覆花、代赭石等降气之品。

患者兼腹胀便秘时，则用枳实、厚朴降气通腑。伴苔黄厚或口臭时，加用牛黄解毒片，以大便畅通为度，不宜久用，免伤正气。肺与大肠相表里，腑气不通，则肺气不降，临床宜加注意。

（六）投用虫类

顽喘者，常有胶痼之痰阻于肺络，或风邪深潜阴络，或脉络瘀滞不通。但凡络脉不通，皆使肺气难于宣通而上逆为喘，可选用全蝎、僵蚕、地龙等虫类搜剔络脉，祛风除痰，去瘀解痉。僵蚕咸平，善祛风化痰，地龙咸寒，长于祛风通络而能平喘，二物同用，对于顽喘者不论寒热，均可使用。全蝎辛、甘、温，能祛风镇痉，搜剔阴络之邪。若炙后嚼服或研末吞服（每日2～3克，同煎时加倍），其效更佳。虚喘者可加用蛤蚧，其性味甘平，有益肾补肺、纳气定喘之功。尤以蛤蚧尾功效更强。一般药用其全体，但须去头足。

（七）升降并用

喘为气逆，一般慎用升提。但若脾虚气陷，且气喘不重者，亦可益气升提与降气定喘并进。如该患者曾出现咳嗽而喘轻，自觉气短，口渴而不欲多饮，舌苔花剥等症，此为中气不升之象。中气不能上荣，口舌乏津则干涸欲饮而不能多饮，至于痰湿内停而致口渴者，当渴不欲饮，且兼见舌苔腻，此为鉴别之要。今患者中气既不能升，故方中重用黄芪30克、当归15克，配升麻10克、柴胡10克，以补气升提，另配麻黄、苏子以降气平喘。升降配合得宜，每有相辅相成之妙。或问升提之用升麻、柴胡，一般用量宜小，现其各用10克，是否偏大？其实药量之大小并无绝对界限，要看全方药物用量的比例。在重用黄芪、当归的同时，用升麻、柴胡各10克，并不为多。若其用量过少，则升提之功不著。

（八）温下清上

患者下元虚寒，常见喘咳痰白，手足不温，夜尿，多汗，月经量少、色淡。有时感受外邪，亦每兼见咽红、涕黄等"上热"症状。对此，可用补骨脂、巴戟天、当归、熟地黄以温补下元，又选用蚤休、黄芩、毛冬青以清上热，两类药物共用，并不相互抵消，因其各有归经，故能温下清上，各取其功，见效尤捷。若见"热"而妄投大苦大寒之剂，往往令痰浊益多，喘咳加剧，临床宜慎之。

（九）宣通鼻窍

患者时有鼻痒、流涕、鼻塞、晨起喷嚏、肤痒，此乃肺虚而风盛，常为哮喘发作之征兆。故在补肺、脾的同时选加辛夷12克、苍耳子12克、白芷8克、细辛6克。若涕浊而黄、舌苔偏黄，为风挟热，可选加苦参10克。其苦寒清热，兼能祛风止痒，可短时用之，虚人不宜久用。鼻塞明显者，加薄荷（后下）10克。若自煎药物时，可嘱患者于加入薄荷时在药煲壶嘴前吸入药物蒸汽。肺开窍于鼻。鼻窍通则有利于肺气之空降。

第四节　小儿"纯阳之体"与"阳常有余"辨

　　"纯阳之体"说，首见于《颅囟经·脉法》，曰"凡孩子三岁以下，呼为纯阳，元气未散"，小儿3岁以内是人之一生生长发育最为迅速的阶段，尤其是婴儿时期，在1年内体重比初生时增长2倍以上，身长增加一半，其脏腑功能、感情智慧亦有日新月异的变化，表现出一派生机蓬勃、发育迅速的旺盛生发之象。故"纯阳"之阳，是狭义之阳，特指其生机、生命力；而不能与广义之"阳"（泛指机体脏腑的一切生理功能和活动）相混淆。钱乙《小儿药证直诀》的卷首由纪昀等人在《四库全书提要》呈词中说"小儿纯阳，无烦益火"，显然是把"纯阳"作为广义之阳，认为小儿所有脏腑的阳气都是旺盛有余的，不必去补益阳气。这在理论上固然不妥，在临床上也是有百弊而无一利的。正如罗整齐的《医论选》所言"纯阳，原非阳气之有余也，特稚阳耳；稚阳之阳，其阳几何？"在临床中可以看到，小儿毕竟是稚阴稚阳之体，发病时阴液易耗，阳气易伤。阳气不足，既有先天不足，亦有后天喂养失调而成，更有外邪所伤或失治误治所致，此时若不益火扶阳，何能复其正而祛其邪？

　　至于"纯阳"之"纯"，是指"纯净"之意。襁褓小儿，无七情六欲所扰，更无房欲劳倦之伤，其"阳"纯净旺盛，而非"纯粹"有阳气而无阴。如吴鞠通《温病条辨·解儿难》所言："古称小儿纯阳，……非盛阳之谓。"因此，把"纯阳"看成有阳无阴或阳亢阴亏，都是错误的。

　　《中医儿科学》第五版教材指出，对"纯阳"学说尚有另一种理解，认为"所谓'纯阳'者，指的是阳气偏盛，'小儿阳常有余，阴常不足'，主要表现在'所患热病最多'的情况下，诸如小儿外感，化热最速，阳盛则热，热极生风。认为小儿无论外感六淫，内伤饮食，或感染时令疫毒，都易化热化火"。此说大有商榷必要。固然，小儿发病易于化热化火，所患热病最多，这是符合临床实际的。但究其原因，却不是"阳常有余"所致。首倡小儿"阳常有余，阴常不足"者，是明代医家万全（万密斋），其在《育婴家秘·五脏证治总论》云："水为阴，火为阳，一水不胜二火，此阳常有余，阴常不足……""一水"者，指肾水；"二火"者，指君火与相火。据火有"二"、水有"一"而断定阳常有余、阴常不足，似属牵强，也不符合小儿易虚易实、阴阳易伤的病理特点。况且成人亦有"二火""一水"，何不亦称"阳常有余，阴常不足"？可见万全此论，实难自圆其说。

至于元代朱震亨在《格致余论·阳有余阴不足论》提出的"阳有余阴不足"，则是指"人受天地之气以生，天之阳气为气，地之阴气为血。故气常有余，血常不足"。而"天大也为阳"，人之阴气"难成易亏"，故曰阳有余而阴不足，主张保重精血以维持身体阴阳的相对平衡，此为其在临床上侧重滋补法的理论根据之一。此论与万全之"阳常有余，阴常不足"论，概念上截然不同，不可相提并论，以免造成理论上的混乱。

既然小儿"易化热化火""所患热病最多"的原因不在于"阳常有余"，其因何在？清代叶天士在《临证指南医案·幼科要略》中指出："襁褓小儿，体属纯阳，所患热病最多。"所言一语中的。"纯阳"之"阳"，指小儿生理上旺盛的生命力，在发病过程中，则表现为反应敏捷，对创伤有强大的修复力，对外部有较强的抗病能力。病证的属"寒"属"热"，不仅与病邪的性质有关，更取决于机体阳气的盛衰。小儿感邪之后，因体属纯阳，对外邪反应敏捷、强烈，往往表现为实热证，即邪气从阳化热。因此，小儿感邪后"易化热化火""所患热病最多"，因而出现"阳常有余"的特点；而邪热易于伤阴，则又出现"阴常不足"的特点。至于认为小儿"易热"的原因是"由于'稚阴未长'，故易阴伤阳亢，表现热的证候"（《中医儿科学》第五版教材），似乎有失偏颇，阴伤阳亢之热证，为虚热，临床上毕竟只属少数，小儿热证，还是以实热居多。

综上所述，小儿阳非有余，其"纯阳"之"阳"（指其生机、生命力）和"稚阳"之"阳"（脏腑生理功能），均是其生命活动中弥足珍贵的。在平常要合理喂养和调护，以促进其生长发育。在发病时，一方面要充分利用其纯阳之体易趋康复的特点，及时、准确地辨证施治，以求"得其本而撮取之，则一药可愈"（张介宾《景岳全书·小儿则》）；另一方面，要审慎用药，中病则止，以免戕害其"稚阳"，以致病情缠绵难愈甚至影响其生长发育。

第五节　当代儿科名家治疗小儿哮喘经验与义释

支气管哮喘，以发作性之气息喘促，喉间痰鸣为特征。本证多见于体虚之小儿。它既是常见病，又迁延时日，缠绵难愈，若不精心求究，医者束手无策，家长焦虑心急。古方古法虽多，但卓效者少，真有"千方容易得，一效最难求"之感。笔者本"勤求古训，博采众方，去粗取精，寻求实效"的宗旨，拜师访友，虚心求教，希望明于理而详于法，循求其证治规律，力图总结当代名家之诊疗水平及治疗经验，供同道临证参考或验证取舍。

一、王伯岳

王伯岳，中华全国中医儿科专业委员会主任委员、中医研究院西苑医院儿科研究室主任、教授。王伯岳认为："急性发作，虽证有寒热虚实之分，但多为实证，病位责之于肺脾，而且常以外邪、痰湿、积食为诱因，治疗首先考虑平喘。"实热证选用麻杏石甘汤；寒实哮喘，习用温肺散寒、化痰逐饮的小青龙汤。皆是行之有效的。食滞主张加用枳壳、莱菔子、稻芽等理气消食；食滞则容易生痰，故除消食之外，还应着重祛痰。热痰用全瓜蒌、竹沥、天竺黄，燥痰用川贝母、知母，湿痰用法半夏、陈皮，痰多兼咳嗽的还应加泻肺行水的葶苈子和下气消痰、利膈宽胸的苏子，痰液胶固的则选用软坚散结的海浮石、海蛤粉。以上作为主方的辅助药，是必不可少的。

哮喘缓解之后，以扶正为主，对小儿来说应着重调理脾胃；有些虚证哮喘，肺、脾、肾都要兼顾；治疗过程中要注意三分医药、七分调理。他调理脾胃的方药，习用自拟的养脾汤：北沙参、炒白术、茯苓、山药、莲子肉、橘红、天冬、麦冬、桔梗、甘草；治脾之中又非常注意有无"消化、吸收不好"，消食最习用生稻芽，兼顾肺、肾尤好习用五味子、补骨脂、菟丝子、肉桂、制附片。

［义释］王伯岳经验可贵之处：其一，发作期，认定是实证，治以攻法，分别使用麻杏石甘汤和小青龙汤为主方，谓其"行之有效"，此为数十年临床经验之谈；其二，妙在加味；其三，寒热之选方，均以麻黄为主药，此是古今中西医公认的治哮喘有效药物，正如陈复正《幼幼集成·哮喘证治》中说："哮喘为顽痰闭塞，非麻黄不足以开肺窍，放胆用之，百发百中。"今人早已确认麻黄能缓解支气管平滑肌的痉挛，故麻黄是治疗哮喘特定疗效的药物，是无可争辩的。

二、王玉润

王玉润，国务院学位评审小组成员，中华全国中医儿科专业委员会常委，上海中医学院院长、教授。王玉润指出：哮喘发作期分证不应太多，但以寒、热、外寒内热三型为宜。寒证法当宣肺平喘，温寒化痰，习用小青龙汤合三子养亲汤；但寒证每见面带青灰、肢冷多汗，是为肾阳虚损之证，故主张加用"二味黑锡丹"（《医门法律》：黑锡、硫黄），取其黑锡甘寒镇水，硫黄大热扶阳之功效。外寒内热选用定喘汤（《摄生众妙方》：麻黄、白果、苏子、甘草、款冬花、杏仁、桑白皮、黄芩、法半夏）加葶苈子，寒温并用，各得其所。热证习用麻杏石甘汤与自制黛蛤散（青黛、海蛤壳）合用。

缓解期主张脾肾同治，阴阳双补。主方选用六君子汤加五味子，合参蛤散（《济生方》：人参9克，蛤蚧1对，研末分吞），或紫河车粉，或脐带粉，均为每次3克，1日3次。

［义释］王玉润经验可贵之处：其一，主方虽与王伯岳相同，但增外寒内热

一型，确是临床常见之证型。其二，寒证合用三子养亲汤和黑锡丹，对哮喘急症、重症增添一法；热证合用黛蛤散，亦可增效，取其清肺化痰，软坚散结，适用于痰热化火郁结、痰稠胶固之急重症。其三，认为寒多兼虚，责之肾阳虚损，面带青灰，肢冷多汗是也。卓见其辨证入微，切合要领。其四，不仅用草本之味，而且广用矿石禽血之品，颇得钱乙之心典。

缓解期用六君子汤加五味子补脾而不滞；蛤蚧能互通阴阳之气，补肺肾且能直接定喘；人参补五脏而益气固表，为抗过敏之首药；紫河车、脐带粉补肾益精，又擅长于抗过敏。王玉润历来主张古今医药原理汇通，精选方药，注意量少易服而效宏，其用意之深奥，令人钦佩。

三、董廷瑶

董廷瑶，上海著名老中医、文史馆研究员，世业中医儿科，著有《幼科刍言》一书。董廷瑶认为，发作期证分寒热：寒证首投小青龙汤加厚朴，继服苓桂术甘合二陈汤加杏仁、厚朴等健脾蠲饮，顺气化痰以善其后；热证痰热者选用定喘汤，肺热郁闭者选用麻杏石甘汤合小青龙、五虎汤之属，认定因于寒而终化热，故表里双解，寒温并用。对于哮喘持续状态，辨证认为是风痰阻塞，痰浊蒙蔽清窍，引动肝风抽搐神糊，主因在痰，故亟用大剂攻逐豁痰之法，自拟方药：用橘红、橘络、丝瓜络、竹沥、桔梗、石菖蒲、钩藤、象贝母、杏仁、胆南星、天麻、全瓜蒌、郁金，并化服控涎丹。

缓解期宜通阳扶脾，杜绝生疾之源。常用苓桂术甘汤，次用星附六君子汤（六君子汤加胆南星、竹节、白附子），或张锡纯氏的理饮汤（苓桂术甘汤加干姜、白芍、橘红、厚朴），气虚则加黄芪。但久病累肾也应加服参蛤散。

[义释] 董老祖居浙鄞，世业中医儿科，哮喘一证经验可贵之处：其一，主方所选略同上述南北二位王老，但董老喜用降气宽胸之厚朴、杏仁；其二，主张

虽是热证，亦宗寒温并用，考虑到因果标本的关系；其三，哮喘持续状态，一般每感中药汤方，缓不济急，董老认证为风痰阻塞，引动肝风，主因在痰，亟用大剂攻逐豁痰之法，自拟处方，每多效验，供同道诊证时参考，虽不可能百发百中，但确增加诊案活儿之法。

四、黎炳南

黎炳南，广东省名老中医、广州中医药大学儿科教研室教授、治疗小儿哮喘专家。黎炳南教授认为本病正气不足为病之本，宿痰内伏为病之根，外邪为诱发之因，气闭喘鸣为病之标。治法以六字为要诀，即"理肺、补肾、扶脾"。①理肺：证发之时，病位在肺，邪气外犯。肺卫首当其冲，故治以宣肺散邪为先，此其一；伏痰触发，痰阻气闭，此时以化痰定喘为络为之壅遏不通，甚而演成心血瘀阻之变证，故佐用毛冬青、地龙或当归等祛瘀通络之品，此其二；久病肺气虚耗，卫外不固，故益肺补气，宜当注重，此其三。②补肾：肾主纳气，为元气之根。补肾可改善各脏腑之功能，增强体质。不发之时投以补肾之品，不但可以巩固疗效，而且减少发作，直至获得痊愈。③扶脾：本证"急时治肺，平时治肾"言固有理。然"脾为生痰之源"，故补脾亦有重要意义。本病久延，五脏俱损，故可本"执中州以运四旁"之法，健脾以充养后天生化之源，对于肺、肾之虚亦大有裨益。常用自拟哮喘Ⅰ号基本方以治哮喘发作：麻黄、细辛、毛冬青、苏子、葶苈子、鹅管石、五味子、五指毛桃根、当归、炙甘草。加减法：偏热者，可去桂枝而选加蚤休、大青叶、黄芩、鱼腥草、射干等；寒甚者，以当归易毛冬青，酌加熟附子、细辛、白芥子等；多汗者，重用五味子、白术或加龙骨、牡蛎；气虚甚者，选用人参、黄芪；肾虚者，选加熟地黄、女贞子、补骨脂、巴戟天等。自拟哮喘Ⅱ号基本方以治哮喘缓解之时：熟地黄、当归、党参、白术、茯苓、陈皮、法半夏、鹅管石、五味子、炙甘草。加减法：肺脾虚甚者，加人参（或参须）、黄芪；肾阳虚者，加补骨脂、巴戟天、淫羊藿。

[义释]黎炳南教授，积数十年治哮喘之经验，熔各家学说于一炉，师古而不泥古，灵活化裁，所制治哮喘基本方两条和加减法，确有独到之处，用于临床，效验显著。其用药特点有：攻补兼施，常谓药物为驱邪之手段，然而必须依赖元气之主导作用方能奏效。此其一。寒热并用，本证有素体虚寒而骤感风热者，亦有外感风寒而内郁痰热者，故常呈寒热错杂之势。此时不可纯温以助热，亦不可纯清而增寒，当斟酌病机，或温下而清上，或外散风寒而内清痰热，用药宜分经别脏，令其各归本经，寒热并行，冀于复杂证情中，不使寒热之邪，互为犄角之势。此其二。刚柔相济，小儿阴阳稚弱，脏腑娇嫩，过用辛燥可耗气伤阴，过用滋腻则碍于运化而滋生痰浊，故寒而当温者，须温而不燥，如熟附子、肉桂，可配熟地黄、山茱萸之类。此则既无辛燥之弊，又有"阳得阴助而生化无穷，阴得阳升而泉源不竭"之妙。若阴虚宜滋养者，则当滋而不腻，如熟地黄配陈皮、法半夏之类，黎炳南教授常遵张景岳之金水六君煎之意。此其三也。

五、张奇文

张奇文，中华中医药学会中医儿科专业委员会副主任委员、主任医师，现任山东中医学院党委书记。本病主因责之于肺、脾、肾三脏不足，引起表卫不固，痰湿内盛，这是内因；寒温失护，接触异物或某些饮食如生冷、过咸过甜食物，触动伏痰，为诱发因素。发作期证多为邪实，治当攻邪，主方用小青龙汤合三子养亲汤或射干麻黄汤；热证选用定喘汤、麻杏石甘汤等，尤加重用金银花、鱼腥草；无分寒热常喜加用葶苈子。

[义释]张师言哮喘，持论有据符实，选用宗各位名师，但热证加金银花、鱼腥草，喘甚加地龙等，说明他学古而不泥古，渗透了新医学思想。

六、肖正安

肖正安，成都中医学院儿科教研室主任、教授。发作期认定是实证。热证选用麻杏石甘汤与千金苇茎汤合方应用，寒证习用华盖散、苏陈九宝汤（《幼幼集成》：麻黄、茯苓皮、薄荷、肉桂心、苏叶、桑白皮、大腹皮、杏仁、甘草）以及麻杏二陈汤、曲麦二陈汤等，无外寒者则常用六安煎（《景岳全书》：陈皮、法半夏、茯苓、甘草、杏仁、白芥子）。

[义释] 肖老证治选用宗陈复正和张景岳之处方，其他与一般诸老略同。但二陈汤加味用法最妙，如食痰者用曲麦二陈汤，脾湿者用杏白二陈汤（即六安煎），胸胁喉间湿鸣、痰声辘辘用二陈汤加胆南星、枳实（即导痰汤），热痰选千金苇茎汤与主方合用。总之，食、痰二字，此为肖老临证不离之经验。

七、结语

（1）通过南北东西部分，现今儿科名老与同道对哮喘的证治分析，比较一致地认为：暴急发作期治疗重在肺脾，证分寒、热、痰湿3型，以祛邪为主，宣肺理气治痰为先；兼见有肾虚症状的，亦应兼顾其肾；缓解期根治之法，皆从脾肾着眼。补脾而不宜滞，以理脾、运脾为是，目的是杜绝生痰之源和消除已成之窠臼痰湿；补肾之方，虽有阴阳之别，但临床尤以肾阳虚者为多，故常用温补肾阳之法尤为其重。此乃古今治疗小儿哮喘规律之认识，使后学者执简驭繁，有法可循，有理可依，免于莫衷一是。

（2）在辨证论治的前提下，选用古方的基础上，所加之药味，比较精当，经笔者分析其药理，多属治疗哮喘具有特定疗效之药物，符合辨病与辨证相结合之需求，发皇了古义，增添了新知。

（3）本病缓解期治疗，需要有耐心，而且要患家治之以恒，目前尚难急图速效；并且应注意"三分医药，七分调理"，这是十分重要的。

（4）虽说古今儿科医家治疗大法相似，造方用药相类，但相似相类不等于相同，各有经验特点，本文选录了具体治法方药微细的差别，精心求之所得，以供同道借鉴。

（5）在继承整理古代医家名著的基础上，学习整理现代有经验医家之理法方药，是当务之需，一病一证总结经验，循求规律，亦是继承发扬和临证之要。

第六节　古代医家治哮喘经验述评

哮喘是小儿时期常见的呼吸道疾患，是以反复发作性呼吸困难、呼气延长、喉中哮鸣气促为特征的疾病，严重威胁小儿的身体健康和生长发育。对于本病的发病特点及危害性，古代医家早有认识，并对其治疗方法进行了多方面的探索。

"哮喘"这一病名，多认为首见于金元时期的《丹溪心法·喘》。实则早在宋代王执中的《针灸资生经》（刊于1220年）就提出此病名。如在《针灸资生经·卷四·喘》中有曰"凡有喘与哮者，为按肺俞无不酸疼，皆为谬刺肺俞令灸而愈，亦有只谬刺不灸而愈，此病有深浅也。……因此，与人治哮喘点谬肺俞不谬他穴，惟按肺俞不疼酸者，然后点其他穴"。但在此之前，历代医家对本病已有相当的认识，并提出不同的见解。在《黄帝内经》就有"喘""喘鸣""喘呼""肩息""喘息"等记载，与哮喘相似。如《素问·阴阳应象大论》有"视喘息、听声音而知所苦……""阳胜则身热，腠理闭，喘粗，为之俯仰……"等类似哮喘发作症状的记载。东汉张仲景则将本病归于"喘病""咳嗽上气""痰饮"等疾病中。如《金匮要略·肺痿肺痈咳嗽上气病脉证并治篇》有"咳而上气，喉中水鸡声……""其人喘，目如脱状，脉浮大者……""咳逆上气，时时唾浊，但坐不眠……""肺胀咳而上气烦躁而喘……"及《金匮要略·痰饮病脉并治篇》的"膈上病痰，满喘咳吐……"，症状与哮喘相似。此外，隋代巢元方在《诸病源候论》中将本病称为"呷嗽"；唐代《外台秘要》称之为"气嗽"；宋代陈无择在《三因极——病症方论》称之为"伤寒喘""肺实""肺气喘急""上气喘咳"等，许叔微在《普济本事方》称之为"齁喘"。

自宋代"哮喘"的提出，有关哮喘的论述越来越多，也进一步认识到哮喘与喘证的相异。但仍有医家将本病归于喘证，故在阅读古医籍时须加注意。

黎炳南教授研究哮喘多年，对历代医家之论，多有评述，现整理如下。

[**原文**] 宋代许叔微《普济本事方·卷一》：凡遇阴欲作雨，便发，……甚至坐卧不得，饮食不进，此乃肺窍中积有冷痰，乘天阴寒气从背、口、鼻而入，则肺胀作声。此病有苦至终身者，亦有母子相传者。

[**按**] 作者对哮喘的发病特点、病因病机及有家族遗传性、病情难以根治的特点已有相当的认识，但哮喘虽难根治，若经长期正确调治，大多是可治愈的。

[**原文**] 金元时期李杲《东垣十书·喘论》：此当以经言邪气盛则实断之。华佗云：盛则为喘，减则为枯。故活人亦云：发喘者，气有余也。凡看文字须会得本意。盛则为喘者，非肺气盛也；喘为肺气有余者，亦非气有余也。气盛当认作气衰，有余当认作不足。肺气里盛，又为有余，则当清肃下行而不喘，以其火入于肺，衰与不足为喘焉。故言盛者，非言肺气盛也，言肺中之火盛也。言有余者，非言肺气有余也，言肺中之火有余也。故泻肺以苦寒之剂，非泻肺也，泻肺中之火，实补肺气也。平居则气和，行动则气喘者，属冲脉之火，滋肾丸主之。

[**按**] 此文对古人所云"盛则为喘"、"发喘者，气有余也"两句话作了解释。李东垣将"盛"及"有余"均解释为肺中之火盛及有余。此"火"包括实火和虚火。故治疗宜以苦寒之剂泻肺中实火，以滋肾丸泻虚火。但喘证亦有内寒、寒热夹杂及气虚、阳虚者，非一切喘证皆为"火"盛或有余。临床上常见患者淋雨受寒后即喘，或小儿饮冰水后即喘，难以概用"火盛"解释。故"火盛""火有余"者，仅为某一类症候，未可以偏概全。李东垣为补土派之创始者，提倡治病以胃气为本，此处言"泻肺中之火，实补肺气也"，以泻为补，颇有深意。

[**原文**] 朱丹溪《丹溪心法·哮喘》：哮喘必用薄滋味，专主于痰，宜大吐。药中多用醋，不用凉药。药须常带表散，此寒包热也，亦有虚而不可吐者，一法用二陈汤加苍术、黄芩作汤，下小胃丹，看虚实用。

[原文] 朱丹溪《丹溪心法·喘》：喘病，气虚、阴虚、有痰。凡久喘之证未发，宜扶正气为主，已发用攻邪为主。

[按] 朱丹溪提出治疗哮喘方法，为后世所推崇。哮喘病多为本虚标实或虚实夹杂之证。缓解期宜扶正气为主，发作期以攻邪为主，至今仍为治疗哮喘之大法。他认为治疗哮喘发作主要是治疗"痰"。不但平时饮食、药物要滋味淡薄，用药亦不可过用寒凉，因其指出"未发，宜扶正气为主"，已点明痰之所生，皆因正气不足，脾虚而痰浊内生。故滋腻厚味之品，易妨碍脾胃之运化，而药用薄滋味，旨在养脾，勿使痰生；寒凉药物，更戕害胃气，使痰浊随去而随生，故对虚寒者，尤当慎用。其提倡"药中多用酢"，取其甘润扶脾之意。至于"宜大吐"者，仅适于形体壮实而痰涎壅盛者，以吐其壅塞之痰，亦仅可为权宜之计，故小胃丹（芫花、大戟、甘遂、大黄、黄柏）之类方剂，万不可滥用。朱丹溪亦有"虚而不可吐"之戒，因哮喘之宿痰，乃因先天肺、脾、肾不足，水液运化不利所致。若大吐则损伤人身正气，正气不足，何以祛邪？大吐不能解决宿痰产生之源，反而损伤脾气，"脾为生痰之源"，脾虚则痰液产生之源不绝也。

此外，治哮喘发作除重于"痰"外，亦须注意疏散表邪。患者虽素有宿痰内伏，但若无外邪诱发，亦不致气逆而喘。六淫之邪有风、寒、暑、湿、燥、火之别，然据临床观察，以寒邪诱发者多见，故朱丹溪着重指出"寒包热"，即素有痰热、复感外寒而发，可谓击中肯綮。当然，哮喘证情复杂，亦有内外皆寒，或上热下寒，或虚实夹杂者，须随症而灵活施治。

[原文] 明代戴思恭《证治要诀·哮喘证治》：喘气之病，哮吼如水鸡之声，牵引胸背，气不得息，坐卧不安，此谓嗽而气喘，或宿有此根，如遇寒则发。

[按] 此句寥寥数语，将哮喘发作重症之哮鸣、气促的表现描写得淋漓尽致，还意识到哮喘有"宿根"，遇外邪而诱发，内外合邪所致。戴思恭对哮喘的认识已较前人更进一步。

[原文] 明代薛己《保婴撮要·作喘》：喘急之症，有因暴惊触心者，有因寒邪壅盛者，有因风邪外客者，有因食咸酸而痰滞者，有因膏粱积热、熏蒸清道者。然喘与气急有轻重之别，喘则欲言不能，隘于胸臆，气急但息短心神迷闷耳。治法：因惊者，用雄朱化痰定喘丸，佐以天麻定喘。饮寒伤肺气者，用小青龙汤。风邪伤肺者，用三拗汤加减之。食咸酸伤肺者，啖以生豆腐。热伤肺者，当凉肺定喘。哮喘喉声如锯者，梅花饮兼用半夏丸。前症多因脾胃气虚，腠理不密，外邪所乘，真气虚而邪气实者为多。若已发则散邪为主，未发则补脾为主。设概攻其邪，则损真气，径补其肺，而益其邪。

[按] "喘急之症，有因暴惊触心者"，乃承继明代鲁伯嗣"小儿有因惊暴触心，肺气虚发喘者"（《婴童百问·喘急第五十六问》）之论而来，指出情志因素亦为小儿哮喘病因之一。此外，年长儿情绪激动（愤怒、争吵、委屈、紧张）、劳累过甚，亦可致痰气胶结、壅阻气道而发喘。对有此病史之小儿，应嘱其避免此类因素，则可减少其复发的机会。

薛己认为患者"真气虚而邪气实者为多"，治勿"概攻其邪"以免"损真气"，有标本兼顾之意，比之大吐、攻下、专于清火等治法，更切合临床实际。其所列诸症治方，亦颇适用。唯对体虚明显者，未提及攻补兼施之法，似为不足之处。

[原文] 明代万全《万氏家传幼科指南心法·哮喘》：哮喘多成宿病，天阴欲雨缠绵，治时发表及行痰，九宝时常灵验，表邪未除五虎，里实葶苈为先，不宜砒石作汤丸，误了孩儿命短。

[按] 历代儿科专著中，把哮喘作为专病论述者，以万全为启端。哮喘是一反复发作性疾病，有许多患者自幼发病至终生亦未除，故言此为"宿疾"，意言哮喘病根难除。哮喘内有伏痰宿饮，若天阴欲雨，与外湿相合，"湿性缠绵"，病情更加反复难治。九宝汤由陈皮、麻黄、薄荷、桂枝、苏叶、杏仁、大腹皮、甘草、乌梅、生姜、桔梗、童便组成，具温肺散寒、祛湿化痰功效，治疗寒哮较

适宜，但似乎稍嫌化痰力不足；五虎汤由麻黄、杏仁、甘草、细茶、石膏组成，具有外散风寒、内清里热的功效，治疗寒热夹杂型哮喘疗效更佳；葶苈丸由葶苈子、苏子、陈皮组成，用治乳食伤脾而痰甚者，可泻肺祛痰，治肺气壅实、喘咳痰多之哮喘。而体质怯弱者，则非所宜。古代有医家喜用砒石入汤剂以期治哮喘之宿痰，易使人中毒，结果病未治愈，却贻害无穷，甚至"误了孩儿命短"，宜慎之。

[原文] 明代万全《万氏家传幼科发挥·喘嗽》：或有喘疾，遭寒冷而发，发则连绵不已，发过如常，有时复发，此为宿疾，不可除矣。初发之时，且勿治之，待其少衰，宜苏陈九宝汤主之，慎勿用砒霜、轻粉诸药攻之，与其巧而无益，不若拙而行其所无事也。

[按] 此文指出了哮喘反复发病、难以根治的特点。但哮喘并非"不可除"，部分患者经过系统治疗、精心调养是可以治愈的。首要避免引起发作的诱因。曾治一小孩，其居于广州白云山麓，哮喘频发。后转入广州市区医院治疗，愈后返家，当晚即复发。如是反复数次，其家人方深知花粉诱发哮喘为害之大，于是，易地而居，哮喘乃得渐愈。有患者每遇家居附近之烟囱喷冒黑烟即喘作，有患儿每次进食虾蟹即发喘，亦有服用某些西药而喘，或感寒饮冷而喘，故医者须帮助患者找出诱发之因，避而远之，再根据患者体质特点准确辨证施治，哮喘多能平息。喘平之后，尚须坚持缓解期治疗，使哮喘发作逐渐减少、减轻，直至断根痊愈。若喘止即停药，病根未除，则屡愈屡发而治愈无期矣。

至于万全"初发之时，且勿治之，……不若拙而行其所无事也"之说，颇可商榷。哮喘初发之时，患者气息喘促，痛苦不堪。尤其是小儿易因肺气闭阻而致心血瘀滞，酿成心失所养、心阳虚衰之喘脱危证。故应及早治疗，阻止其病理之恶性发展为要。

以上万全治哮喘诸法，不离治肺攻邪。但喘作时脾虚气怯，甚至肾虚不能纳气者，亦不少见，此时若能酌用健脾之品以绝生痰之源，或温肾以补摄元气之根，则见效更捷。

[**原文**] 明代楼英《医学纲目·卷之二十七·肺大肠部·喘》：凡治喘正发时无痰。将愈时却吐痰，乃痰于正发之时，闭塞不通而喘甚，当于其时，开其痰路，则易安也。宜单桔梗方之类，及枳壳、瓜蒌实、杏仁、苏叶、前胡等，引出其痰，候痰出喘退，却调其虚实。虚者补以参芪归术，实者泻以沉香滚痰丸之类是也。

[**按**] 此文所述"治喘正发时无痰"，并非指哮喘发作时无痰，而是指痰浊深伏，不易咯出。是由于发作时外邪引动伏痰，伏痰凝聚胶结，阻塞气道，与气相搏，出现哮鸣、气促表现。此时宜以化痰为主，痰去则喘止，方以桔梗开宣肺气，祛痰止咳，枳壳、瓜蒌实行气化痰，苏叶外散风邪，杏仁、前胡降气化痰。使肺气宣通，痰液稀释易咳，则喘可止，此时患者将吐出大量痰液，此为病将向愈之征。楼英提出痰出喘退后，虚者以参芪归术调养，此处须慎重掌握分寸。若喘作减轻而未完全平喘者，不可急用黄芪，因其性温而升提，喘咳者宜慎用。黎炳南教授喜以五指毛桃根代之，其药性平和，补益脾肺而不升提。当归补血活血而兼能平喘，对虚寒哮喘者，不论发作期或缓解期，皆可用之。若喘作初平，未可纯用补益之剂，应继续配合适量宣肺化痰平喘之品，待病情稳定后才转以补益为主，此为防止哮喘频频发作之关键。缓解期重在扶正，亦不仅用"党参、黄芪、当归、白术"之属。其证情有阳虚、阴虚之别。阳气虚者，应酌加熟地黄、女贞子等以阴中求阳；阴血虚者，可加党参、紫河车等温补脾肾之品，令阳气复而阴血易生，此亦阳中求阴之意。

[**原文**] 接上文：哮喘遇冷则发者。有二证，其一属中外皆寒，治法乃东垣参苏温肺汤，调中益气加茱萸汤及紫金丹，祛寒痰是也。其二属寒中包热，治法乃仲景丹溪用越婢加半夏等诸方，及预于八九月未寒之时，先用大承气汤下其热，至冬寒时无热可包，自不发是也。

[**按**] 哮喘遇寒冷而发者，大致有以下两种类型：一为寒哮，是因阳气不

足，内有寒痰宿饮，外感风寒，引动伏痰而发，属内外皆寒。楼英以东垣参苏温肺汤，调中益气加茱萸汤治之，颇合法度；二为寒热夹杂型哮喘。过食煎炸炙热之物，内有蕴热，外感寒邪，出现寒包热，为寒热夹杂型哮喘。楼英提出"预于八九月未寒之时，先用大承气汤下其热"，此法体现了中医"未病先防""冬病夏治"的思想。但常用大承气汤泻其热之同时，亦损其正气。此非最佳方案，可通过辨证论治、饮食调理达到目的。吐法只适用于体壮邪实之人。体虚者不可用。紫金丹有助吐痰涎之功，由砒末、淡豆豉、精猪血三味组成，砒末虽有平喘化痰之效，但毕竟为大热、剧毒之物，不可随意使用。

[原文] 明代张介宾《景岳全书·卷十九·喘促》：喘有夙根，遇寒即发，或遇劳即发者，亦名哮喘。未发时以扶正气为主，既发时以攻邪气为主。扶正气者，须辨阴阳，阴虚者补其阴，阳虚者补其阳，攻邪气者，须分微甚，或散其风，或温其寒，或清其痰火。然发久者，气无不虚，故于消散中宜酌加温补，或于温补中宜量加消散。此等证候，当惓惓以元气为念，必使元气渐充，庶可望其渐愈。若攻之太过，未有不致日甚而危者。

[按] 张景岳对哮喘的论述精辟、严谨、全面，切合临床实际，堪称后世医家治疗哮喘的指南。

哮喘的病因，张景岳指出其内因为病有"夙根"；此外，从下文"未发时以扶正气为主"可以看出，"正气不足"亦为重要因素。诱因方面，着重指出"遇寒即发"，甚为中肯。哮喘多发于秋冬之交、冬春之交寒气易于袭人之际，于深夜阴寒最盛之时喘作最重，亦每发于进食寒凉生冷之后。可见，"寒"是哮喘发病的重要因素，亦是治疗中最需着眼之处。

张景岳提出的治疗哮喘总原则与朱丹溪相同，即"未发时以扶正气为主，既发时以攻邪气为主"。但又有更深刻的阐发：一是提出扶正气，须辨别其阴阳的盛衰，调其阴阳，使其阴平阳秘。攻邪也应根据邪气的性质、盛衰，分别给予外散风邪、温散寒邪、清热化痰等。尤其对于病久者，指出其必兼气虚，提出攻补兼施的方法，在消散药物中佐加温补药物，或在温补药物中佐加消散药物，体现了中医"辨证施治"的精髓。二是提出"当惓惓以元气为念"的观点，元气乃人身之本，元气旺则病可愈，若攻伐太过，元气受损，则病情会逐渐加重，故虚当兼补，攻勿太过，此为后人指明了正确的治法。

[原文] 明代李中梓《医宗必读·卷九·喘》：喘者，促促气急，喝喝痰声，张口抬肩，摇身撷肚。短气者，呼吸虽急而不能接续，似喘而无痰声，亦不抬肩，但肺壅而不下。哮者与喘相类，但不似喘开口出气之多，而有呀呷之音。呷者口开，呀者口闭，开口闭口，尽有音声，呷呀二音，合成哮字，以痰结喉间，与气相系，故呷呀作声。三证极当详辨。

[原文] 李中梓《医宗必读·卷九·喘》：别有哮证，似喘而非，呼吸有声，呀呷不已，良由痰火郁于内，风寒束其外，或因坐卧寒湿，或因酸咸过食，或因积火熏蒸。病根深久，难以卒除。避风寒，节厚味，禁用凉剂，恐风邪难解，禁用热剂，恐痰火升。理气疏风，勿忘根本，为善治也，宜苏子、枳壳、桔梗、防风、法半夏、瓜蒌、茯苓、甘草。如冬月风盛，加麻黄，夏月痰多，加石膏，挟寒者多用生姜。哮证发于冬初者，多先于八九月未寒之时，用大承气下其热，至冬寒时无热可包，此为妙法。

[按] ①此文对喘、短气、哮三证进行了详细鉴别，症状描述准确，点明了哮证呼气性呼吸困难及喉间发出哮鸣之音等临床特征。②指出哮喘的病机是由于"痰火郁于内，风寒束其外"。但若认为痰必兼火，则未免有失偏颇。临床中寒痰内蕴，或痰浊内郁者似乎更为多见。至于"咸酸过食"为病因之一，此为当时较流行的看法，认为食味酸咸太过，可以渗透气营，痰入结聚而成伏痰。其中因过食咸味而致者，称为"盐哮"，过食酸味而病者，称为"醋哮"。而据现代病因调查，还是以吸入异气（花粉、绒毛、油漆、尘螨、烟尘）、进食虾蟹等鱼腥发物、药物过敏及感受外邪（包括感染、受寒等）为多。单纯因"咸酸过食"而起病者，甚为罕见。③本文言哮喘的预后，指出哮喘病有宿根，非一朝一夕所能

根除，须经长期调治才可痊愈。故言"病根深伏，难以卒除"。比万全"不可除矣"之说，更为客观。④本文提出预防、治疗措施。指出平时应避风寒、饮食清淡，治疗用药禁寒凉、温热之药，而应以"理气疏风"为根本。哮喘之治，李中梓倡"禁用凉剂"，所言值得深思，因哮喘之病根，在于肺、脾、肾有所不足，以致水液凝聚成痰，深伏肺膈，常因感触寒邪而发。临证可见，不仅寒者为虚中之寒，热者亦常为虚中之热。故"禁用凉剂"，不仅"恐风邪难解"，更重要的是避免伤及脾肾，以致病情缠绵难已。黎炳南教授认为，患者可兼见热象，但多为寒热夹杂或虚实夹杂，可分别用清温并施或清补兼施法治之。纯热之证，较为少见，故寒凉之剂，以慎用为宜。

李中梓以"理气疏风"作为主要治法，有一定道理，对于解除肺气之壅滞，确有功效。但宣肺化痰定喘之法，更为重要。李中梓言"冬月风盛"方用麻黄，实则麻黄为宣肺定喘之要药，冬夏可用，无药可以取代，如陈复正所言："哮喘为顽痰闭塞，非麻黄不足以开其肺窍，放胆用之，百发百中。"（《幼幼集成·哮喘论治》）夏月有热象者，用麻黄时兼用清肺之品即可，不必禁忌。

[原文] 清代张璐《张氏医通·诸气门下·喘哮》：哮证多属寒包热邪，所以遇寒即发。喉中水鸡声，有积痰在肺络中。必用吐法以提散之，不可纯用寒凉，常须兼带辛散，小青龙汤探吐最妙，年高气弱人忌吐。

凡喘未发时以扶正气为主，既发时以散邪为主。哮喘遇冷则发，其法有二：一属中外皆寒，温肺汤、钟乳丸、冷哮丸选用，并以三建膏护肺俞穴最妙。一属寒包热，越婢加半夏汤、麻黄定喘汤，表散其邪，平时用芦吸散亦妙。

[按] 张璐博采众说，对哮喘的病因病机、治法进行总结，虽未提出比前人更新的观点，但其所列举的方药却实用、有效。小青龙汤为《伤寒论》中治疗"伤寒心下有水气"之方剂，由麻黄、细辛、芍药、干姜、甘草、桂枝、法半夏、五味子组成。方中麻黄、桂枝宣肺散寒，配合干姜、细辛辛散主开，温肺化饮；芍药、五味子味酸主收，于辛散中收敛肺气，攻邪而不伤正。全方具散寒蠲

饮、止咳平喘的功效，为治疗哮喘之良方。

温肺汤由人参、甘草、肉桂、半夏、生姜、干姜、橘红、木香、钟乳石组成。方中人参、肉桂补气温阳散寒，木香行气消食，半夏、生姜、干姜、橘红辛温、温肺散邪，行气化痰。钟乳石别名石钟乳、滴乳石、鹅管石，其性甘温，入肺、肾经，功能温肺、壮阳。《本草经疏》有载："石钟乳，其主咳逆上气者，以其气虚则不得归元，发为斯证。乳性温而镇坠，使气得归元，则病自愈。"诸药合用，具温阳散寒、理气降逆、化痰止咳功效，用"治肺胃虚寒、喘嗽呕逆、大便不实者"。

钟乳丸由钟乳石、麻黄、杏仁、甘草组成。实乃由麻杏石甘汤去石膏易钟乳石而成。本方妙在以甘温之钟乳石易甘寒之石膏。麻杏石甘汤原用治热壅于肺之喘咳证，以钟乳易石膏后，全方由辛凉之剂变为辛温之剂，用"治冷哮痰喘"。正如作者所言："互换一味，寒热天渊。"但作者亦有言"但有血者勿服"，此指体虚有热者不宜用。

冷哮丸由麻黄、生川乌、细辛、蜀椒、生白矾、牙皂、半夏曲、陈胆南星、杏仁、甘草、紫菀茸、款冬花组成。方中生白矾，酸、涩而性寒，《本草纲目》言本药能"吐下痰涎饮澼，燥湿解毒，追涎"，全方具温阳散寒、祛痰平喘之功效。"治背受寒气，遇冷即发喘嗽，顽痰结聚，胸膈痞满，倚息不得卧"。但是，此为"开发肺气之刚剂。但气虚少食及痰中见血、营气受伤者禁用。以其专司疏泄而无温养之功"。

越婢加半夏汤源自《金匮要略方论》，为"治肺胀咳而上气"之名方。

麻黄定喘汤由麻黄、杏仁、厚朴（姜制）、款冬花、桑白皮（蜜炙）、苏子（微炒）、甘草、黄芩、姜半夏、银杏组成。具有宣肺化痰、平喘止咳功效，"治寒包热邪，哮喘痰嗽，遇冷即发"者。

以上列举的方剂均以辛散为主。故张氏言"既发时以散邪为主"。

芦吸散由款冬花、川贝母、肉桂、甘草、鹅管石组成。鹅管石即钟乳石之最精者。方中以肉桂、鹅管石"散肺中之伏寒",款冬花、川贝母、鹅管石"搜肺络之伏饮",全方有温肺肾、化痰涎之功,但平喘之力不足,故用治"冷哮寒嗽、喘促痰清"而气喘不甚者。

[**原文**] 接上文:丹方治冷哮痰喘,用胡椒四十九粒,入活蛤蟆腹中,盐泥煅存性,卧时分三次醇酒服之,赢者凉分五七服,用之辄效。若有伏热者误用,喘逆倍剧,不可不辨。冷哮灸肺俞、膏肓、天突,有应,有不应,夏月三伏中,用白芥末净末一两,甘遂、细辛各半两,共为细末,入麝香半钱,杵匀,姜汁调涂肺俞、膏肓、百劳等穴,涂后麻瞀疼痛,切勿便去,候三炷香足,方可去之,十日后涂一次,如此三次,病根去矣。遇厚味则发者,用莱菔子炒研一两,猪牙皂烧存性三钱,共为细末,姜汁调蒸饼为丸,绿豆大,每服五十丸,沸汤或枳实汤下,名清金丹,消其食积,则肺胃自清,仍当薄滋味以清肺胃之气。

[**按**] 此段介绍运用丹药、灸法、外敷法治疗哮喘。方法实用、有效。

胡椒辛热,主归胃、大肠经,临床多用于治疗腹痛、吐泻等症,但据《新修本草》载,本药"主下气,温中,去痰";《本草便读》亦言"胡椒能宣能散,开豁胸中寒痰冷气,虽辛热燥散之品,而又极能下气,故食之觉胸膈开爽"。故本药可治疗寒哮。因胡椒辛热,易伤津液,放入血肉有情之活蛤蟆腹中煅后,以蛤蟆之阴柔制胡椒之温燥,使其热而不燥,常用不致伤阴津。可见,张璐用意之深。亦有将胡椒放入猪肚者,其意亦相近。

本文载"夏月三伏中,用白芥末净末一两,甘遂、细辛各半两,共为细末,……病根去矣",此法现称之为"天灸",是根据中医"冬病夏治""天人合一"的原理,通过肺俞等穴位将药力作用于肺脏,达到治疗哮喘的目的。肺俞、膏肓均为膀胱经俞穴,百劳为经外奇穴,均为治疗肺部疾病的常用穴位。

哮喘患者宜饮食清淡,若因饮食不节诱发者,宜消食导滞,化痰平喘。《滇南本草》载莱菔子可"下气宽中,消膨胀,降痰,定吼喘,攻肠胃积滞"。猪牙皂即皂荚,《本草纲目》谓其能"通肺及大肠气,治咽喉痹塞、痰气喘咳……"。两者合用可消食积，祛顽痰，"则肺胃自清"。

[**原文**] 清代陈复正《幼幼集成·卷三·哮喘证治》：或胸膈积热，心火凌肺，热痰壅盛，忽然大喘者，名马脾风。盖心为午火属马，言心脾有风热也。小儿此最多，不急治，必死。牛黄夺命散下之效。

[**按**] 本文言马脾风之急暴、危重。然其病机，尚可商榷。此言"心火凌肺"，乃因"心为午火属马"。然《素问·金匮真言论》曰"南方赤色，入通于心……其畜羊"，"西方白色，入通于肺……其畜马"。可见，马指肺而非指心，"马脾风"者，乃因风热犯于肺脾，热痰壅盛而发暴喘。牛黄夺命散之主药为黑牵牛、大黄，有祛痰逐水之功，配以枳壳之行气开胸，可暂解燃眉之急。然其根本之治，还是以宣肺定喘、清热豁痰为主。且本方为峻烈之剂，久用反伤正气，小儿尤当慎用。

[**原文**] 清代庆云阁《医学摘粹·杂证要法·哮证》：哮证者，寒邪伏于肺俞，痰窠结于肺膜，内外相应，一遇风寒暑湿燥火六气，即发。伤酒、伤食、动怒、动气、役劳、房劳亦发。一发则肺俞之寒气，与肺膜之浊痰，狼狈相依，窒塞关隘，不容呼吸。若呼吸，则气触其痰，鼾齁有声，非泛常之药所能治也。以圣济射干丸主之。

[**按**] 此文详细地说明了哮喘的病因病机，认为哮喘内有"痰窠"（亦即宿根、伏痰）、寒邪，在多种外因诱发下，寒邪与伏痰相合，阻塞气道，呼吸之气触动其痰，而发出哮鸣音。作者特别指出本证顽固难愈，"非泛常之药所能治"。其所推荐之圣济射干丸（由射干、半夏、陈皮、百部、款冬花、贝母、细辛、干姜、茯苓、五味子、郁李仁、皂荚组成），大部分药物似无非常之处。不寻常者，是加入皂荚。本药出自《神农本草经》，辛温，入肺，有开窍、祛痰、通便之功，用大量时，可引起呕吐及腹泻，或许有助痰涎排出，然毕竟为治标之法，且该药有小毒，体虚者及小儿慎用为宜。

[**原文**] 清代顾松圆《顾松圆医镜·症方发明·喘》：麻杏石甘汤治哮喘

合二陈加瓜蒌、苏子、白桑皮、枳壳。此降气消痰清火而兼散邪之剂。此病禁用热剂，亦不可纯用寒凉，恐外邪难解。盖哮证由痰火郁于内，风寒束于外而致者居多。或因过食酸咸，或因积火熏蒸，病根深久，难以卒除，宜避风寒，节厚味可也。

[按] 此文引用了李中梓《医宗必读》中的条文，但作者以麻杏石甘汤合二陈加瓜蒌、苏子、桑白皮、枳壳治疗痰火郁于内、风寒束于外型哮喘，比之单用麻杏石甘汤更具行气化痰开胸之功，是实用、有效的方法。

[原文] 接上文：喘病之脉，不宜急疾。喘病汗出小便利者死，若下利不止者亦死，汗出如油，喘而不休者死。久病肉脱作喘，六脉平者必死。

[按] 此段介绍了喘病死证的表现、脉象。喘病脉象急疾为正虚之象，愈虚则脉象愈数。脉象急疾，多为喘脱之危候。喘病汗出小便利、下利不止、汗出如油为元阳不固，或虚阳外脱的表现。喘久肉脱，脉象平和，为阴竭阳脱，回光返照之象，皆为哮喘危象。

第七节 古代医家治小儿泄泻经验述评

泄泻是小儿时期常见的消化道疾患。其发病主要由于脾胃功能失调，引起大便稀薄或如水样，便次增多。发病年龄以2岁以下婴幼儿居多，此称婴幼儿泄泻。轻度泄泻一般预后良好，重度泄泻预后较差，可耗伤气液，容易出现伤阴、伤阳或阴阳两伤的证候，甚则可导致慢脾风。迁延不愈者，可影响生长发育而形成疳证。

泄泻的记载和论述首见于《黄帝内经》，以证候特点命名，有称之为飧泄、濡泄、溏泄、洞泄、滑泄等，指出泄泻可由饮食不节、起居不时以及感受外邪等因素引起，并指出"先病而后泄者治其本，先泄而后生他病者治其本"（《素问·标本病传论》）的治法准则。《难经集注》按病位为泄泻命名曰："泄凡有五，其名不同，有胃泄、有脾泄、有大肠泄、有小肠泄、有大瘕泄，名曰后重。胃泄者，饮食不化，色黄；脾泄者，腹胀满，泄泣，食即呕吐逆。"并指出泄泻的病因为"湿多成五泄"。《诸病源候论》称之为"下利"，有冷利候、热利候、冷热利候、卒利候、产久利候、利后虚羸候等专篇。《小儿药证直诀·五脏病》确立泄泻之名，曰"脾病，困睡泄泻，不思饮食"。《小儿卫生总微论方》提出了病因分类法，按照病因，将泄泻分为冷泄、热泄、冷热泄、惊泄等。《医宗金鉴·幼科心法要诀》则按病因将泄泻分为8类，为伤乳食泻、中寒泻、火泻、惊泻、脐寒泻、脾虚泻、飧泄、水泻。泄、泻的含义尚有差别，如《幼科金针·泄泻》说："泄者，如水之泄也，势犹纷绪；泻者，如水之泻也，势惟直下，为病不一，总名泄泻。"认为泄、泻以便下之势缓、急而分。实际上，泄、泻二字意义相近，常相提并论，一般并不将其严格区分。

黎炳南教授对历代医家之论，多有评述，现整理如下。

（一）病因

[原文]明代王肯堂《证治准绳·幼科·吐泻》：有数岁小儿忽患吐泻，始自夏秋，昼近极热之地，解衣乘凉，夜卧当风之所致。盖先感热，后感冷，阴阳相搏，气射中焦。

[按]本文所指为小儿夏秋季泄泻的一种病因病机，乃因感受邪热，复因起居不慎，感受寒邪，致寒热搏结于中焦，脾胃功能失调，而见吐泻之证。夏秋季为小儿泄泻多发季节。夏季为多热多湿之时，暑气下迫，湿气上蒸，小儿易内蕴湿热之邪，若复贪凉受寒，寒热相搏，则脾胃升降失常而演为吐泻之证。初起可见"寒包火"证候，治方宜注意于清热利湿方剂中佐用发散风寒之苏叶、藿香。但其证可较快转化为热证，此时宜清热利湿为主。秋季暑气渐消，风寒渐生，泄泻证候以风寒或寒湿为主。南方暑气流连，于"争秋夺暑"之时寒热交替频繁，小儿泄泻则常见寒热并见之证。

[原文]明代张介宾《景岳全书·卷二十四·泄泻》：泄泻之本，无不由于脾胃。盖胃为水谷之海，而脾主运化，使脾健胃和，则水谷腐熟而化气化血，以行营卫。若饮食失节，起居不时，以致脾胃受伤，则水反为湿，谷反为滞，精华之气不能输化，乃致合污下降，而泻痢作矣。……泄泻之因，惟水火土三气为最。夫水者，寒气也；火者，热气也；土者，湿气也。此泻痢之本也。……知斯三者，若乎尽矣。然而三者之中，则又惟水火二气足以尽之。盖五行之性，不病于寒，则病于热。大都热者多实，虚者多寒。凡实热之证，必其脉盛形强，声音壮亮，食饮裕如，举动轻捷者，此多阳也。虚寒之证，必其脉息无力，形气少神，言语轻微，举动疲倦者，此多阴也。故必察其因，而于初泻之时，即当辨其有余不足，则治无不愈而亦不致有误矣。

[按] 泄泻之发生，必因饮食不能运化，清阳不升，合污下降，并走大肠而致。脾司运化而主升、胃司受纳而主降，故泄泻皆因脾胃之病。不管何种外邪或饮食所伤，必先伤及脾胃之运化，方可成病。从脏腑致病而言，临床虽有卒受惊恐、伤及心神、肝气横逆而木乘土位之"惊泻"或"肝泻"，但若脾胃本强，则不为所乘。五更泻虽与肾虚有关，但多先因脾胃气虚，久病及肾，致脾肾阳虚而成本病。故从脏腑发病的角度看，张介宾"泄泻之本，无不由于脾胃"之说，确有提纲挈领之妙，诚为临证之指南。

至于水（寒）、火（热）、土（湿）"三者之中，则又惟水火二气足以尽之"之说，则似有失偏颇。虽病必有寒、热之分，但无湿不成泻。风、寒、热、湿诸外邪及饮食不当致泻，皆因扰乱脾胃运化功能，使水反为湿，谷反为滞，形成内湿而泄泻作焉，故除湿法（包括芳香化湿、燥湿、利湿）是治实证泄泻的基本方法。虚证泄泻，主要因脏腑功能虚弱所致（主要为脾虚），亦多兼湿浊内蕴，故补虚中亦常佐以除湿法。

文中论及实热、虚寒之证的辨证要点，颇有实用价值。"虚者多寒"亦合临床实际。但注意勿误认为"寒者多虚"，因在秋冬季节感受风寒致病者，常为寒实证。春夏季进食冰冻饮食致病者，亦可表现为寒实证。

（二）辨证

[原文] 宋代钱乙《小儿药证直诀·脉证治法·杂病证》：吐泻昏睡露睛者，胃虚热。吐泻昏睡不露睛者，胃实热。吐泻乳不化，伤食也。下之。……泻黄、红、赤、黑皆热，赤亦毒。泻青白，谷不化，胃冷。

[按] 对于小儿泄泻的辨证，钱乙重视望诊，从睡时是否露睛来判断病证的虚实，从排泄物的性状分析病因，从粪便的颜色分析病性之寒热。此法至今仍有指导意义。

[原文] 明代张介宾《景岳全书·小儿则（下）·论泻痢粪尿色》：古人有

以小儿泻痢粪黄酸臭者，皆作胃热论治，此大误也。盖饮食入胃，化而为粪，则无有不黄，无有不臭者。岂得以黄色而酸臭者为热乎。今以大人之粪验之，则凡胃强粪实者，其色必浓黄而老苍，方是全阳正色；若纯黄不苍而粪有嫩色，则胃中火力有不到之处。再若淡黄则近白矣，近白之色则半黄之色也。粪色半黄则谷食半化之色也，粪气酸腥则谷食半化之气也，谷食半化则胃中火力盛衰可知也。若必待粪青粪白气味不臭然后为寒，则觉之迟矣。故但以粪色之浅浓，粪气之微甚，便可别胃气阳和之成色。智者见于未然而况于显然乎？

〔**按**〕人体之排泄物（或曰排出物，包括粪便、小便、鼻涕、痰涎、汗液、月经、白带等），最能直接及真实反映内部脏腑的变化。粪便成形，"浓黄老苍"而臭，是正常现象。若其性状、颜色改变，过于酸臭，则为病态。如大便稀溏、黄褐而臭秽、肛门灼热或潮红，多为湿热；便下稀溏色黄、夹乳块或食物残渣，腐臭如败卵，多为食滞挟热；泻下清稀多泡、淡黄臭轻，或伴肠鸣，多为风寒；食后作泻、水谷不化、稀溏色淡、臭味不甚，多为脾虚；久泻清稀、完谷不化、色淡无臭，是为脾肾阳虚。张介宾反对以"粪黄酸臭者皆作胃热论治"，是强调运用望诊、闻诊详加辨析，根据其颜色、臭味而判定是常态还是有风、寒、湿、热、虚之变化。但据临床所见，若粪便气味过于臭秽，则为胃肠有热之铁证，此又不可不察。

（三）治法

〔**原文**〕明代鲁伯嗣《婴童百问·热泻》：汤氏（指宋代医家汤民望《婴孩妙诀论》）曰：小儿热泻者，大便黄而赤，或有沫，乃脏中有积，或因乳母好饮酒，或嗜热物，或生下伤湿蕴热。医者不明，但用豆蔻、诃子等药，服之如水浇石，既不识其证，故不辨其冷热，用药又不得其法，焉得取效矣？此证当以小便赤少，口干烦躁为验。治法当用钱乙白术散去木香用之。五苓散去桂亦可服。其热甚者，四逆散、大柴胡汤去大黄，服之殊验也。更用黄连丸等剂亦佳。调中汤去大黄加黄连、枳壳。如挟热而泻，太阳与少阳合病，自下利者，与黄芩汤，呕者加法半夏也。又有挟热泻利而小便秘涩赤甚者，四顺清凉饮主之。

[按] 小儿热泻之治，鲁伯嗣切戒勿只用涩肠之药以止泻，湿热未除，早用收敛，恐留邪致变。必审因论治，方为正法。文中所述病因，主要为湿热、食积。其列举治方较多，惜用法不详。以方测证，拟为：湿多热少者，用"五苓散去桂"，即以茯苓、猪苓、泽泻利湿，水湿分利而去，清浊得分，泄泻自止，佐用白术，可燥湿护脾。热多湿少者，用大柴胡汤去大黄，即以黄芩清肠腑之热，枳壳、法半夏行气化湿，白芍和阴，佐柴胡疏肝行气，合奏清热行气止泻之效。本方为《伤寒论》治邪入阳明、大便不通、热实心烦之通下方剂，稍加化裁，则成治泻良方，运用之妙，全在于对病机的准确把握。黄连丸（黄连、瓜蒌根、乌梅肉、杏仁、石莲子）及调中汤（黄芩、白芍、白术、葛根、桔梗、藁本、茯苓、大黄、甘草）去大黄，其功效亦相类。至于黄芩汤（黄芩、芍药、甘草、大枣），是《伤寒论》治太阳与少阳合病、自下利者之方剂。方中并无太阳之药，可见病乃少阳之邪内迫阳明所致，当症见泻下黄臭、小便短赤，或伴腹痛、肛门灼热；如伴呕吐，加法半夏效佳。四顺清凉饮（大黄、当归、白芍、甘草），当用于湿热内壅、气血郁滞，症见泻下不畅，黏稠臭秽，或兼便血，小便赤涩者，方中大黄清泻肠热，当归活血，白芍养阴，甘草调胃。湿热得除，泻下自止，此为通因通用之妙法。"钱乙白术散去木香用之"，似为二虚一实、气虚阴伤（故曰此证当以小便赤少、口干烦躁为验）之证而设，方用四君子汤健脾补气冀气复而津生，兼以葛根升阳、生津，藿香化湿、助运，令正复而邪自去。

[原文] 明代张介宾《景岳全书·卷二十四·泄泻》：凡泄泻之病，多由水谷不分，故以利水为上策。然利水之法，法有不同，如湿胜无寒而泻者，宜四苓散、小分清饮之类主之，但欲分其清浊也。如湿挟微寒而泻者，宜五苓散、胃苓汤之类主之，以微温而利之也。如湿热在脾，热渴喜冷而泻者，宜大分清饮、茵陈饮、益元散之类主之，去其湿热而利之也。

[按] 外感引起的泄泻中尤以湿邪最为多见，因脾恶湿而喜燥，湿邪最易困阻脾土，使脾胃功能障碍，而引起泄泻，所以有无湿不成泻之说。泄泻之因，虽有风、寒、热、虚、实之不同，然总与湿邪有关。正如清代沈金鳌在《杂病源流犀烛》所载："湿盛则飧泄，乃独由于湿耳。不知风、寒、热、虚，虽皆能为病，苟脾强无湿，四者均不得而干之，何自成泄？是泄虽有风、寒、热、虚之不同，要未有不原于湿者。"张介宾针对湿邪提出分利治泄法，颇有独到见解，临床运用得当，立竿见影，运用不当，则易伤阴耗气，故临证须严格把握此法的适应证和禁忌证，以防产生伤阴伤阳的变证。对此，张介宾指出"暴注新病者""形气强壮者""酒湿过度，口腹不慎者""实热闭涩者""小腹胀满，水道痛急者"可利，"病久者""阴不足者""脉证多寒者""形虚气弱者""口干非渴，而不喜冷者"不可利。小儿阴阳稚弱，大泻、久泻易出现气阴不足甚至暴脱之证，此须忌用利法，而以益气、生津、敛阴为要。

[原文] 清代陈复正《幼幼集成·泄泻》：凡泄泻肠鸣腹不痛者，是湿，宜燥渗之；饮食入胃不住，或完谷不化者，是气虚，宜温补之；腹痛肠鸣泻水，痛一阵泻一阵者，是火，宜清利之；……腹痛甚而泻，泻后痛减者，为食积，宜消之，体实者下之；如脾泄已久，大肠不禁者，宜涩之；元气下陷者升提之；……脾土虚寒作泻，所下白色，或谷食不化，或水液澄清，其候神疲，唇口舌俱白色，口气温热，宜理中汤，或六君子汤。热证作泻，泻时暴注下迫，谓其出物多而迅速。便黄溺赤，口气蒸手，烦渴少食，宜五苓散加栀仁。有伤食及滞泻者，其候口嗳酸气，吞酸腹胀，一痛即泻，一泻痛减，保和丸消之。……如食已消，痛已止，而犹泄泻不止者，乃脾失清升之气，气虚下陷，补中益气汤。有风泻，泻而色青稠黏，乃肝木乘脾，宜六君子汤加防风、柴胡、白芍。有湿泻，腹内肠鸣，肚不痛，身体重而泻水，或兼风者，水谷混杂，宜升阳除湿汤。凡大泻作渴者，其病不论新久，皆用七味白术散，生其津液，凡痢作渴亦然。盖白术散为渴泻之圣药，倘渴甚者，以之当茶水，不时服之。……久泻不止，多属虚寒，宜参

苓白术散，加肉豆蔻煨熟为丸，服之自止。久泻未止，将成疳者，参苓白术散，加肉豆蔻煨，倍加山药，共为末，每日服之，则泄泻自止，津液自生，不致成疳矣。

[按] 陈复正对小儿脾胃病变致泻的辨证、治法作出了精辟而全面的论述。文中认为泄泻病变机制主要有湿、火、食积、气虚等，并提出治疗之法，或"燥渗之"，或"清利之"，或"消之"，或"下之"，或"温补之"，或"涩之"，或"升提之"。

文中据病因病机将泄泻分类论治。热泻用"五苓散加栀仁"清利之，伤食及滞泻者用"保和丸消之"，此为实证，重在祛邪。因湿作泻者，古人多采用分利法，所谓"治湿不利小便非其治也"（《景岳全书·卷三十一·湿证》）。"腹内肠鸣，肚不痛，身体重而泻水"，因湿邪困阻脾阳所致，因此法用升阳除湿，方用升阳除湿汤，方由升麻、柴胡、防风、陈皮、神曲、泽泻、猪苓、苍术、法半夏、炙甘草组成，以生姜、大枣水煎。方中升麻、柴胡升发清阳，猪苓、泽泻淡渗利尿，使湿从小便出，防风、苍术祛风胜湿以取湿从汗出，陈皮、法半夏理脾化湿，神曲消滞和中，生姜、大枣、炙甘草温中和胃，共奏升阳除湿止泻之功。此方选自李东垣之《脾胃论》，李东垣之法既用淡渗之剂以利内湿而止泻，又用风药散外湿以助阳气升发，这种恢复脾胃功能的治法，是标本同治、升降合用的具体体现。

脾胃虚寒之泄泻，概因"脾弱者，因虚所以易泻，因泻所以愈虚。盖关门不固，则气随泻去，气去则阳衰，阳衰则寒从中生……"（《景岳全书·卷二十四·泄泻》），故"宜理中汤或六君子汤"，温补治之。久泻不止，脾虚不能升清，中气下陷者用补中益气汤益气升陷。若脾阳困乏，阴寒内盛，气虚不固而久泻不止，用参苓白术散加肉豆蔻治之，补敛并用则泄自止。此外，本文未论及脾肾阳虚泄泻，似有欠缺。本证在久泻小儿中，并非鲜见。小儿脾常不足，肾常虚，脾虚泄泻，生化乏源，累及肾阳，命门火衰，导致脾肾阳虚，不能腐熟水谷，可见洞泻不止。如张景岳所云"盖肾为胃关，开窍于二阴，所以二便之开闭，皆肾脏之所主。今肾中阳气不足，则命门火衰而阴寒独盛，故于子丑五更之后，当则阳气未复，阴气盛极之时，即令人洞泄不止也"（《景岳全书·卷二十四·泄泻证治》）。此时注意温补肾阳，则火能暖土，其泻可止。方用理中汤合四神丸治之，亦取补敛并用法，效佳。

本文所论"风泻"乃因"肝木乘脾"所致，病位在肝脾二脏，若脾强未必受肝木所克，现肝木克脾，则知脾气虚弱，故治以六君子汤补脾之虚，并以防风柴胡白芍顺肝之气，则泄泻止。

"大泻作渴"，为临床所常见。大泻不论新久，皆伤阴液，而胃气亦随之有所损耗，致其渴愈甚，此时若专于养阴生津，无奈气不生津，徒补无功，故宜以七味白术散补气以生津，得气复津生，其渴自止。方中葛根性味平和，升清而生津，可重用。此外，湿重可困遏脾阳，亦令津液不生，致饮愈多、腹愈胀而渴不能解。藿香、木香性虽香燥，但能行气化湿，故反能止渴。陈复正视白术散为"渴泻之圣药"，确为真知灼见，临床颇有效验。须注意者，若新病而热犹在者，白术、木香等用量宜酌减，则无助热之虞。

泄泻之病，邪实则祛邪，正虚则扶正，然小儿因其特有的生理病理特点，往往寒热并见、虚实夹杂，临证用药须辨清虚实之主次，寒热之轻重，灵活施治。总之，辨证施治，有是证则用是药，不必拘泥于新病久病。

[原文] 佚名《小儿卫生总微论方·吐泻论·冷热吐泻》：吐泻所论冷热时月，此以中原之地言，今较之江浙则气候不同。今江浙之地二三月尚寒，四五月温暖，六月入伏之后才热，七月热盛，八月热尚未退，虽冬月晴多便暖，虽夏月阴多便寒，不可概以中原冷热时候便为定论。经所谓东西南北之异地，温凉寒热之异宜，况每岁寒热，自随时令早晚，难以约定月日也。候之者，乘其至也，谓至其热则从热治，至其温则从温治，至其寒则从寒治，至其凉则从凉治，此乃随四时之气，各适其宜。

[按] 本则所论，充分体现古人因人、因时、因地制宜之辨证施治法则。钱乙在《小儿药证直诀》中主张结合时令进行临证选方用药，文中论及"五月二十五日以后，……小儿脏腑十分中九分热也。……玉露散主之。六月十五日以后，脏腑六分热四分冷也。……食前少服益黄散，食后多服玉露散。七月七日以后，……三分热，七分冷也。……食前多服益黄散，食后少服玉露散。八月十五以后，……无阳也。当补脾益黄散主之，不可下也"。作者认为临证处方除结合时令外，亦应考虑结合地域用药，因"东西南北之异地，温凉寒热之异宜"。故临证不可拘泥于经方，而应"随四时之气，各适其宜"。如北方常流行"秋季腹泻"，而南方往往冬日才出现发病高峰，此因其冬日之气温，与北方秋季相近。

（四）调护

[原文] 明代王肯堂《证治准绳·幼科·吐泻》云：小儿吐泻不止，大要节乳，徐徐用药调治必安。节者，撙节之义，一日但三次或五次，每以乳时不可过饱，其吐自减，及间以稀粥投之，亦能和胃。屡见不明此理，惟欲进药以求速效，动辄断乳三四日，致馁甚而胃虚，啼声不已，反激他证。盖人以食为命，孩非乳不活，岂容全断其乳？然乳即血也，血属阴，其性冷，吐多胃弱，故节之。医者切须知此，乳母亦宜服和气血调脾胃等药，愚意不若儿大能食者全断之，待其平复；儿小不能饮食者，但节之可也。

[按] 小儿"脾常不足"，泄泻之时，受纳、运化能力更弱，故应特别注意调节饮食。吐泻小儿，应适当减少饮食，哺乳小儿，宜减少喂奶时间，延长哺乳的间隔时间。母乳的质量，更为重要，乳母饮食清淡，方能使乳汁清和，有利于乳儿的吸收。若乳母不戒口，饮食肥腻之物，每可加重病情。尝治一个半岁住院小儿，经服中药2日后，大便好转成形。然次日又复泻下多次。询问其母，知其因孩儿泻止而不再戒口，曾一餐进食半只炖鸡，使乳汁滋腻而致小儿复泻。乃切诫其母注意忌口，再令其进食消食导滞之剂，其子之泻亦复止。对于幼儿，初

泻时亦应戒食肉类，只以白粥加适量食盐喂食即可，或以扁豆、薏苡仁、腊鸭胗（或鲜品）煮粥，有护脾、开胃、利湿之功。以此"撙节"之法，可使患儿在服药治疗的同时，保持脾胃的受纳、运化功能。一般不可"断乳"而"惟欲进药"，即使"儿大"，亦不宜"全断之"，以免胃气更虚，"反激他证"。该则提出饮食调节在泄泻患儿中的重要性，对临证具有指导意义。

第八节　黎凯燕谈澳洲中医执业体会

　　毕业至今一晃已逾20个年头，前十年在中国三甲中医院儿科行医，后十年在澳大利亚从事大学中医教育及针灸与中医药治疗，自然对两地行医环境以及治疗思路的差异有所体会，在此略述一二。

　　首先从就医环境而言，中医在澳洲属于联盟医学（Allied Health）而非主流医学，全民医保暂时只对西医从事的针灸治疗给予报销，而把注册针灸师及中医师所从事的医疗活动划入私人执业范畴，医保不予报销，只有私人保险持有者可以从保险公司报销部分，因此大大地限制了中医药在海外的推广与发展。同时西人对针灸、拔火罐等理疗的认知度和接受度普遍比中药要高，因此海外中医单纯开中药的比较少，多数为针灸治疗或针药并施。而且来中医诊所看病的患者不仅限于儿童，而是回归到传统中医诊所的"全科医生"范畴。当地病种有异，但中医辨证论治的原则不变。

　　从病种而言，来到中医诊所的患者多患慢性病或疑难杂病，既有已经西医诊治无效或虽有效果但不堪药物副作用的患者，也有部分诊断未明的患者，还有部分患者做了无效手术，令治疗难度增大。有部分患者经转介，会同时接受西医、整脊、物理治疗、心理治疗等多种疗法，因此中医从业者不仅要熟知本专业的知识，同时也要了解其他行业的治疗机理与动向，尽力为患者提供优化的治疗方案。

　　从病性而言，由于所在城市墨尔本气候类似于中国的北方，空气干燥，水土较寒，因而本地居民容易罹患风寒湿之证。此外西人体质相对比较壮实，加上部分患者长期喜好煎炸油腻及奶制品，因而内热痰湿较重。临床上外寒内热的"寒包火"症候比较多见。

从治疗而言，虽然患者的主诉千变万化，并且很多都是带着西医诊断而来，但是作为中医师必须跳出西医诊断的框框，不能为纷繁的表象所惑，坚守中医辨证论治的思路，执简驭繁，找到发病的根源，力求治病求本。例如很多患者因消化不良而来就诊，经过四诊合参，诊断为脾虚夹湿夹滞证。具体问诊后发现患者按照西方"健康饮食"的概念，食用大量生冷水果蔬菜或饮用生冷饮品，这些都是导致脾胃气虚、生痰生湿的主因。故此治疗上除了采取健脾祛湿的方法，更为重要的是教育患者认识致病的根源，改变他们对于"健康饮食"的认知，根据四时气候的改变和自身体质情况调节饮食，少食寒凉生冷之品，这才是保护脾胃的治本方法，否则脾胃随治随伤。很多患者经过治疗和改变饮食习惯后，获得迅速及持久的效果，从而更加信服中医的智慧。有鉴于此，在繁忙的诊所工作之余，我开设的上池医馆还会定期举办健康讲座，通过不同的疾病专题，深入浅出地分析中医的理论和治疗对策，主要针对患者在家如何护理、饮食和锻炼，以期从源头上祛除致病因素，为中医的发扬光大、造福更多的人群贡献绵力。从中受益的民众对中医理论十分信服，往往因报名额满而要求加场。

对于疑难重症的治疗，谨守护正祛邪、"执中州以运四旁"之祖训，从正邪两方力量的对比入手，因应病情的发展而攻补兼施、多法并行，往往能获得不错的疗效。尝治一位82岁癌症患者，2003年诊断为肠癌，经过手术及放、化疗后"临床治愈"。2013年发现胃癌，切除2/3胃部，并再次进行了放、化疗。经历一系列治疗后患者自觉消化不良，头晕，容易感冒，体重下降，经人介绍于2018年9月29日转至上池医馆就诊。来诊时诉胃纳可，但食少即腹胀，大便尚调。时有头晕，但无心慌心跳，容易感冒，睡眠差，难以入眠。血压138/85毫米汞柱，身高155厘米，体重40千克。血常规检查示：血红蛋白110克/分升，白细胞3.5×10^9/升，血小板1.09×10^9/升。诊断为：癌症治疗后的心脾两虚，土不生金。拟方：党参15克，白术10克，茯苓15克，甘草9克，麦冬12克，五味子12克，熟地15克，黄芪10克，升麻10克，柴胡9克，酸枣仁20克，陈皮9克，枳壳15克（上药量根据颗粒剂换算而成），6剂。服药1周后复诊，患者自觉睡眠大有改善，容易入睡并能连续睡眠5个小时以上。同时精力改善，能够连续步行半小时不喘气，矢气较多，腹胀减轻。如是调理3周后患者觉得睡眠，消化及体力都大有改善，对效果非常满意。本病的辨治要点就是透过复杂的病情，抓住正邪两者的较量，在邪气不盛之时重在调补亏损的正气；同时抓住主要涉及的心、脾、肺三脏，其中以"中州"为要，予以健脾升阳，补血养心，培土生金的治疗。考虑到患者脾胃功能较弱，故药量不宜过大，以免增加脾胃的负担。辨证准确，故获速效。

到澳洲发展的十年，自己在黎氏学术思想上继续传承并加以发扬，尤其在针灸技术上开拓了更大的领域。病种上已不仅限于儿科疾病，而是回归到传统中医诊所的全科模式，涉及内、外、妇、儿、骨伤等各种疾病，通过中药、针灸、刮痧、拔罐、练功等各种治疗手段，根据患者的病位、病性、病情急缓、患者接受程度等而灵活运用，往往获得良好的治疗效果。

澳大利亚地域不同、气候不同、人的体质不同，因而治法有所差异。但护正祛邪、对复杂症情多法并行的核心理念不变，中医治疗特色仍然贯彻在各种病证的治疗中。

第七章 世家薪火

第一节 世家传人代表

一、第二代代表黎炳南

　　黎炳南（1914—2012），男，广东省惠州市人，广东省名老中医，首届"全国老中医药专家学术经验继承工作"指导老师，广州中医药大学儿科教授，硕士研究生导师。1914年11月14日出生于中医家庭。其继承前贤家学，积累了丰富的临床经验，治愈不少大症重症及疑难杂症。自广州中医学院（广州中医药大学的前身）初创时即执教于儿科，教书育人，身体力行，多年来，其培养的学生遍及各地，成为当地的学术中坚力量。其承前启后，以高尚的医德和高明的医术救死扶伤，并培养了大批高质量的人才，为祖国医学，特别是广东中医儿科事业做出重要贡献，是当代岭南杰出的中医儿科学家。

　　黎炳南自幼立志继承父业，投身中医事业。1933年考入广东中医药专门学校，1936年返乡行医。20世纪40年代任中央国医馆惠阳支馆副馆长，50年代任惠州卫生工作者协会副主任委员，1958年起任教于广州中医学院，曾任中华全国中医学会广东儿科学会副主任，中华医学会广东儿科学会名誉顾问。因其多年来对中医事业做出的重要贡献，1978年由广东省政府授予"广东省名老中医"称号，1986年起任硕士研究生导师，1991年被指定为首届"全国老中医药专家学术经验继承工作"指导老师。

　　黎炳南对于学术精益求精，力求创新，把祖国医学古老的传统理论与岭南地区的地理气候特点、现代社会的生活环境以及小儿的生理病理特点相结合，形成自己的学术特点。提出"理重阴阳，治病必求于本"。治疗上理宜严谨而法贵灵活，不可囿于古方定法。病机复杂者，常须诸法配合，尤擅补泻温清并进。主攻小儿哮喘这一国际性难治性疾病，开设哮喘专科门诊，以其验方研制的"小儿喘咳液"应用于临床，取得良好疗效。

黎炳南在1960年起先后参与编写与审订《中医儿科学讲义》第一、第二版，为新中国中医儿科教育提供了统一的教材，亦为此后数版教材的编写奠定了基础。从20世纪80年代起，黎炳南教授指导研究生对其自创的"哮喘Ⅰ号基本方""哮喘Ⅱ号基本方"进行了多项研究，使中医药治疗哮喘的机制得以逐步阐明，其研制的"广东省名老中医专家电脑诊疗系统——黎炳南哮喘电子计算机诊疗系统"于1993年6月获广州市科委鉴定通过。在省级以上的医学杂志上发表了《小儿治疗要则和临床体会》《小儿哮喘论治》《略论治病必求于本》等学术论文20多篇。《黎炳南儿科经验集》于2004年由人民卫生出版社出版发行，国医大师邓铁涛亲为作序。

二、第三代代表黎世明

黎世明（1947—　），黎炳南次子，广州中医药大学第一附属医院儿科主任中医师。广东省中西医结合学会儿科专业顾问。1982年毕业于广州中医药大学，1988年在中山医科大学第一附属医院进修儿科1年。1991年参加首批全国名老中医药专家学术经验继承工作，师从黎炳南教授，1994年获出师证书。

黎世明自幼立志继承祖业，读中学时即在父亲指导下学习中医理论，1977年恢复高考时考入广州中医药大学，毕业时获"优秀毕业生"证书，并留校在儿科工作，此后仍不断随父学习。通过家传、师承、院校教育及长期在第一线从事临床、教学与科研工作，获得较高的中医儿科学术造诣，擅长治疗小儿哮喘、咳

黎氏儿科世家三代合影

嗽、小儿反复呼吸道感染及脾胃病证。根据现代小儿体质特点已发生较大变化，临床多见虚实夹杂、寒热并见的现状，擅用攻补兼施、寒热并用、敛散并行等法。对患者常怀恫瘝在抱之心，发扬中医特色，绝大部分病证坚持纯中医治疗，不开大处方，不作不必要的检查，疗效显著，求医者众。在教学中坚持教书育人，言传身教，理论联系实际，被学校评为"教学效果优良教师"。2017年，黎世明又获评"羊城好医生"称号。

经过多年的传承、学习和整理，把黎氏儿科学术精髓从理论上加以总结，先后在国内公开发行的学术刊物发表学术论文10多篇，主编《黎炳南儿科经验集》（人民卫生出版社，2004年），2015年该书被人民卫生出版社列入"现代著名老中医名著丛书"重新出版。主编《岭南中医儿科名家黎炳南》（广东科技出版社，2016年），参编《中医急诊学》（广东高等教育出版社，1997年）、《中西医结合儿科学》（广东高等教育出版社，2007年）。2017年在第34次全国中医儿科学术大会上做

黎世明在为小患者诊病，其外孙女
何颖彤（右）跟诊

专题讲座、介绍岭南黎氏儿科学术流派的传承和经验，得到国内同行的认同。先后主持省部级、厅局级科研课题4项（其中一项获大学科技进步奖二等奖）。1992年参加研制"黎炳南哮喘电脑诊疗系统"，该系统次年通过广州市科委鉴定。通过长期科研及总结名老中医经验，研制成功治疗小儿哮喘中药制剂"小儿喘咳液"，近20年来成为广州中医药大学第一附属医院儿科常用药，取得良好的社会效益。

三、第四代代表黎凯燕

黎凯燕（1974—　），黎炳南次子黎世明之女。自小深受医学世家的熏陶，立志继承祖业。1998年毕业于广州中医药大学，在校期间获邓铁涛奖学金，毕业后留任广州中医药大学第一附属医院儿科。在祖父和父亲直接指导下获得较扎实的中医功底，擅长治疗小儿哮喘、咳嗽、小儿反复呼吸道感染及脾胃病证。2003年获广东省人民政府颁发"抗击非典型肺炎二等功臣"奖，曾先后获医院颁发"优秀员工"奖、"临床带教竞赛"一等奖、"学生心目中的最受欢迎教师"奖。2003年获主治医师资格。2007年赴澳大利亚学习，获得"Training and Assessment Training Package（教学及评估学位）"证书，同时通过当地严格的考试，注册成为中医师及针灸师，在墨尔本Southern School of Natural Therapies（自然疗法大学）任高级讲师，继续弘扬中医文化。2008年回国通过博士论文答辩获中医儿科博士学位。该论文对黎氏哮喘方（小儿喘咳液）预防

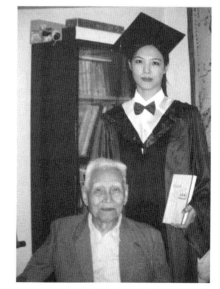

黎凯燕与黎炳南合影

哮喘患者气道重塑的机制有深入的阐发。

先后主持广东省中医药管理局科研课题1项，参与省部级及厅局级科研课题3项。在国内公开发行的学术刊物发表学术论文10多篇。参编《黎炳南儿科经验集》、《岭南中医儿科名家黎炳南》《中西医结合儿科学》。

在澳大利亚目睹很多病患得益于中医药的治疗，深感中医文化的传播不应仅限于家族和国内传承，而更应弘扬于海外，造福人类。乃坚持在大学教授中医，用传统中医文化培养当地的中医从业者。同时在墨尔本开办医馆（2015年起），仍沿用祖父在惠州开办的"上池医馆"之名，意在以"上池"之水解除当地民众的疾患。针对当地很多疾病的发生与生活调摄不慎，饮食不宜，运动不当所引起，在诊所定期举办健康教育讲座，用中医理论深入浅出解释常见病的病因病机、治疗对策、饮食调摄等。同时强调"预防胜于治疗"，根据不同季节推出不同病种的防治，如春季推出"花粉症的中医调治"；针对气血不足，肾精亏虚，脾虚痰湿等证候推出的"食疗养生"讲座；针对早衰防治的"刮痧美容"等，受到众多西人的欢迎。同时参与澳洲中医学会的组织工作，当选为澳大利亚中医药学会维多利亚省分会的副秘书长及学术部长，组织多次大型学术讲座，邀请海外专家来澳讲学，担任同步翻译，为提高当地中医药执业者的整体素质做出一份贡献。为促进澳洲中医的良性发展并促进中医进入澳洲国民医疗保健系统，使更多民众能够受益于中医治疗，筹备并成立了澳大利亚中医促进会并担任副会长，推出了请愿运动，并于2018年5月促进全澳洲各中医学会成立中医联盟，参与部分联盟网络会议，月度促进会会议及接受媒体采访。

第二节 学术传人代表

一、谢昭亮

谢昭亮（1938—   ），男，广东省揭阳市人，主任医师，硕士研究生导师。1965年毕业于湖北中医学院医疗系。20世纪70年代起在广州中医药大学第一附属医院工作。长期从事中医儿科的临床、教学、科研工作，理论基础扎实，临床经验丰富，尤其对呼吸系统和消化系统疾病有深刻的理解，对小儿哮喘、反复咳嗽、上呼吸道感染、泄泻、厌食、疳证等常见性疾病造诣尤深。20世纪70年代末开始师从广东省名老中医黎炳南教授，开展小儿哮喘的研究工作。80年代初设置

左起黎世明、黎炳南、谢昭亮合影

儿科哮喘专科门诊，1986年开始招收本专业的硕士研究生。1991年参加首批全国名老中医药专家学术经验继承工作，师从黎炳南教授学习，1994年获出师证书。

"中医中药治疗小儿喘证"被列为广州中医药大学科研重点项目，1998年被广东省中医药管理局列为重点科研项目。著作有《简明中医学》（合著），该书曾获武汉部队科技进步奖。先后参与《儿科医籍辑要丛书·小儿时行病症》《名医名方录》《黎炳南儿科经验集》《岭南中医儿科名家黎炳南》中的部分内容编写工作。教材编写有《中医儿科学》的选修班教材、系列教材等多层次内容章节。撰有《小儿外感性疾病症治体会》等20多篇论文在国内公开发表及在全国、全省儿科学术会议上发表或宣读。

二、许华

许华（1965—　），女，籍贯广西。医学博士、教授、主任中医师、广州中医药大学博士研究生导师。1986年毕业于广州中医学院，1988年入读广州中医学院儿科研究生，师从国家名老中医黎炳南教授及中西医结合专家伍咏裳教授。从事儿科医教研工作30余年，深受黎炳南教授"理重阴阳，治病必求于本""法贵灵活，补泻温清并进""坚持中医特色，中西互参"等学术思想影响，擅长诊治小儿咳喘、血证、脾胃病等。常被邀请参加院外会诊，辨证治疗小儿疑难顽疾，临床效果显著，吸引了省内外众多患者来诊。现任广州中医药大学第一临床医学院儿科教研室及第一附属医院儿科主任、国家中医药管理局重点学科国家二级重点学科中医儿科学学科学术带头人、中华中医药学会儿科专业委员会副主任委员、全国中医高等教育学会儿科研究会副理事长、世中联儿童保健与健康教育专业委员会副会长、广东省中西医结合学会儿科专业委员会主任委员、广东省中医药学会儿科专业委员会副主任委员、广东省"千百十工程"校级重点学术骨干培养对象、全国优秀中医临床人才、广东省名中医继承工作指导老师、《广州中医药大学学报》及《中国中西医结合儿科杂志》编委。

先后主持国家"十一五"科技支撑项目1项、部委级课题1项、厅局级课题1项；主持省级教学课题1项、校级教学课题2项；副主编教材1部，参编教材及论著6部；发表论文20余篇。曾获广东省中医药科技进步奖三等奖1项，获大学科技进步奖一等奖1项、三等奖1项、教学成果优秀奖1项。

三、刘建汉

刘建汉（1955—　），男，湖北武汉人。主任医师、教授、硕士研究生导师、广东省中医学会会员、广东省儿童急救学会委员、广州医学会儿科专业委员会委员。现任广州中医药大学祈福医院副院长儿科主任。

1988年9月考入广州中医药大学，攻读儿科硕士学位，师从黎炳南教授，主攻治疗儿童哮喘的理论与实验研究。擅长治疗小儿哮喘等呼吸系统疾病及小儿脾胃病证。

主持省级科研课题6项，发表《儿童哮喘缓解期运用哮喘方前后血浆环核苷酸的变化》《黎氏辨治儿童喘咳的经验述评》《黎氏哮喘Ⅱ号方对小白鼠血浆环核苷酸的影响》《活血化瘀药治疗哮喘的体会》等论文20多篇。